Avaliação Geriátrica Ampla

Avaliação Geriátrica Ampla

Editoras
Maria Angélica Sanchez
Assistente Social
Especialização em Planejamento e Saúde do Idoso pela
Escola Nacional de Saúde Pública (ENSP/FIOCRUZ)
Mestre e Doutora em Ciências pela Faculdade de Ciências Médicas da
Universidade do Estado do Rio de Janeiro (FCM/UERJ)
Especialista em Gerontologia pela Sociedade Brasileira de Geriatria e
Gerontologia (SBGG)

Mariangela Perez
Médica Geriatra Titulada pela Sociedade Brasileira de Geriatria e
Gerontologia (SBGG) e Associação Médica Brasileira (AMB)
Mestre e Doutora em Ciências pela Faculdade de Ciências Médicas da
Universidade do Estado do Rio de Janeiro (FCM/UERJ)

Thieme
Rio de Janeiro • Stuttgart • New York • Delhi

Dados Internacionais de Catalogação na Publicação (CIP)
(eDOC BRASIL, Belo Horizonte/MG)

S211a

Sanchez, Maria Angélica.
 Avaliação geriátrica ampla/Maria Angélica Sanchez, Mariangela Perez. – Rio de Janeiro, RJ: Thieme Revinter, 2025.

 16 p. : il. ; 14 x 21 cm

 Inclui bibliografia.
 ISBN 978-65-5572-342-7
 eISBN 978-65-5572-343-4

 1. Geriatria. 2. Gerontologia. 3. Envelhecimento. I. Perez, Mariangela. II. Título.

CDD 618.97

Elaborado por Maurício Amormino Júnior – CRB6/2422

Contato com as autoras:
Maria Angélica Sanchez
asanchezrj@gmail.com

Mariangela Perez
mariangela.perez@hotmail.com

© 2025 Thieme. All rights reserved.

Thieme Revinter Publicações Ltda.
Rua do Matoso, 170
Rio de Janeiro, RJ
CEP 20270-135, Brasil
http://www.Thieme.com.br

Thieme USA
http://www.thieme.com

Design de Capa: © Thieme
Créditos Imagem da Capa: capa feita usando a imagem a seguir: Group of young doctory © Mediteraneo/stock.adobe.com

Impresso no Brasil por Forma Certa Gráfica Digital Ltda.
5 4 3 2 1
ISBN 978-65-5572-342-7

Também disponível como eBook:
eISBN 978-65-5572-343-4

Nota: O conhecimento médico está em constante evolução. À medida que a pesquisa e a experiência clínica ampliam o nosso saber, pode ser necessário alterar os métodos de tratamento e medicação. Os autores e editores deste material consultaram fontes tidas como confiáveis, a fim de fornecer informações completas e de acordo com os padrões aceitos no momento da publicação. No entanto, em vista da possibilidade de erro humano por parte dos autores, dos editores ou da casa editorial que traz à luz este trabalho, ou ainda de alterações no conhecimento médico, nem os autores, nem os editores, nem a casa editorial, nem qualquer outra parte que se tenha envolvido na elaboração deste material garantem que as informações aqui contidas sejam totalmente precisas ou completas; tampouco se responsabilizam por quaisquer erros ou omissões ou pelos resultados obtidos em consequência do uso de tais informações. É aconselhável que os leitores confirmem em outras fontes as informações aqui contidas. Sugere-se, por exemplo, que verifiquem a bula de cada medicamento que pretendam administrar, a fim de certificar-se de que as informações contidas nesta publicação são precisas e de que não houve mudanças na dose recomendada ou nas contraindicações. Esta recomendação é especialmente importante no caso de medicamentos novos ou pouco utilizados. Alguns dos nomes de produtos, patentes e design a que nos referimos neste livro são, na verdade, marcas registradas ou nomes protegidos pela legislação referente à propriedade intelectual, ainda que nem sempre o texto faça menção específica a esse fato. Portanto, a ocorrência de um nome sem a designação de sua propriedade não deve ser interpretada como uma indicação, por parte da editora, de que ele se encontra em domínio público.

Todos os direitos reservados. Nenhuma parte desta publicação poderá ser reproduzida ou transmitida por nenhum meio, impresso, eletrônico ou mecânico, incluindo fotocópia, gravação ou qualquer outro tipo de sistema de armazenamento e transmissão de informação, sem prévia autorização por escrito.

APRESENTAÇÃO

O livro Avaliação Geriátrica Ampla procurou unir o conjunto de avaliações realizadas por grande parte de profissionais que atuam na atenção à saúde da pessoa idosa. Embora a avaliação geriátrica ampla seja um método que se utiliza de questionários e escalas que podem ser utilizados por qualquer área profissional, o livro traz os olhares específicos de cada categoria.

O material está dividido em seções. A primeira delas faz uma introdução às questões fundamentais para os profissionais que, de maneira geral, escolheram a assistência à saúde da população idosa como área de atuação. Essa parte introdutória leva ao leitor os princípios norteadores da avaliação geriátrica, os conceitos dos 5Ms, que embasam a geriatria moderna, e a comunicação efetiva como o pilar essencial para a construção de vínculos positivos na relação do profissional com a pessoa idosa em avaliação.

Na sequência, a segunda seção traz as especificidades das avaliações divididas por categorias profissionais. Importante destacar que a geriatria e a gerontologia são especialidades que atuam compartilhando saberes e fazeres profissionais. Por isso, é de fundamental importância conhecer as *expertises* de cada profissional até para poder se utilizar de encaminhamentos de forma adequada.

Essa seção concentra a avaliação social, fundamental para acessar as possibilidades e limitações de cada indivíduo que necessita de cuidados; a avaliação de enfermagem, que é uma das grandes responsáveis por uma boa adesão ao tratamento proposto; a avaliação médica com seus atributos para estabelecer os diagnósticos das morbidades e comorbidades que acometem a pessoa idosa; a avaliação fisioterapêutica, que tem como finalidade precípua realizar os diagnósticos das incapacidades motoras que podem levar os indivíduos à imobilidade; a avaliação psicológica, que objetiva a compreensão do funcionamento psíquico, respondendo às demandas e planejando intervenções necessárias; a avaliação neuropsicológica, que tem como objetivo identificar os principais aspectos que envolvem a cognição, além de ser fundamental para colaborar com a elaboração dos diagnósticos neurocognitivos; a avaliação fonoaudiológica, que, cada vez mais, vem assumindo lugar importante para a manutenção dos aspectos relacionados com a ingesta de alimentos; a avaliação terapêutica ocupacional, que assume uma função importante na identificação de condições que podem limitar os indivíduos na realização de suas atividades de vida diárias e a avaliação nutricional, que é essencial para identificar condições que são imprescindíveis para o funcionamento adequado do corpo que está envelhecendo.

A terceira seção é destinada a apresentar as características de dois ambientes de realização da avaliação geriátrica ampla. Um deles é um ambulatório de geriatria de uma universidade pública no estado do Rio de Janeiro; uma unidade multidisciplinar que trouxe os conceitos da avaliação geriátrica ampla para a prática da atenção à pessoa idosa, em meados da década de 1990 e, hoje, é considerada uma unidade de referência para a atender a população idosa do estado do Rio de Janeiro e concentra um laboratório de pesquisa em envelhecimento humano. O segundo ambiente é um hospital privado que abriga um serviço de geriatria e busca atuar em rede com todas as especialidades da instituição, tanto para ações ambulatoriais quanto para as internações de pessoas idosas.

Por fim, elaboramos um apêndice para concentrar todos os instrumentos de avaliação, visto que a maior parte deles não é domínio de um único profissional. O leitor terá a oportunidade de ver que o mesmo instrumento, algumas vezes, é citado por diferentes categorias profissionais. Contudo, a forma de aplicá-los requer padronização. E, neste sentido, essa seção procura levar para o leitor um aprendizado sobre o uso e as técnicas para utilização de forma adequada. É imprescindível destacar que a utilização de tais instrumentos não habilita o profissional a fazer qualquer diagnóstico, apenas sinaliza que pode haver perda da capacidade em determinada área. E, cada profissional, após uma avaliação mais abrangente, estabelecerá os diagnósticos relativos às suas áreas de conhecimento.

Buscamos, nesta obra, apresentar conteúdos práticos com a intenção de que o leitor utilize o material como um guia de avaliação e, também, de organização de serviços.

Boa Leitura!

Maria Angélica Sanchez

PREFÁCIO

Em 1991, abracei a Geriatria. Chegou como um efeito colateral desejável de um convite, a princípio sem grandes ambições, do Professor Henrique Sergio Moraes Coelho, na época Chefe do Serviço de Clínica Médica do Hospital Universitário Clementino Fraga Filho (HUCFF). Criamos o ambulatório de Geriatria do HUCFF. Tudo o que sabia na época era que queria cuidar dos meus pacientes de uma maneira que respeitasse sua totalidade, sua pessoa, e a Geriatria me parecia a especialidade que correspondia aos meus desejos. Acreditava que trazia na bagagem da minha atividade médica o conhecimento necessário para abordar os principais problemas clínicos que acompanham o envelhecimento humano. Praticávamos a Clínica Médica aprendida em três anos de Residência, com uma preocupação especial em relação às necessidades das pessoas idosas que atendíamos. Estas necessidades, identificadas a partir de uma intensa ideologia humanista, vinha, no entanto, desacompanhada do conhecimento técnico em Geriatria, que só adquiriríamos com anos de estudo e prática.

Em 1996, tudo se modificou. A convite do Prof. Renato Peixoto Veras, assumimos a coordenação do ambulatório de Geriatria que funcionava na atual Policlínica Universitária Piquet Carneiro, que, na época, era um Pronto Atendimento Médico para onde a Universidade do Estado do Rio de Janeiro (UERJ) pretendia transferir a sua estrutura ambulatorial. Buscando por literatura que fundamentasse as transformações do antigo serviço, localizei um artigo científico que mudou minha percepção e prática da atenção à pessoa idosa: Lawrence Rubenstein[1] e a *Comprehensive Geriatric Assessment* (CGA) deu-nos uma compreensão distinta do que fazer e esperar da atividade geriátrica. As escolas norte-americana e europeia passaram a compor a base da atenção médica, ensino e, depois, pesquisa em nosso serviço.

A moderna geriatria proposta por estas escolas, deve ser pensada como atividade multidisciplinar e multiprofissional. Por esta razão, já em 1996, pas-

---

1 Rubenstein LZ, Siu AL, Wieland D. Comprehensive geriatric assessment: Toward understanding its efficacy. Aging Clinical and Experimental Research. 1989;1(2):87-98.

samos a compor a equipe de atendimento do que é hoje o Serviço de Geriatria Prof. Mario Antônio Sayeg, da Policlínica Universitária Piquet Carneiro, UERJ, com profissionais das várias áreas da saúde, indispensáveis ao bom atendimento de pessoas idosas suspeitas de comprometimento da independência funcional e da autonomia.

Médicos, assistentes sociais, psicólogos, enfermeiros, fisioterapeutas, fonoaudiólogos, terapeutas ocupacionais e nutricionistas foram incorporados a um time que manteria, ao longo de quase três décadas, o interesse, o comprometimento, o conhecimento e a dedicação ao serviço.

A Dra. Maria Angélica Sanchez incorporou-se ao time da casa em seus primeiros momentos e participou intensamente de todas as transformações que o serviço sofreu ao longo deste período. Alguns anos depois se juntaria à equipe a Prof. Mariangela Perez, trazendo o seu dinamismo e profundo conhecimento das coisas do envelhecimento humano. Portanto, o livro "Avaliação Geriátrica Ampla", que a Editora Thieme Revinter lança no mercado editorial, foi organizado por profissionais que, para além do interesse pelo tema, são profundos conhecedores dos detalhes da aplicação e implementação da Avaliação Geriátrica Ampla, conhecimento este desenvolvido ao longo de mais de duas décadas de prática diária em um serviço especializado.

Os 14 capítulos que compõem o livro foram organizados de maneira a oferecer um panorama global da avaliação geriátrica, desde os seus princípios e fundamentos (Capítulos 1, 2 e 3), pelos detalhes da atividade de cada profissional dentro da equipe (Capítulos 4 a 12), concluindo com os Capítulos 13 e 14, nos quais são desenvolvidas as questões referentes à estruturação de serviços de geriatria, tanto no setor público quanto no privado.

Tenho certeza que os leitores se saciarão com um conhecimento atualizado e serão transformados pelas informações aqui registradas.

Boa leitura!

Roberto Alves Lourenço
Geriatra Titulado pela SBGG/AMB
Coordenador do Serviço de Geriatria Professor Mario Antônio Sayeg – UERJ

COLABORADORES

ADRIANE GAMA
Fonoaudióloga com Especialização em Geriatria e Gerontologia pela Universidade do Estado do Rio de Janeiro (UERJ)
Mestre em Ciências pela Faculdade de Ciências Médicas da UERJ
Especialista em Gerontologia Titulada pela Sociedade Brasileira de Geriatria e Gerontologia (SBGG)

ALESSANDRA FERRARESE BARBOSA
Médica Geriatra Titulada pela Sociedade Brasileira de Geriatria e Gerontologia e Associação Médica Brasileira Gerontologia (SBGG/AMB)
Mestranda em Ciências Médicas pela Faculdade de Ciências Médicas da Universidade do Estado do Rio de Janeiro (FCM/UERJ)

ANA PAULA CORREA FERREIRA
Terapeuta Ocupacional com Especialização em Saúde com Ênfase em Clínica Médica e em Cuidados Paliativos pela Universidade Federal do Rio de Janeiro (UFRJ)
Mestre em Ciências do Cuidado em Saúde pela Universidade Federal Fluminense (UFF)

BEATRICE CARVALHO
Nutricionista
Mestre em Saúde Coletiva pelo Instituto de Medicina Social da Universidade do Estado do Rio de Janeiro (IMS/UERJ)
Especialista em Gerontologia Titulada pela Sociedade Brasileira de Geriatria e Gerontologia (SBGG)

BRUNA RIBEIRO COUTINHO CALINO
Residência em Clínica Médica pelo Hospital Federal Cardoso Fontes
Pós-Graduada em Cuidados Paliativos pelo Hospital Isrealita Albert Einstein
Pós-Graduada em Geriatria pela Pontifícia Universidade Católica do Rio de Janeiro (PUC-RJ)

FLÁVIA MOURA MALINI DRUMOND
Fisioterapeuta com Residência em Fisioterapia no Hospital Universitário Pedro Ernesto da Universidade do Estado do Rio de Janeiro (HUPE/UERJ)
Mestre e Doutora em Saúde Coletiva pelo Instituto de Medicina Social da Universidade do Estado do Rio de Janeiro (IMS/UERJ)
Especialista em Gerontologia Titulada pela Sociedade Brasileira de Geriatria e Gerontologia (SBGG)

GLAUCIA CRISTINA DE CAMPOS
Nutricionista com Especialização em Nutrição Clínica Funcional e Fitoterapia
Doutora em Saúde Coletiva pelo Instituto de Medicina Social da Universidade do Estado do Rio de Janeiro (IMS/UERJ)
Pós-Doutora em Saúde Coletiva pela Universidade Federal do Espírito Santo (UFES)
Especialista em Gerontologia e Titulada pela Sociedade Brasileira de Geriatria e Gerontologia (SBGG)

IRENE DE FREITAS HENRIQUES MOREIRA
Psicóloga com Formação em
Neuropsicologia do Hospital das Clínicas do
Hospital de São Paulo (HC/USP)
Mestre em Ciências pela Faculdade de
Ciências Médicas da Universidade do
Estado do Rio de Janeiro (FCM/UERJ)
Especialista em Gerontologia Titulada pela
Sociedade Brasileira de Geriatria e
Gerontologia (SBGG)

JANAÍNA SANTOS NASCIMENTO
Terapeuta Ocupacional com Especialização
em Saúde com Ênfase em Clínica Médica e
em Cuidados Paliativos pela Universidade
Federal do Rio de Janeiro (UFRJ)
Doutora em Ciências pela Faculdade de
Ciências Médicas da Universidade do
Estado do Rio de Janeiro (FCM/UERJ)

LUCIMAR DE SOUZA CAMPOS
Enfermeira com Residência em Saúde da
Família e Comunidade pelo Centro
Universitário Serra dos Órgãos (Unifeso)
Especialização em Terapia Intensiva pelo
Instituto Albert Einstein
Especialização Multiprofissional em
Gerontologia pela Universidade do
Estado do Rio de Janeiro (UERJ)
Mestranda PACSS/UFF

MARISTELA VÔMERO DIAS
Psicóloga com Especialização em Teoria e
Clínica Psicanalítica e Neuropsicologia
Especialista em Gerontologia Titulada pela
Sociedade Brasileira de Geriatria e
Gerontologia (SBGG)

PRISCILLA ALFRADIQUE DE SOUZA
Enfermeira com Especialização em
Enfermagem Clínico-Cirúrgica pela
Universidade Federal do Rio de
Janeiro (UFRJ)
Especialista em Gerontologia Titulada pela
Sociedade Brasileira de Geriatria e
Gerontologia (SBGG)
Mestre em Enfermagem pela Universidade
Federal Fluminense (UFF)
Doutora em Enfermagem pela School
of Nursing of University of Texas Health
Science Center

ROBERTA BORLIDO RIBEIRO PINTO
Médica Geriatra Titulada pela Sociedade
Brasileira de Geriatria e Gerontologia da
Associação Médica Brasileira (SBGG-AMB)

ROSIMERE FERREIRA SANTANA
Enfermeira com Especialização em
Psicogeriatria
Especialista em Gerontologia Titulada pela
Sociedade Brasileira de Geriatria e
Gerontologia (SBGG)
Mestre em Enfermagem pela
Universidade do Estado do Rio de
Janeiro (UERJ)
Doutora em Enfermagem pela UFRJ
Pós-Doutora pela Universidade Federal do
Ceará (UFC)

THAINÁ RODRIGUES DE MELO
Terapeuta Ocupacional com Especialização
em Contexto Hospitalar
Especialização em Neurociências aplicada
à Reabilitação pela Universidade Federal do
Rio de Janeiro (UFRJ)
Especialização em Cuidados Paliativos pelo
Hospital Israelita Albert Einstein
Mestre em Ciências Médicas pela UFRJ

LISTA DE SIGLAS

ABVD	–	Atividades básicas de vida diária
AIVD	–	Atividades instrumentais de vida diária
ADI	–	Alzheimer's Disease International
AFB	–	Avaliação funcional breve
AGA	–	Avaliação geriátrica ampla
AGS	–	American Geriatrics Society
AMB	–	Associação médica brasileira
APGAR	–	Adaptability, partnership, growth, affection, resolve
AASI	–	Aparelhos de amplificação sonora individual
ADM	–	Amplitude de movimento
AUFA	–	Avaliação de uso de fraldas e absorventes
BI	–	Burden Interview
BIA	–	Bioimpedância elétrica
BESTest	–	Balance evaluation system test
MiniBESTest	–	Balance evaluation system test – reduzido
CAA	–	Comunicação aumentativa e alternativa
CASE	–	Caregiver abuse screen
CCL	–	Comprometimento cognitivo leve
CAMGOG	–	Cambridge cognitive examination for mental disorders of elderly.
CAPES	–	Coordenação de aperfeiçoamento de pessoal de nível superior do Ministério da Educação
CCAP	–	Comissão consultiva em avaliação psicológica
CNPq	–	Conselho nacional de pesquisa – atual Conselho nacional de desenvolvimento científico e tecnológico
CIF	–	Classificação internacional de funcionalidade
CIPI	–	Cuidado integral à pessoa idosa
CGS	–	Consulta geriátrica simples
COFEN	–	Conselho federal de enfermagem
DAI	–	Dermatite associada à incontinência
DXA	–	Absorciometria radiológica de dupla energia

DGI	–	Índice dinâmico da marcha
DOLOPLUS	–	Avaliação comportamental da dor na pessoa idosa
ESSD	–	European society for swallowing disorders
ENSP	–	Escola nacional de saúde pública
EUGMS	–	European union geriatric medicine society
EDG	–	Escala de depressão geriátrica
EB	–	Escala de Braden
EEB	–	Escala de equilíbrio de Berg
EVA	–	Escala visual analógica
FAQ	–	Functional activities questionnaire
FIOCRUZ	–	Fundação Oswaldo Cruz
FAPERJ	–	Fundação Carlos Chagas Filho de amparo à pesquisa do Estado do Rio de Janeiro
FCM	–	Faculdade de Ciências Médicas
FES-I-BR	–	Falls efficacy scale – international – versão brasileira)
FOIS	–	Escala funcional de ingestão por via oral
FPM	–	Força de preensão manual
GeronLab	–	Laboratório de pesquisa em envelhecimento humano
HUPE	–	Hospital universitário Pedro Ernesto
ICOP	–	Integrated care for older people
IMS	–	Instituto de medicina social
IMMA	–	Índice de massa muscular apendicular
ILPI	–	Instituições de longa permanência para idosos
IMC	–	Índice de massa corporal
IDDSI	–	International dysphagia diet standardisation initiative
IQCODE-Br	–	Informant questionnaire on cognitive decline in the elderly – versão brasileira
ISTAP	–	International skin tear advisory panel
LPP	–	Lesão por pressão
LGBTQIA+	–	Lésbicas, *gays*, bissexuais, transgêneros, *queer*, intersexuais, assexuais e o símbolo + no final da sigla representa a pluralidade e inclui outras identidades de gênero e orientações sexuais
MLG	–	Massa livre de gordura
MME	–	Massa muscular esquelética
MEEM	–	Miniexame de estado mental
MAN	–	Miniavaliação nutricional
MOS–SSS	–	Medical outcomes study – social support scale
NOC	–	Classificação de resultados
OMS	–	Organização mundial de saúde
OCIM	–	Observação clínica inicial multidisciplinar
OPAS	–	Organização pan-americana de saúde

PARD	–	Protocolo fonoaudiológico de avaliação do risco para disfagia
PE	–	Processo de enfermagem
POMA	–	Performance-oriented mobility assessment
PCT	–	Prega cutânea tricipital
PFS	–	Padrões funcionais de saúde
PB	–	Perímetro do braço
PMB	–	Perímetro muscular do braço
PP	–	Perímetro da panturrilha
PPC	–	Policlínica Piquet Carneiro
RaDI	–	Rastreamento de disfagia orofaríngea em idosos
RAVI	–	Rastreamento de alterações vocais em idosos
SATEPSI	–	Sistema de avaliação dos testes psicológicos
SBGG	–	Sociedade brasileira de geriatria e gerontologia
SISREG	–	Sistema de regulação
SISVAN	–	Sistema de vigilância alimentar e nutricional
SLP	–	Sistema de linguagem padronizada
SNC	–	Sistema nervoso central
SUS	–	Sistema único de saúde
SPPB	–	Short physical performance battery
TFV	–	Teste de fluência verbal
TFI	–	Triagem funcional do idoso
TFB	–	Triagem funcional breve
TDR	–	Teste do desenho do relógio
TUG	–	Timed get up and go
UERJ	–	Universidade do estado do Rio de Janeiro
UFRJ	–	Universidade federal do Rio de Janeiro
UFC	–	Universidade federal do Ceará
Unifeso	–	Centro universitário Serra dos Órgãos
VPP	–	Velocidade da perda de peso

SUMÁRIO

PARTE I
INTRODUÇÃO

1 PRINCÍPIOS NORTEADORES DA AVALIAÇÃO GERIÁTRICA AMPLA (AGA) ... 3
Maria Angélica Sanchez ▪ Mariangela Perez

2 OS 5 Ms DA GERIATRIA – FUNDAMENTOS DO CUIDADO À PESSOA IDOSA 15
Alessandra Ferrarese ▪ Roberta Borlido

3 COMUNICAÇÃO EFETIVA 23
Beatrice Carvalho

PARTE II
AVALIAÇÃO GERIÁTRICA AMPLA

4 AVALIAÇÃO SOCIAL 35
Maria Angélica Sanchez

5 AVALIAÇÃO DE ENFERMAGEM 45
Rosimere Ferreira Santana ▪ Lucimar de Souza Campos

6 AVALIAÇÃO MÉDICA 55
Mariangela Perez

7 AVALIAÇÃO FISIOTERAPÊUTICA 65
Flávia Moura Malini Drummond

8 AVALIAÇÃO PSICOLÓGICA 75
Maristela Vômero Dias

9   AVALIAÇÃO NEUROPSICOLÓGICA 89
    Irene de Freitas Henriques Moreira

10 AVALIAÇÃO FONOAUDIOLÓGICA 97
    Adriane Gama

11 AVALIAÇÃO TERAPÊUTICA OCUPACIONAL 103
    Janaína Santos Nascimento ▪ Ana Paula Correa Ferreira ▪ Thainá Rodrigues de Melo

12 AVALIAÇÃO NUTRICIONAL 115
    Glaucia Cristina de Campos

PARTE III
AMBIENTES DE REALIZAÇÃO DA AVALIAÇÃO GERIÁTRICA AMPLA

13 A AVALIAÇÃO GERIÁTRICA AMPLA EM AMBULATÓRIO DE
    UNIVERSIDADE PÚBLICA 131
    Maria Angélica Sanchez ▪ Mariangela Perez

14 AVALIAÇÃO GERIÁTRICA AMPLA EM HOSPITAL GERAL 139
    Mariangela Perez ▪ Alessandra Ferrarese Barbosa ▪ Roberta Borlido Ribeiro Pinto
    Bruna Ribeiro Coutinho Calino

ANEXOS

INTRODUÇÃO 153
Maria Angélica Sanchez ▪ Irene de Freitas Henriques Moreira
Flávia de Moura Malini Drumond ▪ Adriane Gama ▪ Janaína Santos Nascimento
Glaucia Cristina de Campos ▪ Priscilla Alfradique de Souza

AVALIAÇÃO INICIAL 155

INSTRUMENTOS INICIAIS DE RASTREIO 159

INSTRUMENTOS DE AVALIAÇÃO SOCIAL 168

AVALIAÇÃO DE ENFERMAGEM 174

AVALIAÇÃO FISIOTERAPÊUTICA 182

INSTRUMENTOS DE AVALIAÇÃO NEUROPSICOLÓGICA 203

BATERIAS FIXAS DE USO EXCLUSIVO DO PSICÓLOGO 209

INSTRUMENTOS COMPLEMENTARES 214

AVALIAÇÃO FONOAUDIOLÓGICA – PROTOCOLOS CLÍNICOS APLICADOS .. 225

AVALIAÇÃO TERAPÊUTICA OCUPACIONAL 233

AVALIAÇÃO NUTRICIONAL 250

ÍNDICE REMISSIVO 257

Avaliação Geriátrica Ampla

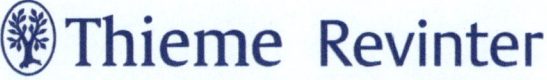

Parte I Introdução

PRINCÍPIOS NORTEADORES DA AVALIAÇÃO GERIÁTRICA AMPLA (AGA)

CAPÍTULO 1

Maria Angélica Sanchez ▪ Mariangela Perez

INTRODUÇÃO

A avaliação da saúde da pessoa idosa requer múltiplos olhares, sendo realizada por meio dos princípios que norteiam a avaliação geriátrica ampla. A ênfase tem sido tradicionalmente a partir de uma triagem dos problemas funcionais, contrapondo-se à avaliação clássica baseada apenas na etiologia das doenças. Apesar de as discussões sobre a temática ganharem relevância nas últimas décadas, o conceito de uma avaliação abrangente aparece na década de 1930, a partir das publicações de Marjorie Warren, considerada por muitos como a mãe da geriatria moderna.

Warren, que atuava em um hospital para pessoas incapacitadas, começou um árduo trabalho de reabilitação e muitos dos indivíduos internados recuperaram a mobilidade e evoluíram para alta. Foi a partir desse intenso trabalho que a prática multidisciplinar ganhou visibilidade na Inglaterra. Warren destacou a importância da realização de uma avaliação ampla para os pacientes idosos, para que fosse possível implementar um cuidadoso plano terapêutico.

Na trajetória de organização dos conceitos, há um conjunto de termos como: avaliação geriátrica ampla, avaliação abrangente, avaliação global, avaliação funcional interdisciplinar, avaliação multidimensional, que em síntese se convertem em um único conceito, qual seja: uma técnica que auxilia a compreensão das diferentes dimensões que acompanham o processo de envelhecimento. Ela tem como foco a avaliação da capacidade funcional, buscando identificar precocemente os principais indicadores de incapacidade, para intervenções específicas, por áreas profissionais conforme as possibilidades da pessoa idosa e de sua rede de suporte.

Essa metodologia de avaliação pode ser encontrada em vasta literatura ao longo dos últimos trinta anos, com forte evidência de que, o quanto antes são identificados os indicadores de perda de capacidade funcional, melhores são os desfechos funcionais, com possibilidade de reduzir internação hospitalar e prevenir eventos adversos que podem impactar na qualidade de vida.

No Brasil, a prática de uma avaliação ampla começa a ser difundida de forma tímida em meados da década de 1990, quando alguns serviços, sobretudo nas universidades, começaram a organizar as unidades de geriatria sob a óptica de uma prática multidisciplinar, com o objetivo de entender o indivíduo em sua totalidade.

Em 2002, a Organização Mundial da Saúde (OMS) lançou o documento: "Envelhecimento Ativo: Uma Nova Política de Saúde" que avançou com as discussões sobre os novos paradigmas para a avaliação da saúde da população idosa.

No ano de 2006, o Ministério da Saúde aprovou a portaria 399 que divulga o Pacto pela Saúde 2006 – Consolidação do SUS e aprova as Diretrizes Operacionais do referido Pacto. E, com o Pacto pela Vida, lançou-se um olhar mais intenso para a pessoa idosa, abrindo um espaço para a construção de novos formatos de atenção, envolvendo as três esferas de governo. No Pacto pela Vida, o indivíduo que envelhece é uma das prioridades na gestão macro da saúde pública. Um dos desdobramentos deste pacto foi a Portaria 2.528 que aprovou a Política Nacional de Saúde da Pessoa Idosa, cuja finalidade primordial é recuperar, manter, promover a autonomia e independência das pessoas que envelhecem.

Tal concepção leva em consideração não somente a avaliação dos problemas de saúde, mas abre um leque para entender questões outras que possam interferir no processo de cura ou no aparecimento de novas doenças. Isso demanda uma visão sobre as mais variadas perspectivas imbricadas no processo de vida de cada indivíduo como os aspectos sociais, emocionais, culturais, econômicos, ambientais, entre outros.

Com o passar dos anos, envelhecer, apesar de ser uma grande conquista das nações, constitui-se em um dos grandes desafios para os gestores da saúde pública. A cada ano que passa, novos paradigmas são colocados em cena para que o processo de envelhecimento seja permeado por uma qualidade positiva.

Mais recentemente a OMS trouxe à luz a necessidade de um cuidado centrado na pessoa – o ICOPE (*Integrated Care for Older People*), sendo, no Brasil, mencionado como programa de atenção integrada para a pessoa idosa, a ser implementado na rede básica de saúde. Na mesma linha do que se preconizou ao longo dos anos, um dos objetivos do programa é estabelecer estratégias para a promoção da capacidade funcional e da autonomia.

A avaliação geriátrica ampla, a partir dos diversos olhares profissionais, é a mola mestra para todo o investimento em um envelhecimento com o máximo de qualidade. Não obstante o conjunto de intenções mundiais para que todos alcancem um envelhecimento saudável, a morosidade do sistema para viabilizar as diretrizes propostas pelas políticas de atenção à pessoa idosa ainda constitui grande desafio. Faz-se mister repensar os paradigmas para a reorganização dos espaços de atenção que tenham em sua composição equipes multidisciplinares devidamente qualificadas para uma atenção adequada.

É consenso que a avaliação geriátrica ampla não é para todos aqueles que envelhecem e que quem mais se beneficia desta ferramenta é a pessoa idosa com indicadores de fragilidade, visto que a reabilitação funcional é o foco principal deste tipo de avaliação.

Caminhando além, a OMS incluiu o conceito de capacidade intrínseca, no qual torna-se fundamental para a manutenção do envelhecimento saudável a avaliação das capacidades físicas e mentais de cada indivíduo e suas interações com fatores ambientais relevantes. Trata-se de um dos principais determinantes da capacidade funcional.

Diante de tantos conceitos e possibilidades, para captar-se a quem se destinada a avaliação geriátrica ampla, pode-se começar por uma avaliação breve, que permita rastrear alguns domínios e identificar quem avança para avaliações mais complexas para que se chegue a um diagnóstico do grau de capacidade, bem como se proponha um programa individualizado de reabilitação da capacidade comprometida.

AVALIAÇÃO FUNCIONAL BREVE (AFB)

Trata-se de um rastreio que antecede as avaliações mais complexas. O ICOPE está em discussão em diversos países, sendo o Brasil um deles, para que seja uma ferramenta de rastreio da capacidade intrínseca na atenção básica. Contudo, o protocolo ainda está em fase de estudo. Apesar da fase avançada de investigação em alguns estados do Brasil, ainda não faz parte dos protocolos de avaliação.

Um dos instrumentos que pode ser utilizado para o rastreio foi desenvolvido na década de 1990, por Lachs *et al.*, e vem sendo nominado no Brasil como avaliação funcional breve (AFB). É um instrumento composto por 11 áreas funcionais, quais sejam: visão, audição, continência urinária, atividades de vida diária, mobilidade de membros inferiores e membros superiores, nutrição, cognição, humor, ambiente e suporte social (ver Anexo 1).

São perguntas e testes simples que podem ser aplicados por qualquer categoria profissional, desde que haja um treinamento e uma padronização para uso do instrumento. Na dependência dos resultados, outros testes são aplicados e, depois de analisados, é possível definir se a pessoa é elegível para uma avaliação abrangente.

Além do rastreio inicial é igualmente importante averiguar a informação sobre alguma síndrome geriátrica previamente identificada. Ademais, ouvir o relato sobre o motivo de procura pela consulta é imprescindível para uma tomada de decisões.

Caso a pessoa avaliada tenha apresentado normalidade na AFB, ou seja, sem comprometimento da capacidade funcional e não haja queixa compatível com o aparecimento de síndromes geriátricas, não há necessidade de uma avaliação abrangente. Contudo, é igualmente importante encaminhá-la para atividades associativas em centros ou grupos de convivência e unidades que disponham de ações de prevenção de problemas de saúde. E, na presença de doenças crônicas que não requeiram intervenções de maior complexidade, é fundamental referenciar para os programas de prevenção de agravos, desenvolvidos pela rede de atenção básica.

Por outro lado, se após a AFB forem identificados indicadores de perda de capacidade funcional, a pessoa deve ser avaliada de forma abrangente, passando por uma avaliação geriátrica ampla que abarca um conjunto de testes definidos por áreas de comprometimento e por avaliações mais complexas pelos profissionais que compõem a equipe.

Importa reforçar que há uma hierarquização para o uso racional dos instrumentos de avaliação conforme demonstrado na Figura 1-1.

INSTRUMENTAL PARA A AVALIAÇÃO GERIÁTRICA AMPLA

A avaliação geriátrica ampla é uma ferramenta que comporta um conjunto de testes e procedimentos que devem ser utilizados para a elaboração de um plano de cuidados personalizado. Não há um plano padrão. Porém, os profissionais devem levar em consideração as possibilidades e limitações tanto da pessoa que necessita de atenção à saúde quanto de sua rede de suporte, seja ela formal ou informal. Importante destacar que a análise requer um olhar direcionado para as múltiplas dimensões da vida humana.

O instrumental é composto por uma anamnese acurada, organizada em seções que contemplem, além de uma criteriosa avaliação da saúde física e mental, os aspectos sociais, econômicos, ambientais, culturais, nutricionais, dentre outros, que apresentem relevância durante a consulta. Na seção de avaliação, são detalhados os testes e procedimentos utilizados por cada profissional que compõe a equipe.

Para além da anamnese clássica, a geriatria e a gerontologia são especialidades que contam com um conjunto de instrumentos de avaliação do desempenho funcional. Muitos deles já passaram pelo processo de adaptação transcultural para uso na população idosa do Brasil. Grande parte é de domínio público e não é restrita a categorias profissionais específicas. No entanto, cabe ressaltar que tais instrumentos são recursos complementares que podem sinalizar a presença de indicadores de perda da capacidade funcional. Porém, não são, em hipótese alguma, instrumentos para fazer diagnósticos. Além disso, a interpretação dos resultados para a elaboração do plano de intervenções vai depender sempre do profissional de cada área específica.

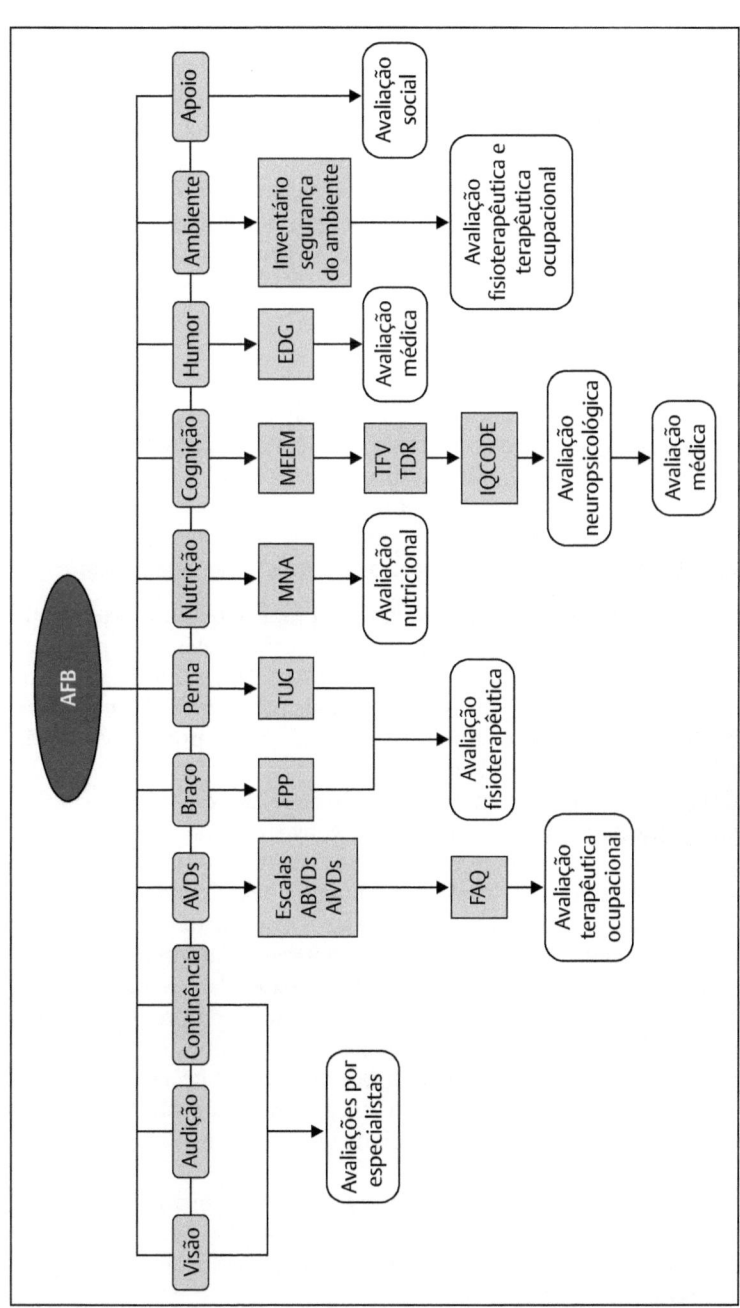

Fig. 1-1. Hierarquia do uso de instrumentos de avaliação funcional. (Fonte: a autora, 2024.)

Outra questão importante a se destacar é que o envelhecimento cursa com certas peculiaridades, e os profissionais que definem a geriatria e gerontologia como áreas de atuação devem estar devidamente qualificados por meio de constantes processos de educação continuada e permanente.

Com base nas suas *expertises*, os profissionais, após uma avaliação abrangente, terão condições de estabelecer os diagnósticos sindrômicos e etiológicos, traçar objetivos personalizados, buscando sempre entender o que é mais importante para o indivíduo em avaliação, não se prendendo na abordagem centrada na doença.

GERENCIAMENTO DO CUIDADO

Uma avaliação acurada requer um tempo que, muitas vezes, necessita ser dividido em alguns dias até a conclusão. Diante de tantos aspectos que são analisados e de testes que mostram a real capacidade do indivíduo para desempenhar as suas atividades diárias, há uma necessidade de coordenação das ações propostas pela equipe. O gerenciamento de cuidados é uma estratégia que permite assegurar que toda equipe esteja a caminho das mesmas metas.

Alguns elementos são essenciais para o gerenciamento adequado:

A) *A elaboração de um plano de cuidados*: nada mais é que um produto da avaliação geriátrica ampla que definirá quais ações devem ser priorizadas a partir do que mais importa para a pessoa. Um plano bem elaborado ajuda a equipe a identificar os principais problemas, definir qual o melhor tratamento, quais os prognósticos e que ações preventivas serão mais eficazes. Quanto maior o envolvimento da pessoa idosa e de família no processo de construção, melhores serão os resultados.
B) *A comunicação interpessoal*: é o elemento-chave para o sucesso do gerenciamento. As discussões entre os integrantes da equipe com respeito aos variados olhares e perspectivas para o cuidado ideal é fundamental para garantir a adesão ao tratamento e o sucesso da proposta terapêutica.
C) *A avaliação sistemática e o monitoramento contínuo*: são comportamentos que fazem toda a diferença no processo de trabalho. Isso requer o acompanhamento do progresso do indivíduo, buscando sempre os melhores ajustes para alcançar os objetivos propostos pela equipe.
D) *Definição de um responsável pelo monitoramento das ações*: a figura do gerente de casos é fundamental para a resolução dos problemas, andamento das propostas, estabelecimento de vínculos com o paciente e sua rede de suporte.
E) *A educação continuada e permanente*: os profissionais envolvidos no cuidado devem estar em constante processo de aprimoramento. O conhecimento não é estático. A cada dia surgem novas tecnologias e novas possibilidades de tratamento.

O gerenciamento do cuidado é o principal pilar de uma estrutura de cuidados. Contudo, é uma ferramenta complexa e em constante mudança, visto que exige um processo personalizado e centrado nas necessidades de cada paciente.

ELABORAÇÃO DO PLANO DE CUIDADOS

A avaliação geriátrica ampla é extensa. Ela contempla um rico histórico de informações e diagnósticos que, geralmente, são muitos quando realizada com uma população com grandes vulnerabilidades físicas e sociais. Toda a informação coletada precisa ser analisada e sintetizada para que a equipe possa eleger as prioridades e traçar suas metas. Isso requer a elaboração de um plano de cuidados. Trata-se de uma ferramenta que ajudará os profissionais a alcançarem resultados positivos, além de garantir uma adesão ao tratamento proposto. O plano é dinâmico e pode mudar conforme o alcance das metas propostas. Deve ser construído de forma consensual envolvendo toda a equipe que realizou as avaliações. Deve ser reavaliado a cada seis meses.

A elaboração de um plano de cuidados requer alguns aspectos:

- Enumerar todos os diagnósticos realizados.
- Organizar a lista de problemas que foram identificados durante as avaliações.
- Elaborar um conjunto de prognósticos.
- Definir as prioridades.
- Estabelecer metas.
- Definir objetivos para alcançar cada meta proposta.
- Buscar decisões consensuais entre a equipe.

Cabe destacar que, geralmente, cada profissional elabora o seu plano individual e, após discussão do caso com a equipe, esses planos vão se unificando a um único plano que será elaborado conforme as prioridades para o tratamento, as possibilidades do usuário do serviço, bem como de sua rede de suporte, e conforme as possibilidades de recursos existentes.

EQUIPE MULTIDISCIPLINAR

> *"O atendimento ao idoso requer uma abordagem multidisciplinar e a intervenção deve, sempre, ser precedida de uma avaliação abrangente..." "...Somente uma equipe multidisciplinar integrada é capaz de tratar adequadamente a pessoa idosa."*
>
> *(Pfeifer E, 1985)*

O conceito de atenção à pessoa idosa carrega, ao longo das décadas, o referencial do trabalho em equipe multidisciplinar. Mais do que multi, caberá a essa equipe um comportamento interdisciplinar com objetivo de atuar de forma consensual, o que vai permitir a não fragmentação do sujeito que é alvo das ações propostas.

Atuar em equipe interdisciplinar é uma tarefa complexa, visto que se faz necessário ter habilidades para se trabalhar em grupo, além de ter consciência das próprias limitações. É digno de nota que cada profissional reconheça que não há quem seja mais importante, bem como não há hierarquia entre os profissionais. O que realmente importa neste método de trabalho é a complementação de saberes que se torna possível a partir da plena colaboração da equipe. Quando uma equipe está em total entrosamento pode se dizer que o grupo está completamente integrado.

Na realização de uma avaliação geriátrica ampla podem ser estabelecidas algumas estratégias para a otimização do tempo e dos recursos. Em geral, a avaliação inicial é realizada por assistente social, enfermeiro e médico que juntos estabelecem as principais impressões sociais, clínicas e funcionais. Neste primeiro momento, já podem ser tomadas algumas decisões importantes para definir que avaliações subsequentes são prioritárias.

Em um próximo momento, outros profissionais da equipe são incluídos na avaliação conforme as demandas apresentadas e, sobretudo, conforme as condições da pessoa em avaliação. Quanto mais robusta for a equipe, mais acuradas e precisas serão as avaliações. Uma equipe ideal é aquela formada pelo máximo de profissionais que integram a área da saúde. Em alguns ambientes ambulatoriais, sobretudo os universitários, é possível encontrar equipes compostas por assistente social, enfermeiro, médico, fisioterapeuta, terapeuta ocupacional, psicólogo, neuropsicólogo, nutricionista e fonoaudiólogo. Na dependência de diagnósticos mais complexos, é fundamental recorrer às demais especialidades.

Uma vez alcançadas as metas de reabilitação, é importante encaminhar a pessoa para espaços que contemplem ações de prevenção de agravos e promoção de saúde. O incentivo ao estilo de vida mais saudável é atribuição de todos os profissionais.

MECANISMOS DA PRÁTICA INTERDISCIPLINAR

Trabalhar em equipe exige empenho e utilização de mecanismos que facilitem a interação pessoal. Quando um serviço se propõe a adotar a metodologia interdisciplinar, deve também organizar a estrutura para a essa vivência. Os principais elementos para essa prática são:

A) *Prontuário único*: espaço para que todos tenham acesso ao conjunto de informações coletadas sobre cada indivíduo. Não obstante os avanços tecnológicos que já permitem prontuários eletrônicos nos diversos espaços institucionais, ainda é possível encontrar o velho sistema manual repleto de laudas. Nesse caso, é fundamental uma utilização que esteja ao alcance da compreensão de todos.

B) *Interconsulta*: uma inquirição pontual com o objetivo de solucionar problemas relevantes para o andamento do tratamento o mais rápido possível por meio da opinião de outro colega de categoria profissional distinta.
C) *Reuniões de serviço*: sempre se utilizando de um método participativo para a discussão do cotidiano do serviço, elaboração de novos projetos e revisão das propostas vigentes.
D) *As discussões de casos*: após avaliação, é imprescindível a discussão do caso para a elaboração do plano de cuidados. A dinâmica deve seguir a linha da participação coletiva e das decisões consensuais para que construa um planejamento de intervenções adequado.

AMBIENTES DE APLICAÇÃO DA AVALIAÇÃO GERIÁTRICA AMPLA

O modelo de aplicação da avaliação geriátrica ampla deve ser adequado para atender aos diferentes perfis de pacientes em seus mais variados *status* de funcionalidade e, consequentemente, às diferentes demandas de cuidado. Para dar conta da heterogeneidade das pessoas idosas, a avaliação geriátrica ampla deve ser adaptada aos variados cenários de atendimento de saúde. Foge ao escopo deste livro expor como elaborar e gerenciar as diferentes estruturas onde esta metodologia de avaliação pode ser realizada, mas faz-se necessário apresentar as possibilidades de cenários em que deve ser aplicada.

Os ambientes de avaliação podem ser divididos em externos e internos:

A) Ambientes externos:
- Serviços ambulatoriais multidisciplinares completos públicos ou privados: modelo no qual todos os profissionais da equipe atuam no mesmo ambiente, sendo mais frequentes em instituições de treinamento, como universidades. Um exemplo do funcionamento do modelo em um hospital de uma universidade pública está apresentado no Capítulo 13.
- Consultórios médicos privados: nesse ambiente, a avaliação desenvolve-se em momentos diferentes. Mais frequentemente, o médico geriatra realiza a avaliação inicial e encaminha o paciente aos demais profissionais, que formarão uma rede de cuidados especializados. Conforme a demanda identificada, ele pode encaminhar para fisioterapeutas, fonoaudiólogos, psicólogos, neuropsicólogos, nutricionistas, assistentes sociais, odontólogos, entre outros, que poderão compor a equipe de cuidados.
- Consultórios multiprofissionais: são os espaços que prestam serviços por categoria profissional, por exemplo: neuropsicologia, fisioterapia, fonoaudiologia e as academias voltadas para a pessoa idosa, entre outros. Nesses espaços, os profissionais realizam as primeiras etapas da avaliação geriátrica ampla, quais sejam, a aplicação de testes e, conforme os problemas identificados, referenciam a pessoa para

outros profissionais até que montem uma equipe multidisciplinar que possa dar conta da demanda.
B) Internos:
- Domicílio: indicado para as pessoas com importante limitação da mobilidade para as quais o deslocamento é um fator limitante para os cuidados específicos. Nesse contexto, a avaliação inicia-se com um profissional de saúde especializado, podendo ser médico(a), enfermeiro(a), fisioterapeuta, ou outro, em visita domiciliar, que indicará a avaliação de outros profissionais da equipe multidisciplinar de acordo com o plano de cuidado individualizado.
- Hospital: quando o paciente frágil necessita ser hospitalizado para o tratamento de condições agudas, faz-se necessária a avaliação geriátrica ampla para que as suas necessidades específicas sejam atendidas, de forma a mitigar o impacto da internação hospitalar na sua funcionalidade. Um exemplo do funcionamento deste modelo é apresentado no Capítulo 14.
- Unidade de transição de cuidados: cenário onde o plano terapêutico é voltado para a reabilitação, com o objetivo de preparar a pessoa idosa para o retorno ao seu domicílio, em que é mister a avaliação geriátrica ampla. O ambiente conta com a equipe multidisciplinar.
- Instituição de longa permanência para idosos: nesse cenário, as pessoas idosas são portadoras de dependência funcional em graus variados e necessitam da AGA para estabelecer o plano terapêutico individualizado para prevenção de agravos e para melhor qualidade de vida. As instituições contam com equipe multidisciplinar.

CONSIDERAÇÕES FINAIS

Independentemente do modelo de aplicação, para que a AGA seja efetiva, deve resultar em um plano terapêutico construído em conjunto pelos profissionais envolvidos no caso. Para tanto, deve-se garantir a comunicação entre a equipe, bem como o gerenciamento do cuidado.

A comunicação efetiva entre equipe e paciente, cuidadores e familiares é particularmente importante para o sucesso terapêutico, pois propiciará a adesão às intervenções propostas, e deve ter como princípios o respeito e a empatia.

BIBLIOGRAFIA

Adler SL, Bryk E, Cesta TG, McEachen I. Collaboration: The solution to multidisciplinary care- planning. Orthopaedic Nursing. 1995 Mar-Apr;14(2):21-9.

Carvalho CRA, Rebellato C, Bernardo LD. Envelhecimento humano: questões contemporâneas em saúde. Appris; 2021.

Finch-Guthrier P. Care planing for adults in healthcare settings. In: Kane RL, Kane RA (orgs). Assessing older persons: measures, meaning and practical applications. Oxford: Oxford Universitity Press; 2000.

Lourenço RA, Sanchez MAS, Paixão Junior CM. Série rotinas hospitalares - Hospital Universitário Pedro Ernesto – Vol VII – Parte 1. – EdUERJ; 2018.

Sanchez MA. Avaliação Geriátrica Ampla em ambiente multidisciplinar. In: Veras RP, Lourenço RA, Sanchez MAS. Formação humana em geriatria e gerontologia: uma perspectiva interdisciplinar. 3. ed. Thieme Revinter; 2019.

Tejada JM, Palmer RM, Malone M. Geriatrics models of care. In: Sanahan J, Edmonson KG, editors. Hazzard's geriatric medicine and gerontology. United States of America: The McGraw-Jill Companies; 2017. cap. 14.

World Health Organization. Integrated care for older people: guidelines on community-level interventions to manage declines in intrinsic capacity. Geneva. Licence: CC BY-NC-SA 3.0 IGO, 2017.

OS 5 Ms DA GERIATRIA – FUNDAMENTOS DO CUIDADO À PESSOA IDOSA

Alessandra Ferrarese ▪ Roberta Borlido

CAPÍTULO 2

INTRODUÇÃO

O envelhecimento populacional apresenta desafios cada vez mais complexos no cuidado à saúde das pessoas idosas. A avaliação geriátrica ampla é fundamental na promoção de cuidados de saúde para essa parcela da população.

A abordagem tradicional, que se concentra em órgãos e sistemas específicos, não é adequada quando se fala da pessoa idosa. A geriatria busca melhorar a qualidade de vida com foco na manutenção da funcionalidade e da autonomia. Para alcançar esse objetivo é necessária uma abordagem interdisciplinar e multiprofissional, uma vez que as particularidades de saúde das pessoas idosas demandam um conhecimento especializado e abrangente.

Neste capítulo será abordado o conceito dos "5 Ms da Geriatria" (Fig. 2-1), desenvolvido em 2017 pela geriatra americana Mary Tinetti. Os 5Ms vão ao encontro do modelo dos 5 Is, proposto pelo geriatra britânico Bernard Isaacs, para dividir as grandes síndromes geriátricas: imobilidade, instabilidade postural, incontinência urinária e/ou fecal, insuficiência cerebral e iatrogenia.

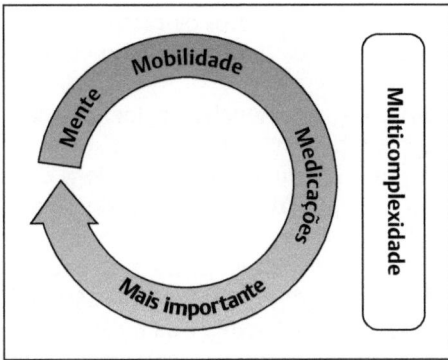

Fig. 2-1. Representação gráfica dos 5 M's. (Fonte: as autoras, 2024.)

Este novo conceito identifica os aspectos mais relevantes que devem ser abordados no atendimento à pessoa idosa e foi concebido para orientar profissionais de saúde, não especialistas, sobre as funções essenciais do geriatra. Servindo como uma ferramenta de treinamento e comunicação, ele oferece uma estrutura simples, mas abrangente, que facilita a compreensão e memorização dos princípios fundamentais da geriatria.

Cada um desses pilares é essencial para assegurar que os cuidados prestados sejam personalizados, atendendo às necessidades específicas e preferências individuais das pessoas idosas. Este conceito permeia toda a avaliação geriátrica ampla.

A seguir serão detalhados os componentes contidos no modelo dos "5 Ms".

MENTE

O declínio de memória e de humor é frequente entre a população idosa, sendo muitas vezes consideradas alterações próprias ao envelhecimento. Diante desse cenário, o diagnóstico de desordens neurológicas e de humor na pessoa idosa exige do profissional de saúde a capacidade de distinguir entre alterações patológicas e as inerentes ao envelhecimento fisiológico. Esta distinção é extremamente desafiadora e requer paciência, treinamento e instrumentos de rastreio eficazes que não atrasem o diagnóstico.

O componente "Mente" do modelo 5 Ms abrange a cognição e o humor. Envolve avaliar e gerenciar o comprometimento cognitivo, abordar condições de saúde mental como demência, depressão e *delirium*, e promover atividades que estimulem a função cognitiva.

No caso das demências, encontramos uma demanda crescente de atenção especializada. Em todo o mundo, quase 50 milhões de pessoas vivem com demência. A *Alzheimer's Disease International* (ADI) prevê que este número atingirá quase 82 milhões em 2030 e mais de 152 milhões em 2050.

Pelo fato de as queixas de memória serem extremamente frequentes no atendimento à pessoa idosa, a utilização de instrumentos de rastreio cognitivo validados auxilia na triagem de pacientes que devem ser submetidos à investigação específica.

Recentes avanços diagnósticos dos quadros demenciais incluem os biomarcadores (marcadores de neurodegeneração no liquor, sangue e neuroimagem estrutural e/ou funcional). Porém, devido à dificuldade de acesso extensivo à grande parte da população, o diagnóstico ainda é predominantemente clínico.

O diagnóstico em tempo oportuno é de suma importância para que um plano de cuidado integral seja elaborado envolvendo equipe multiprofissional, com foco na qualidade de vida, preservação da autonomia e da independência, a orientação para familiares e cuidadores, bem como o planejamento dos cuidados de fim de vida nas fases mais avançadas da demência.

No âmbito da atenção, ações voltadas para o manejo das demências devem ser incorporadas ao plano de cuidados no atendimento à pessoa idosa, bem como as medidas de prevenção relacionadas com os fatores de risco modificáveis já identificados, como: hipertensão arterial; diabetes; obesidade; abuso de bebidas alcoólicas; tabagismo; depressão; inatividade física; déficit auditivo e isolamento social.

Além das queixas cognitivas, pessoas idosas enfrentam ajustes significativos nas funções e nas situações de vida, trazendo grandes desafios na avaliação dos transtornos de humor. A depressão, por sua vez, é um transtorno mental prevalente e seus sintomas como: insônia, anorexia, lentificação e alterações de apetite, podem ser vistos como aspectos normais do envelhecimento. Sendo assim, pessoas idosas que apresentam queixas sugestivas, devem ser avaliados regularmente com instrumentos de rastreio de depressão validados.

A abordagem efetiva da depressão ainda exige um olhar amplo e sensível de toda a equipe multidisciplinar às possíveis limitações sensoriais (visão e audição), isolamento social e perdas associadas ao envelhecimento (aposentadoria, renda, luto e papéis sociais) que podem impactar o humor.

O delirium, caracterizado por uma síndrome cerebral orgânica aguda, transitória e reversível, de início abrupto e curso flutuante, é muito prevalente na população idosa, especialmente naqueles hospitalizados. Programas envolvendo equipes multidisciplinares na prevenção, com sua rápida identificação através do auxílio de ferramentas de triagem baseada em evidências, permitirão um manejo precoce. A abordagem do *delirium* ainda se estende para outros cenários de cuidado através da elaboração de um plano de transição de cuidados com acompanhamento desses pacientes após alta hospitalar. Esta abordagem continuada tem o potencial de reduzir complicações em pacientes idosos de alto risco, melhorando o tratamento e a qualidade de vida em longo prazo.

Por fim, dentro do escopo do domínio "Mente" está a promoção de atividades cognitivas que estimulem a pessoa idosa do ponto de vista cognitivo e funcional, visando mitigar o impacto das perdas inerentes ao processo de envelhecimento fisiológico e patológico. Ao priorizar a avaliação deste domínio, os profissionais podem melhorar significativamente a qualidade de vida, a independência e os resultados gerais de saúde dos pacientes.

MOBILIDADE

Mobilidade é a capacidade de mover o próprio corpo por meio do espaço, exigindo produção de força e sistemas de controle de *feedback* para navegar em um ambiente tridimensional. A mobilidade também inclui ampla gama de outras atividades importantes que exigem movimentação do corpo, como caminhar, virar na cama ou subir e descer escadas.

Tal como ocorre com outras síndromes geriátricas, os distúrbios de mobilidade são causados por doenças que afetam múltiplos sistemas de forma simultânea, afetando sua independência, aumentando a necessidade de ajuda de terceiros e estando associadas a aumento da morbidade e mortalidade. Dessa forma, sua avaliação requer um olhar multimodal e multiprofissional.

Dentro da proposta dos 5 Ms, o domínio "Mobilidade" abrange a avaliação da marcha, equilíbrio, funcionalidade e risco de queda. Embora alterações de mobilidade e quedas sejam comuns e tenham um impacto significativo na morbimortalidade, pacientes idosos podem hesitar em mencionar episódios de quedas, além de não haver uma avaliação sistematizada plenamente incorporada nas avaliações clínicas gerais rotineiras.

Em contrapartida, a avaliação geriátrica ampla tem como um de seus principais focos a avaliação funcional da pessoa idosa. Para isso foram incorporados instrumentos de rastreio realizados pela equipe multiprofissional que permitem uma avaliação da *performance* funcional como, por exemplo: escalas de funcionalidade atividades básicas (Anexo 4) e instrumentais de vida diária (Anexo 5), TUG (Anexo 17), SPPB (Anexo 23) e POMA (Anexo 25).

Recomenda-se avaliar sistematicamente pacientes com quedas ou risco de quedas, considerando tanto fatores intrínsecos (p. ex., comprometimento sensorial, dor, incontinência, condições musculoesqueléticas, doenças neurológicas, condições cardiopulmonares) quanto fatores extrínsecos (p. ex., medicamentos, calçados, segurança domiciliar). A partir da avaliação da mobilidade da pessoa idosa, será possível a formulação de intervenções que otimizem a sua independência e a redução do risco de queda.

Dentre as intervenções que podem ser instituídas a fim de garantir a mobilidade em diferentes cenários estão: a orientação de pacientes e cuidadores sobre ambiente seguro, protocolos de prevenção de quedas, evitar contenções mecânicas, evitar medicamentos de alto risco, identificar e definir uma meta diária de mobilidade, gerenciar deficiências que reduzem a mobilidade, exercícios físicos, fisioterapia e dispositivos de assistência para melhorar ou manter a mobilidade.

MEDICAÇÃO

A polifarmácia (uso de 5 ou mais medicamentos) é um problema comum entre número significativo de pessoas idosas, sobretudo aquelas que são mais propensas a ter múltiplas condições crônicas e podem sofrer fragmentação do atendimento entre especialistas. A polifarmácia aumenta os riscos de fragilidade, quedas, utilização de cuidados de saúde e mortalidade, mas ainda há escassez de médicos treinados em abordagens práticas para otimizar o uso medicamentos e minimizar riscos.

De modo geral, a dimensão "Medicamentos" do modelo 5 Ms destina-se à avaliação cuidadosa dos medicamentos utilizados pela pessoa idosa, com o objetivo de quantificar, identificar potenciais efeitos adversos e interações medicamentosas.

Para isso, é necessária a estreita colaboração com pacientes e cuidadores para simplificar os regimes de medicação, minimizar a prescrição e garantir a adesão adequada.

O gerenciamento dos medicamentos tem como foco:

- *Reconciliação medicamentosa:* realizada por meio de uma lista completa de medicamentos, incluindo suplementos, vitaminas, colírios e fitoterápicos, com suas respectivas doses, frequências e indicações, além de identificar possíveis barreiras para adesão.
- *Farmacologia geriátrica:* a prescrição direcionada ao paciente idoso deve considerar as mudanças fisiológicas relacionadas com o envelhecimento que afetam a farmacocinética e a farmacodinâmica dos medicamentos, bem como os medicamentos sabidamente inapropriados para a população idosa, como por exemplo: benzodiazepínicos, opioides, medicamentos anticolinérgicos, sedativos, relaxantes musculares, antidepressivos tricíclicos e antipsicóticos.
- *Desprescrição:* processo supervisionado que melhora os regimes de medicação com suspensão ou redução de medicamentos que são potencialmente inadequados, de alto risco ou que não têm uma indicação atual.

Ao otimizar o uso de medicamentos, os profissionais de saúde podem reduzir o risco de eventos adversos e melhorar os resultados terapêuticos e assim garantir que os outros domínios dentro do modelo 5 Ms como: mente, mobilidade e "o que mais importa" não sejam impactados negativamente pela prescrição medicamentosa.

MULTICOMPLEXIDADE

As pessoas idosas são mais propensas a apresentar múltiplas condições crônicas que coexistem com episódios agudos de doenças, tornando o manejo clínico complexo. As condições crônicas não podem ser tratadas de forma isolada, pois é essencial uma abordagem global que leve em consideração a multimorbidade – definida como a presença de duas ou mais doenças crônicas em um mesmo indivíduo – bem como suas situações biopsicossociais, sendo este o "M" de multicomplexidade.

Ao avaliar a pessoa idosa, é imperativo considerar os seguintes aspectos:

- *Equidade em saúde:* assegurar que todas as pessoas idosas tenham acesso igualitário aos cuidados de saúde, independentemente de suas condições socioeconômicas.
- *Transição de cuidado:* garantir a continuidade do cuidado ao transitar entre diferentes níveis de assistência, como de casa para o hospital, vice-versa e

dentro dos diferentes níveis de assistência dentro do próprio hospital (p. ex., CTI × unidade de internação).
- *Hospitalização:* avaliar a necessidade e os riscos associados à hospitalização, considerando o impacto potencial em sua funcionalidade e qualidade de vida.
- *Apresentações atípicas:* reconhecer que as doenças em pessoas idosas podem manifestar-se de formas não usuais, exigindo um diagnóstico diferencial cuidadoso.
- *Fisiologia do envelhecimento:* compreender as mudanças fisiológicas naturais que podem influenciar tanto a apresentação quanto à evolução das doenças. Existe uma linha tênue entre senescência e senilidade.
- *Fragilidade:* caracterizada por uma diminuição na reserva fisiológica e na resistência ao estresse, que aumenta a vulnerabilidade a desfechos adversos.
- *Prognóstico:* avaliar o prognóstico individualizado com base na gravidade das condições crônicas e na capacidade funcional, a fim de planejar intervenções apropriadas e realistas.

O "M" da multicomplexidade perpassa por todos os "M's" da geriatria, que estão descritos neste capítulo. A avaliação geriátrica ampla é o grande instrumento que consegue elucidar toda esta complexidade do paciente para elaborar um plano de cuidado individualizado. Uma abordagem clínica que vá além do tratamento isolado de doenças, contribuindo para melhor qualidade de vida, com foco na manutenção e reabilitação da funcionalidade e autonomia, colaborando para a redução da vulnerabilidade e desfechos adversos, é necessária.

O QUE MAIS IMPORTA (*MATTERS MOST*)

Matters Most refere-se às prioridades e valores individuais dos pacientes no contexto de suas condições de saúde. É um conceito central na geriatria, enfatizando a necessidade de alinhar os cuidados médicos com os objetivos e desejos pessoais de cada indivíduo. A American Geriatrics Society (AGS) define *Matters Most* como as preferências e metas de saúde significativas para cada paciente, considerando suas circunstâncias únicas e complexas.

Essa avaliação é essencial para fornecer um cuidado centrado na pessoa. Estudos demonstram que focar no que mais importa para os pacientes idosos pode levar a melhores resultados de saúde e maior satisfação. A abordagem centrada no paciente melhora a qualidade de vida, reduz hospitalizações desnecessárias e promove uma experiência de cuidado mais humana e respeitosa.

Implementar esta abordagem requer ferramentas adequadas, comunicação eficaz e um compromisso contínuo com a personalização dos cuidados. Ao focar no que realmente importa para cada indivíduo, os profissionais de saúde podem proporcionar um cuidado mais significativo e impactante.

No entanto, a implementação do conceito de *Matters Most* pode enfrentar desafios, como:

- *Diversidade de prioridades:* pacientes diferentes podem ter prioridades muito variadas, o que exige flexibilidade e personalização dos cuidados.
- *Complexidade das condições de saúde:* gerenciar múltiplas condições crônicas e integrar as preferências do paciente pode ser complexo. Isso está intimamente ligado ao "M" de multicomplexidade.
- *Tempo e recursos:* avaliações detalhadas e contínuas demandam tempo e recursos que podem ser limitados em certas práticas clínicas.

Diversos estudos e ferramentas foram desenvolvidos para estruturar essa avaliação. Por exemplo, o *What Matters Most–Structured Tool* (WMM-ST) foi projetado para identificar e priorizar os valores de saúde dos pacientes idosos com múltiplas condições crônicas. Este instrumento é validado por meio de entrevistas estruturadas que identificam valores em domínios como funcionalidade, prazer na vida, conexões sociais e manejo da saúde. Não foram encontrados estudos de adaptação transcultural para a população brasileira.

Além dessa ferramenta, entrevistas abertas podem ser utilizadas, pois permitem que o paciente expresse livremente suas prioridades e valores, proporcionando uma compreensão ampla. Para isso é necessária uma comunicação eficaz e contínua entre o paciente, a família e a equipe de saúde para garantir que as decisões de cuidado estejam alinhadas. Outra ferramenta importante é a elaboração de uma diretiva antecipada de vontade, que documenta as preferências do paciente para futuros cuidados médicos.

Ao integrar essas estratégias e ferramentas, os profissionais de saúde podem assegurar que os cuidados prestados sejam verdadeiramente centrados no paciente, atendendo às suas necessidades e desejos mais profundos.

CONSIDERAÇÕES FINAIS

O modelo 5 Ms é uma abordagem estruturada que otimiza a comunicação e foca no cuidado em torno de questões essenciais para melhorar os desfechos em saúde da população idosa. A adição do "O que mais importa" revoluciona o cuidado ao priorizar os valores e objetivos pessoais de cada indivíduo.

Ao abranger a mente, a mobilidade, a medicação, a multicomplexidade e o que é mais importante, os profissionais de saúde são capacitados a prestar cuidados centrados na pessoa, alinhados com as necessidades individuais. Essa abordagem não apenas melhora a qualidade de vida, mas também promove um cuidado mais humano e eficaz.

A implementação do modelo 5 Ms com foco no que é mais importante garante cuidados especializados, abrangentes e individualizados, refletindo as preferências e prioridades dos pacientes.

Embora as pesquisas existentes demonstrem benefícios na aplicação de cada elemento dos 5 Ms, são necessários estudos adicionais para avaliar o impacto completo dessa estrutura na prática clínica.

Investir em pesquisas futuras permitirá refinar e validar ainda mais essa abordagem, assegurando que os cuidados geriátricos evoluam continuamente para melhor atender essa população crescente e diversificada.

BIBLIOGRAFIA

Alzheimer's Disease International. World Alzheimer Report 2018: The State of the Art of Dementia Research: New Frontiers. Acesso em 21 jun. 2024.

American Geriatrics Society. AGS Geriatric 5Ms Competencies for Medical Students. 2020. Disponível em: [https://geriatricscareonline.org/ProductAbstract/american-geriatrics-society-competencies-for-medical-students/CL023]. Acesso em: 10 jun. 2024.

American Geriatrics Society. Tip Sheet: The 5Ms of Geriatrics. Health In Aging.org, 2020. Disponível em: [https://www.healthinaging.org/sites/default/files/media/pdf/HIA-TipSheet%20Geriatric%205Ms.July20_0.pdf]. Acesso em: 10 jun. 2024.

Halli-Tierney AD, Scarbrough C; Carroll DG. Polypharmacy: evaluating risks and deprescribing. AFP, 2019; 100(1): 32-8. Acesso em 21 jun. 2024.

Mate K, Fulmer T, Pelton L, Berman A, Bonnerra, Huang W, et al. Evidence for the 4Ms: interactions and outcomes across the care continuum. J Aging Health. 2021 Aug-Sep;33(7-8):469-481.

Molnar F, Huang A, Tinetti M. Update: The public launch of the geriatric 5Ms. Canadian Geriatrics Society CME Journal 2017;6(2). Disponível em: [http://canadiangeriatrics.ca/2016/11/volume-6-issue-2-editors-response-improving-communication-speaking-in-plain-language-to-our-patients-and-partners/]. Acesso em 10 jun. 2024.

Monette PJ, Schwartz AW. Optimizing medications with the geriatrics 5Ms: an age-friendly approach. *Drugs Aging* 40, 391-96 (2023). Disponível em: https://doi.org/10.1007/s40266-023-01016-6. Acesso em 23 jun. 2024.

Moye J, Driver JA, Owsiany MT, Chen LQ, Whitley JC, Auguste EJ, et al. Assessing what matters most in older adults with multicomplexity. The Gerontologist. 2022;62(4):e224–e234, Disponível em: [https://academic.oup.com/gerontologist/article/62/4/e224/6286923. Acesso em 10 jun. 2024.

COMUNICAÇÃO EFETIVA

CAPÍTULO 3

Beatrice Carvalho

INTRODUÇÃO

A comunicação efetiva é um componente essencial na relação com os pacientes. Ela permite que a equipe multidisciplinar gerencie os seus papéis e responsabilidades, defina expectativas para a prestação de cuidados efetivos e seguros e para a aferição e avaliação dos resultados. Porém, muitas vezes, os profissionais de saúde encontram dificuldades em trocar informações e transmitir orientações aos pacientes e seus familiares. Uma boa comunicação entre os profissionais de saúde e os pacientes garante qualidade e segurança na assistência.

Essa é uma questão que atormenta os profissionais que cuidam das pessoas idosas: "Como transmitir, por meio de uma comunicação efetiva, orientações a esses pacientes e seus familiares?".

É necessário melhorar a comunicação para aumentar a compreensão das orientações, a adesão e o sucesso ao tratamento. Uma boa comunicação com esses pacientes tem que ser um objetivo a ser alcançado por todos os serviços de saúde, promovendo a longevidade do ser humano, o envelhecimento saudável e o atendimento voltado à manutenção e à adaptação de sua rotina.

A área de saúde deve estar preparada para atender pessoas idosas, pois essa parcela da população cresce aceleradamente. O processo de envelhecimento leva a ocorrências de mais doenças crônicas, de perdas funcionais e de déficit cognitivo, gerando maior necessidade de acompanhamento, de medicação, de exames contínuos e maior volume de informações a serem transmitidas. Com maior consumo de serviços, é preciso que ocorra adesão ao tratamento e satisfação do cliente.

Para ser efetiva, a comunicação deve produzir um efeito real, positivo, ou seja, a mensagem transmitida por um emissor (o profissional de saúde) deve ser compreendida sem ruído pelo receptor (o paciente) e deve resultar na execução correta da atividade ou ação comunicada.

Para que isso ocorra, devem ser oferecidas informações completas, sem ambiguidades, numa linguagem clara, estruturada e com técnicas corretas para a transferência dessas informações, para que sejam plenamente compreendidas pelo receptor.

A comunicação pode ser escrita, verbal ou eletrônica. Existe um preconceito de que a pessoa idosa não consiga apreender ou manejar uma comunicação eletrônica, alguns precisam de apoio, mas muitas pessoas surpreendem com habilidades sofisticadas e uma boa capacidade de aprendizado. Muitas delas usam a tecnologia.

A assistência à pessoa idosa, em alguns casos, envolve a participação de cuidadores informais, um membro da família ou da comunidade, e/ou cuidadores formais, profissionais contratados para a prestação de serviços. A comunicação com os pacientes e as suas famílias deve elucidar todos os aspectos no seu atendimento, eles devem ser tratados como parceiros e devem se sentir à vontade para participar do cuidado.

Estabelecer uma comunicação efetiva, visando o entendimento e a adesão às orientações, requer estratégias diferenciadas para melhor interação entre a equipe de saúde e os pacientes, tarefa complexa e que precisa de planejamento. Sem isso podem ocorrer falhas na comunicação durante os cuidados de saúde, que são uma causa significativa para a ocorrência de eventos adversos, aumento da morbidade e mortalidade do paciente, ou seja, são um grave problema para a segurança dos pacientes e um importante problema de saúde pública. Profissionais da equipe multidisciplinar dentro de um ambiente de saúde devem se comunicar claramente entre si para coordenar melhor a prestação de cuidados aos pacientes.

A educação/treinamento da equipe de saúde para aprimorar as suas habilidades comunicacionais, assim como a utilização de técnicas específicas de comunicação, são importantes estratégias para melhorar a comunicação entre os profissionais e entre eles e os pacientes. A comunicação efetiva é um componente essencial na relação com os pacientes, permite que a equipe multidisciplinar gerencie os seus papéis e responsabilidades.

COMUNICAÇÃO EFETIVA

A comunicação efetiva deve ser padronizada, abrangente, breve e oportuna, fundamentada em uma linguagem clara, estruturada e com técnicas corretas para a transferência de informações. Pacientes e familiares formam um vínculo quando os profissionais de saúde transmitem compreensão e confiança e é fundamental que eles saibam que a sua participação no cuidado e na tomada de decisões é um direito do paciente.

Existem empecilhos para a boa comunicação na assistência à saúde e a formação de vínculos com o paciente, sendo um deles o tempo de consulta, que, em alguns serviços, pode durar cerca de 15 a 30 minutos. Este fator pode resultar na transmissão reduzida, inconsistente ou errada de informações bem como a sua omissão. Gestores tendem a esquecer de que a falta de informações aumenta ainda mais a procura por serviços de saúde.

Outros fatores que influenciam a boa comunicação na assistência em saúde:

- A diversidade na formação profissional.
- O efeito da hierarquia.
- O número inadequado de profissionais.
- A complexidade do cuidado.
- As limitações inerentes ao desempenho humano, como:
  - Fadiga;
  - Estresse;
  - Distrações;
  - Capacidade limitada de realizar tarefas múltiplas.

Envolver o paciente no cuidado esclarecendo as suas dúvidas pode evitar a ocorrência de uma série de eventos adversos.

COMUNICAÇÃO E QUALIDADE DOS CUIDADOS DE SAÚDE

A comunicação efetiva está intrinsecamente relacionada com a qualidade dos cuidados de saúde e, mais especificamente, tem sido estudada junto a uma de suas dimensões –, a segurança. Existem várias definições para a qualidade do cuidado. O Institute of Medicine (IOM) a descreve como: "o grau com que os serviços de saúde voltados para cuidar de pacientes individuais ou de populações aumentam a chance de produzir os resultados desejados e são consistentes com o conhecimento profissional atual".

O Joint Commission engloba aspectos triplos para abordar a comunicação efetiva em ambientes de assistência médica, incorporar métodos para avaliar a alfabetização em saúde do paciente (o quanto o paciente compreende e entende informações sobre serviços básicos de saúde e tópicos que influenciam resultados em saúde), compreensão cultural e barreiras linguísticas.

A baixa alfabetização em saúde faz com que os pacientes não tenham conhecimento básico dos processos da doença, conceitos de autogerenciamento da saúde e estrutura burocrática da assistência médica. Por esse motivo está associada a maiores taxas de utilização de assistência médica de emergência e internação com aumento das taxas de morbidade e mortalidade por causa específica.

Entre as pessoas idosas, um dos incidentes mais comuns de uma comunicação inadequada é a polifarmácia. Estudos comprovam que a polifarmácia e procedimentos equivocados na administração de medicamentos muitas vezes ocorrem por falhas na comunicação durante a interação médico e paciente, nas consultas. Uma abordagem centrada no paciente, envolvendo conhecimento, experiência e atitude parece ser promissora para reduzir a polifarmácia.

As instituições de saúde devem estar alerta para a falta ou falhas na comunicação entre os profissionais e dos profissionais com os pacientes. Desse modo, poderão estimular o desenvolvimento da cultura de segurança institucional, entendida como o produto de valores individuais ou de um grupo, ações, percepções, competências e padrões de comportamento que determinam o compromisso, o estilo e a proficiência da administração saudável e segura.

No momento do seu atendimento o paciente tem o direito às informações sobre a sua saúde, sobre os medicamentos que vai utilizar, os objetivos e os riscos do seu tratamento. A falta de informações ou a não compreensão das informações transmitidas podem levar a não adesão ao tratamento, ao insucesso terapêutico, ao retardo na administração de medicamentos e agravamento do quadro clínico.

COMUNICAÇÃO EFETIVA NO ATENDIMENTO À PESSOA IDOSA

Algumas pessoas idosas, se forem acometidas por doenças crônicas, podem apresentar inúmeras fragilidades e, em alguns casos, os seus tratamentos costumam ser mais onerosos. De modo geral, pacientes idosos consomem mais serviços de saúde e necessitam de acompanhamento, medicação e exames contínuos.

Envelhecer, mesmo sem doenças crônicas, pode envolver alguma perda funcional ou déficit cognitivo, auditivo ou visual. No atendimento à pessoa idosa é importante interagir e se comunicar com o paciente e seus cuidadores informais, um membro da família ou da comunidade, e/ou seus cuidadores formais. O cuidado ao paciente idoso é muito complexo e demanda uma série de orientações e, muitas vezes, ele ou o seu cuidador e/ou familiar são obrigados a lidar com uma situação nova.

Além dos aspectos relacionados com o processo de envelhecimento, existem outros ligados aos fatores socioeconômicos particulares a essa faixa etária. De modo geral, nos países emergentes, as pessoas idosas possuem menos recursos sociais e financeiros. No Brasil, o índice de analfabetismo nessa população é três vezes maior quando comparado às faixas etárias mais jovens. Segundo Dados da Pesquisa Nacional por Amostra de Domicílio Contínua: o analfabetismo é de 18,1% para pessoas de 60 anos ou mais, e de 6,1% para adultos. Portanto, quando se atende um paciente idoso, antes de estabelecer a comunicação, é preciso saber se já existe um comprometimento cognitivo, um déficit auditivo ou visual, assim como o seu grau de escolaridade. Na avaliação geriátrica ampla, as escalas e instrumentos de rastreio utilizados na prática geronto/geriátrica auxiliam muito no conhecimento do paciente, até mesmo antes do atendimento.

Devido às suas particularidades, o cuidado à pessoa idosa precisa ser diferenciado, deve ser prestado de maneira integrada e centrado no sujeito. É importante que os profissionais utilizem recursos adequados nesse atendimento, realizem ações de acordo com esse perfil populacional, visando, assim, implementar uma assistência efetiva e segura. Essa metodologia de trabalho exige capacitação dos profissionais para que tenham uma visão diferenciada em relação a essa faixa etária, objetivando não apenas promover a longevidade do ser humano, mas proporcionar um envelhecimento saudável, com um atendimento voltado à manutenção e à adaptação de sua rotina. Ou seja, são necessárias estratégias diferenciadas e direcionadas às particularidades desta parcela da população.

A comunicação tem fundamental importância no sucesso das intervenções e o envolvimento dos pacientes no seu tratamento é mais relevante quanto maior for o incentivo dos profissionais de saúde para que isto ocorra.

A capacidade do profissional de compreender o estilo de comunicação do paciente e adaptar seu nível de integração com eles aumenta a eficácia e a qualidade dessa comunicação. Compreender o estilo de linguagem da pessoa idosa, suas preferências, valores e crenças é importante para a comunicação efetiva.

A tomada de decisão compartilhada é uma estratégia fundamental para a adesão ao tratamento e o alcance de melhores desfechos. Nesse processo o profissional de saúde elucida as dúvidas do paciente e juntos planejam o melhor cuidado. Sua implementação não é uma prática comum, é uma abordagem personalizada em relação ao compartilhamento de informações e se caracteriza como uma comunicação individualizada.

A tomada de decisão compartilhada é um dos pilares do "cuidado centrado na pessoa", e se expressa em três eixos:

A) A participação e o envolvimento do paciente.
B) A relação entre o profissional de saúde e o paciente.
C) O contexto em que os cuidados são prestados, onde o paciente é encorajado a decidir sobre o seu tratamento, de modo que o cuidado seja centrado nele.

ESTRATÉGIAS DE COMUNICAÇÃO EFETIVA COM PESSOAS IDOSAS

Para garantir que o cuidado seja seguro, realmente centrado nas pessoas, respeitoso e responsivo às suas peculiaridades, os valores dos pacientes devem orientar as decisões clínicas e deve ser priorizado o respeito às suas necessidades de informação, fato ainda mais importante quando se lida com pacientes idosos.

O empoderamento do paciente é um conceito aplicado aos cuidados prestados nos serviços de saúde e significa que ele entende seu papel com base em informações que foram fornecidas pelo profissional de saúde dentro de um ambiente facilitador. É interessante implementar a educação dos profissionais de saúde, pacientes e familiares para promover o empoderamento do paciente e facilitar a comunicação efetiva.

No atendimento, o profissional de saúde deve avaliar o desejo do paciente em relação ao conhecimento da sua doença e seu prognóstico. É importante utilizar uma linguagem menos técnica, que lhe seja mais familiar, com algumas metáforas. Utilizar sempre linguagem verbal e não verbal, por meio de imagens e ícones para transmitir informações. Desenhar esquema de medicações ao longo do tratamento para facilitar a assimilação.

A avaliação geriátrica ampla é uma excelente ferramenta para auxiliar na comunicação efetiva e na formação de vínculos. Uma boa abordagem consiste em avaliar as pessoas não de maneira mecânica, mas trazendo-a para uma agradável conversa. Ela permite aos profissionais melhor conhecimento sobre o paciente idoso, e com isso melhor abordagem, conhecendo suas necessidades e prioridades. Essa abordagem multidimensional é bem-aceita, pois facilita a aproximação e a formação de vínculos. É um exemplo de comunicação centrada no paciente e ajuda a ultrapassar barreiras da comunicação.

É importante utilizar nos atendimentos algumas técnicas comunicacionais, como:

A) *Read back* (solicitar ao paciente que leia o que você escreveu).
B) *Touch Back* (solicitar ao paciente que fale o que entendeu das orientações.
C) Os 5 As (Avaliar, Aconselhar, Acordar, Ajudar e Ajustar).

Um bom facilitador de uma comunicação efetiva são os recursos lúdicos que incluem dinâmicas prazerosas, jogos, exercícios em grupo e uma multiplicidade de recursos interativos que melhoram a comunicação e fortalecem o vínculo com o paciente. Tais recursos aperfeiçoam a capacidade intelectual e melhoram a socialização do indivíduo.

A utilização dos animais de estimação ou plantas, de acordo com o gosto do paciente, pode melhorar a comunicação, a interação e fortalecer a aliança terapêutica.

A dinâmica em grupos facilita a comunicação entre os profissionais de saúde e os pacientes, facilita o vínculo e proporciona uma troca de informações entre os integrantes que é valiosa e facilitadora do empoderamento do grupo.

O acrônimo SAHRA é muito utilizado para lidar com a comunicação de situações emocionalmente difíceis:

- *S (Stop Talking)* – *Pare de falar:* tente ouvir atentamente o que a pessoa está dizendo e resista ao impulso de falar.
- *A (Actively listen)* – *Ouça ativamente:* dê à pessoa a oportunidade de falar e incentive-a usando a comunicação não verbal, como acenar com a cabeça e pequenas recompensas como "Aha" e "Estou vendo".

- R *(Reflect contein)* – **Reflita sobre o conteúdo:** de forma intermitente, reflita sobre o que a pessoa está dizendo para mostrar que você está ouvindo o que está sendo dito.
- A *(Act with enphaty)* – **Aja com empatia:** mostre a outra pessoa que você está com ela e reconhece o que ela está fazendo, está dizendo e como está se sentindo.
- H *(Handle objections)* – **Lidar com objeções:** ouça as objeções das outras pessoas e reclamações e demonstre disposição para lidar com elas.

Um componente fundamental da comunicação efetiva é a escuta ativa. É importante lançar mão de algumas técnicas para facilitar essa escuta:

- De vez em quando faça um resumo sobre a história resumindo os pontos principais, em algum momento parafrasear partes da história.
- Peça esclarecimentos sobre a história que estiver sendo contada na consulta.

Essas estratégias promovem uma escuta efetiva e empática demonstrando que o profissional está ouvindo e apoiando a mensagem, demostrando ao paciente que seus pensamentos e sentimentos são importantes para o profissional que está lhe atendendo e que esse profissional está interessado em obter um entendimento completo.

ESTRATÉGIAS PARA UMA COMUNICAÇÃO EFICAZ COM PACIENTES COM DEMÊNCIA

O comprometimento cognitivo é um desafio para a comunicação eficaz, dificulta o entendimento e o paciente pode ter dificuldades de comunicação. Muitos cuidadores de pessoas idosas também podem ter passado dos 60 anos e podem estar apresentando algum comprometimento cognitivo.

Na comunicação com esses pacientes é preciso usar estratégias comunicacionais específicas para esse grupo apresentadas no Quadro 3-1. É importante um atendimento centrado no paciente e no cuidador para identificar o que é mais importante para a pessoa assistida. É importante identificar a capacidade de comunicação restante em vez de focar apenas no déficit. O envolvimento com pacientes com demência pode ser mutuamente satisfatório ou frustrante.

A comunicação com portadores de afasia:

- Dar ao paciente oportunidade de falar.
- Evitar interromper.
- Dar toda a atenção e adaptar as informações apresentadas ao nível de compreensão do paciente.
- Perguntar aos pacientes e familiares sobre as suas preferências de comunicação.
- Incorporar as estratégias identificadas no seu estilo de comunicação.

Quadro 3-1. Estratégias de comunicação efetiva com pessoas com demência

- Aborde o paciente estando de frente para ele
- Certifique-se de que o ambiente seja silencioso e livre de distrações
- Use uma linguagem simples e fale devagar
- Use frases curtas e simples
- Fale com o paciente como se estivesse falando com um adulto
- Não fale na presença da pessoa como se ela não estivesse lá
- De tempo para que o paciente processe a informação e responda
- Evite adivinhar rapidamente o que a pessoa está tentando expressar
- Repita as frases usando uma voz firme
- Incentive o paciente a escrever a palavra que está tentando expressar e ler em voz alta
- Não corrija o paciente se ele cometer erros
- Incentive o indivíduo a usar qualquer modo de comunicação que se sinta confortável
- Use o toque para estabelecer outra via de comunicação
- Evite contradizer e discutir com o paciente

Fonte – A autora – adaptado de Jotun D, 2011.

É importante maximizar a comunicação centrada no paciente e, sempre que possível, usar a tecnologia como:

- *Talkative:* trata-se de um aplicativo que ajuda as pessoas com afasia a se comunicarem por meio de um teclado operado por gestos e expressões faciais. Cria uma mensagem e usa o celular ou *Alexa* para reproduzir o áudio.
- CAA: técnica de comunicação aumentativa e alternativa. Deve ser utilizada para ampliar as habilidades de comunicação das pessoas que têm dificuldade de comunicação.

ESTRATÉGIAS PARA AS PESSOAS IDOSAS SE COMUNICAREM EFETIVAMENTE NAS CONSULTAS

Assim como é necessário capacitar os profissionais, é igualmente importante fornecer algumas recomendações para os pacientes durante as consultas a fim de facilitar a comunicação.

Ensinar a preparem um plano da consulta anotando as dúvidas e levarem essa lista na consulta. Caso o paciente utilize, levar óculos ou aparelho auditivo para as consultas. Algumas pessoas idosas com déficit auditivo, às vezes, não utilizam os aparelhos na rua porque estão mal ajustados, causam desconforto ou sentem vergonha. Esse fato atrapalha muito a comunicação nas consultas.

É preciso que o paciente seja encorajado a ter um papel ativo durante a consulta nas discussões com o profissional de saúde, pedir informações utilizando linguagens não técnicas. Desenvolver uma relação terapêutica com o profissional que está lhe atendendo. Caso necessário, levar um familiar ou amigo à consulta para ajudar na assimilação das recomendações.

Um dos desafios para uma comunicação efetiva é o tempo de atendimento. É preciso orientar aos pacientes quando necessitarem de mais orientações que agendem as consultas em horários menos movimentados. É importante orientar para que levem os últimos exames e a lista de medicamentos em uso.

BARREIRAS COMUNICACIONAIS

É importante ficar atento às barreiras que podem prejudicar a comunicação. Na realidade, são grandes desafios com os quais os profissionais se deparam no dia a dia. Elas podem ser: ambientais, estruturais e relacionadas com o profissional.

- *Barreiras ambientais:* acesso físico limitado, falta de privacidade, barulho externo, temperatura ambiente desconfortável, iluminação ruim e ambiente desarrumado ou sem higiene.
- *Barreiras organizacionais:* horários curtos para as consultas, sistemas de consultas inflexíveis, precariedade da mão de obra, alta rotatividade de funcionários, falta de pessoal e falta de treinamento da equipe.
- *Barreiras do profissional:* etarismo, utilizar linguagem médica, interromper o paciente quando ele está falando, contato visual inadequado, habilidade de escuta inadequada, atitudes hostis ou preconceituosas, falta de conhecimento profissional, fornecer muitas informações de uma só vez e falar muito rapidamente.

CONSIDERAÇÕES FINAIS

A comunicação entre pacientes e profissionais de saúde só é efetiva se resultar na compreensão das orientações fornecidas, na adesão ao cuidado proposto e no alcance de melhores resultados. A comunicação efetiva deve permitir que o sujeito em avaliação compreenda todos os aspectos do seu atendimento, deve estimular a sua parceria com os profissionais de saúde e promover sua participação no cuidado.

Alguns desafios precisam ser vencidos, quais sejam: a sensibilização dos gestores e profissionais de saúde para um treinamento em habilidades comunicacionais; o tempo maior para as consultas médicas e marcação diferenciada; diminuição da rotatividade dos profissionais e a capacidade de ouvir as pessoas idosas para conhecer suas opiniões em relação aos atendimentos.

A comunicação centrada no paciente requer uma escuta focada e a sensibilização do profissional para a importância de ouvir atentamente, para tomar decisões em conjunto com ele, e não por ele. Além disso, se faz importante uma comunicação empática, se sensibilizando com o problema do outro, expressando compreensão, apoio e respeito pelas experiências e as emoções do paciente em relação à doença.

É um novo modelo de atendimento que busca a mudança do paradigma tradicional, onde a equipe de saúde, em particular o médico, decide o que é melhor para o paciente. Nessa modalidade de atenção o paciente é o protagonista. Ele deve ser entendido como "indivíduo" e com emoções que não podem ser negligenciadas.

A capacidade de autoconhecimento do profissional é fundamental para uma comunicação eficaz. Quando o profissional conhece seus pontos fortes e limitações é possível conhecer e ajudar o outro.

Essa mudança no processo de atendimento, com um olhar diferenciado, onde o paciente tem voz e decide junto com o profissional de saúde qual o melhor cuidado para ele, proporciona um modelo que tem mais chances de adesão às orientações e ao tratamento, pois a decisão foi tomada em conjunto e, muitas vezes, se tratando de pessoas idosas com certo grau de dependência, com suas famílias e cuidadores gerando formação de vínculos e fornecendo um cuidado centrado de qualidade e mais seguro para o paciente.

Esse não é tema novo. Contudo, é importante ampliar as discussões e aumentar as pesquisas na área de comunicação efetiva e centrada no paciente, especialmente com pessoas idosas.

BIBLIOGRAFIA

Brasil. Ministério da saúde. Guia de Avaliação de Tecnologias de Saúde para Atenção Básica. 2017. Disponível em: http://rebrats.saude.gov.br/diretrizes-metodológicas. Acesso em 28 jan 2025.

Hashim M. Patient-centered communication: basic skills. Am Fam Physician. 2017 Jan 1;95(1):29-34.

Hodgson K, Darling M, Freeman D, Monavvari A. Asking about pets enhances patient communication and care: a pilot study. Inq- J Health CARE Organ Provis Financ. 2017 Out 6;54.

Jack K, Ridley C, Turner S. Effective communication with older people. 2019;31(4). pp 40-48.

Jootun D, Mc Ghee G. Effective communication with people who have dementia. Nursing Standard. 2011;25:25-40-46.

Lamela D, Bastos A. Comunicação entre os profissionais de saúde e o idoso: uma revisão da investigação. Psicol Soc. 2012;24:684-90.

Ramalho ELR, Silva ME de A, Machado AN, Vaz EMC, Souza MH do N, Collet N. Discursividade de agentes comunitários de saúde acerca do cuidado à criança e ao adolescente com doença crônica na atenção primária. REME Rev Min Enferm. 2019 Jan;23:e-1206.

Ratna H. A importância da comunicação eficaz na prática de saúde. Harvard Public Health Review. 2019;23.

Rietkerk W, Smit MF, Wynia K, Slaets JPJ, Zuidema SU, Gerritsen DL. Explaining experiences of community-dwelling older adults with a pro-active comprehensive geriatric assessment program - a thorough evaluation by interviews. BMC Geriatr. 2019 Jan 14;19(1):12.

Sousa P, Mendes W. Segurança do paciente: criando organizações de saúde. Rio de Janeiro: Editora FioCruz; 2019.

Parte II Avaliação Geriátrica Ampla

AVALIAÇÃO SOCIAL

CAPÍTULO 4

Maria Angélica Sanchez

INTRODUÇÃO

A avaliação social como rotina de escuta fazendo parte de um protocolo, em geral, não é algo muito comum nos espaços de atenção à saúde. Na maior parte dos casos, os atendimentos ocorrem por demanda espontânea, ou quando outro profissional da equipe tem a percepção de que há alguma carência de recursos ou alguma suspeita de maus-tratos, quando estes são visíveis.

Apesar de o foco em qualquer unidade de saúde estar diretamente ligado às situações clínicas, muitos problemas que envolvem questões sociais podem emergir durante as avaliações multidisciplinares.

Em geral, a pessoa idosa chega aos serviços de saúde com muitas questões sociais. Algumas delas são de grande complexidade que vão exigir a intervenção das várias categorias profissionais que compõem a equipe multidisciplinar. No processo de trabalho institucional com pessoas idosas, na maioria das vezes, sobressaem os aspectos multifacetados que vão requerer uma prática interdisciplinar, com significativa expressão das questões sociais.

A avaliação social é realizada pelo assistente social por ser ele um profissional capacitado para atuar de forma interdisciplinar, integrando às equipes de saúde com possibilidade de contribuir com uma abordagem integral do cuidado. Isto porque um dos objetivos de sua atuação no âmbito do processo de envelhecimento é buscar o exercício da autonomia e qualidade de vida da pessoa. Para lograr êxito com suas ações, muitas vezes, o profissional precisará trabalhar em conjunto com os familiares do indivíduo em avaliação, identificando suas necessidades específicas, avaliando suas condições de saúde, e buscando estratégias para garantir que eles tenham acesso a serviços adequados e cuidados personalizados.

É uma competência relevante do assistente social lidar com as questões sociais, buscando ao máximo a justiça social. Isso vai requerer um conjunto de ações que possam garantir o pleno exercício da cidadania e o respeito aos direitos fundamentais. A atribuição inicial do profissional é acolher e escutar, buscando sempre estabelecer uma relação de confiança, expressando valor às demandas expostas e respeitando a singularidade de cada indivíduo. A escuta atenciosa permite maior compreensão das necessidades e das dificuldades expostas.

Não obstante a importância do trabalho individual, também se constitui campo imprescindível o desenvolvimento de ações coletivas que possam levar o indivíduo a conscientizar-se do seu protagonismo como sujeito de direitos. Além disso, a viabilização do acesso aos equipamentos previstos nas políticas públicas consiste numa importante ação com os usuários que ingressam em qualquer serviço. No entanto, a ênfase do processo de trabalho nos serviços de geriatria será sempre voltada para os problemas sociais que podem influenciar no restabelecimento da saúde ou no aparecimento de novas doenças.

INSTRUMENTAL PARA A AVALIAÇÃO SOCIAL

O profissional pode lançar mão de um instrumental intenso que vai desde a entrevista até o uso de escalas e questionários que permitirão uma visão ampliada do cenário que conforma a dinâmica de vida da pessoa que busca atendimento.

A avaliação social é uma atribuição central do assistente social. Este tipo de avaliação tem como objetivos revelar as condições de vida, conhecer a rede de apoio social, e identificar as fragilidades e as potencialidades da pessoa idosa. É também o momento de se observar as principais limitações da família ou da pessoa que se apresenta como responsável por prestar cuidados.

Diante dessa análise, o assistente social pode elaborar um plano de intervenção individualizado, direcionando ações que promovam a autonomia, a qualidade de vida e o bem-estar da pessoa idosa. Além disso, o assistente social é também o responsável por orientar e encaminhar a pessoa para outros equipamentos e benefícios sociais. Essa atribuição envolve o conhecimento aprofundado sobre as políticas públicas, os programas assistenciais e os direitos sociais garantidos por lei. A partir do desenho deste cenário, a avaliação social é uma importante ferramenta para contribuir com as tomadas de decisões dos demais integrantes da equipe multidisciplinar.

É importante um breve parágrafo para destacar que o assistente social enfrenta muitos desafios no exercício da sua prática diária na atenção à pessoa idosa. Há, muitas vezes, uma ambiguidade no fazer profissional frente a todo o arcabouço teórico que embasa a profissão e as necessidades de atuação em uma unidade ambulatorial de geriatria. Outro grande desafio é buscar o amparo em políticas públicas que, mesmo postas, são, na maioria das vezes, meras letras mortas da legislação em curso por falta da viabilização estatal do que é o direito expresso e pela ausência de equipamentos para atender adequadamente a população que envelhece.

Voltando ao instrumental utilizado para uma avaliação acurada, a entrevista sem dúvida é a seção fundamental.

ENTREVISTA

Este instrumental é um pilar fundamental e tem como objetivo colher dados para conhecer a demanda do usuário e avaliar as condições sociais que podem interferir na recuperação da saúde. Ao realizar a entrevista, o profissional abre a escuta sobre a dinâmica familiar e começa conhecer a base de suporte do usuário em avaliação. Uma entrevista bem elaborada poderá contribuir sobremaneira com a elaboração do plano de cuidados, deixando claro para os demais componentes da equipe as condições de vida do usuário, suas possibilidades e limitações, pontuando quais ações produzirão efeitos positivos ou negativos no cuidado.

É no momento da entrevista que se observa a proporção dos arranjos sociais e recursos, se há riscos para o indivíduo viver sozinho, se há indícios de isolamento social, se há uma condição social que esteja impedindo a recuperação da saúde, se há alguma situação que configure riscos de perpetração de maus-tratos. Ademais, é um importante espaço para se definir o que mais importa na relação do cuidado.

Sempre deve ser informado ao usuário do serviço sobre a importância de comparecer acompanhado da pessoa que faz parte do grupo que fornece ajuda para o desempenho das atividades de vida diária. Contudo, é importante destacar que alguns momentos distintos serão necessários para realizar a escuta com ambos individualmente.

Ao se abrir a escuta para o acompanhante e/ou familiar que cuida, é possível conhecer uma pouco a história desse vínculo, podendo-se identificar se a pessoa que cuida está sobrecarregada em decorrência do cuidado, consequentemente necessitando de algum suporte para continuar prestando cuidado ao seu familiar, ou se é uma pessoa que tenha relações conflituosas até decorrentes do esgarçamento do tecido social que envolve sua história de vida.

O protocolo de avaliação social pode variar conforme os objetivos do usuário, bem como os do profissional. Contudo, sugere-se que o protocolo contenha informações relevantes sobre a composição da rede social, a qualidade do suporte social, as possibilidades e limites dos recursos econômicos, sociais, culturais, ambientais, além das situações de risco social ou geradores de estresse que emergem no momento da entrevista.

Destaca-se aqui a ênfase nas relações sociais com o objetivo de identificar se tais relações se apresentam como positivas ou negativas. Nas últimas décadas, tem-se observado a importância de entender as relações sociais por estarem associadas a melhores preditores de saúde. Estudos mostram que a construção de relações positivas constitui a chave para a longevidade saudável. Em um estudo realizado por Cozolino, em 2014, identificou-se que as pessoas que têm mais apoio social tendem a ter melhor saúde mental, cardiovascular, melhor funcionamento imunológico e melhor desempenho cognitivo, enfatizando que os contatos estabelecidos ao longo da vida podem potencializar as condições favoráveis de saúde física, mental e social. No Quadro 4-1, são sugeridas algumas dimensões sociais para serem analisadas em uma avaliação social e, no Quadro 4-2, podem ser avaliadas as situações de risco social as quais uma pessoa idosa poderá estar exposta.

Quadro 4-1. Dimensões sociais para serem analisadas em uma avaliação social

Dimensões	Itens a avaliar	O que avaliar
Rede de apoio social	Tamanho e estrutura da rede social	Presença da rede, tipo, intensidade e qualidade dos contatos
Relações comunitárias	Socialização	Participação social e comunitária
Recursos econômicos	Orçamento mensal	O quanto recebe, o que recebe é suficiente, é chefe de família, não possui renda
Recursos habitacionais	Tipo, qualidade e acesso	A moradia é própria, divide com outros familiares, o acesso é fácil
Situação previdenciária	Tipo de benefício	Aposentado, pensionista, recebe benefício assistencial
Credo religioso	Religião e prática	É praticante, participa de grupos de apoio, tem conflitos familiares por credos distintos
Vida social	Estrutura e qualidade	Costuma ter amigos, recebe ou faz visitas a amigos, costuma sair para atividades sociais com amigos
Suporte social	Suporte social recebido	Recebe algum tipo de suporte social da rede de apoio
Bem-estar subjetivo	Suporte social percebido	Está satisfeito como o suporte que recebe
Satisfação com a vida	Percepção sobre a vida em geral	Está satisfeito com a forma em que está vivendo, o que é possível fazer para melhorar
Perdas	Perdas recentes afetivas ou materiais	Perdeu familiares próximos, teve importante perda financeira, perda de moradia, mudança de casa, motivos

(Continua.)

CAPÍTULO 4 • AVALIAÇÃO SOCIAL

Quadro 4-1. *(Cont.)* Dimensões sociais para serem analisadas em uma avaliação social

Dimensões	Itens a avaliar	O que avaliar
Sobrecarga	Cuidados em geral	Cuida de familiar dependente para auxílio de atividades de vida diária, cuida de netos excessivamente, ou de familiares com uso abusivo de álcool ou de drogas
Recursos sociais	Acesso	Acesso a recursos previstos por lei, recursos necessários
Questões de gênero	População LGBTQI +	Distanciamento ou rejeição familiar, preconceito, isolamento, tristeza, solidão, percepção do futuro, tem acesso a rede de saúde

Fonte: a autora.

Quadro 4-2. Avaliação das situações de risco social

Situações de risco social	O que avaliar
Morte de pessoa próxima	Indagar se houve falecimento recente de alguma pessoa importante para o idoso. Situações de luto podem ser trabalhadas junto a outros profissionais da equipe
Mudança de casa	Buscar saber se houve mudança de casa por algum motivo que foi contra a vontade do idoso. Idosos, geralmente, sofrem ao ter que deixar espaços que construíram ou que viveram a maior parte da vida
Separação conjugal	Indagar sobre separação de pessoas importantes na vida do idoso. Pais, geralmente, tendem a sofrer com o rompimento das relações de seus filhos, avós da mesma forma. Além disso, uma separação pode significar um retorno à casa, ocasionando uma condição de dependência
Perdas financeiras	Identificar se houve perdas financeiras importantes que possam estar causando problemas na vida do idoso. Caso tenha acontecido, indagar o tipo de perda. Não muito raro idosos têm seus bens subtraídos por familiares
Cuidador de pessoa dependente	Identificar se cuida de pessoa doente ou em condição que cause sobrecarga e estresse
Uso abusivo de álcool ou de drogas	Identificar se existe algum familiar que faz uso de álcool ou de drogas, gerando situações de risco ou de estresse para o idoso, ou se tal situação gera ônus financeiro ou emocional

Fonte: Sanchez MAS. A prática do serviço social na atenção à pessoa idosa. Thieme Revinter; 2018.

INSTRUMENTOS QUE PODEM COMPLEMENTAR A AVALIAÇÃO SOCIAL

Além da entrevista e dos atendimentos aos familiares, o profissional pode utilizar outras ferramentas com o objetivo de auxiliar no entendimento daquilo que é expresso pelo indivíduo em avaliação, porém de forma velada, e pode não ser alcançado em uma conversa não estruturada.

No atendimento à pessoa idosa, é fundamental que o profissional tenha um olhar ampliado para as questões trazidas durante a avaliação e que envolvem a dinâmica com sua rede de suporte.

Alguns instrumentos de avaliação têm sido amplamente utilizados na prática. No Quadro 4-3, são apresentados aqueles que passaram pelo processo de adaptação transcultural para uso no Brasil. Tais instrumentos terão melhor detalhamento na seção Apêndice na parte final deste livro.

AVALIAÇÃO DO SUPORTE SOCIAL E BEM-ESTAR SUBJETIVO

Avaliar a qualidade das relações após identificar a existência da rede de suporte é uma ação que pode contribuir com o melhor entendimento sobre a conformação dessa rede. Para que qualquer indivíduo conquiste um envelhecimento digno, com qualidade positiva, é fundamental fazer parte de estruturas harmônicas capazes de proporcionar experiências positivas em relação à vida.

Quadro 4-3. Escalas e questionários que podem auxiliar na avalição social

Instrumento	Objetivo	Publicação original	Adaptação para uso no Brasil
APGAR da família	Avaliar o nível de satisfação subjetiva com o cuidado recebido de integrante da rede de suporte	Smilkstein, 1978; Smilkstein et al., 1982	Silva et al., 2014; Duarte e Domingos, 2020
Medical Outcomes Study – Social Support Scale	Avaliar a percepção sobre o suporte social recebido	Sherbourne CD, Stewart AL, 1991	Griep et al., 2005
Zarit Burden Interview	Avaliar os níveis de sobrecarga do cuidador	Zarit et al., 1980	Scazufca, 2002
CASE – Caregiver abuse screen in elderly	Avaliar perpetração de maus-tratos	Reis & Nahmiash, 1995	Paixão Jr et al., 2007

Fonte: a autora.

Esta avaliação é capaz de fornecer ao profissional uma impressão acerca do modo como a pessoa percebe o suporte que lhe é destinado, podendo tal percepção influenciar diretamente no estado de saúde.

Um dos instrumentos muito utilizados internacionalmente, seja pelo serviço social ou pela enfermagem ou psicologia, é o APGAR da família. Trata-se de um questionário estruturado que tem por objetivo avaliar o nível de satisfação subjetiva com o cuidado recebido de algum membro familiar (Anexo 8).

Outro instrumento que vem sendo bastante utilizado é o *Medical Outcomes Study – Social Support Scale*, popularmente conhecido como MOS-SSS, que, da mesma forma que o APGAR, manteve sua sigla em inglês. A utilização desta ferramenta fornece ao profissional informações precisas sobre a percepção do apoio recebido (Anexo 9).

Caminhando para além da avaliação à pessoa idosa, faz-se necessário olhar para quem cuida. Todo arcabouço legal direcionado à pessoa idosa imputa à família a obrigatoriedade do cuidado. A Legislação chama a família para fazer parte do processo de cuidado. Não apenas por ato voluntário, mas por condição imposta. Diante desta situação, cabe ao profissional avaliar em que condições esta família se encontra para assumir tal cuidado.

AVALIAÇÃO DO CUIDADOR FAMILIAR

Grande parte dos cuidadores familiares, considerados como informais, não possuem habilidades, e tampouco estrutura emocional, para assumir a tarefa de cuidar. Além disso, no país não existe uma política do cuidado que possa contemplar tanto aqueles que cuidam quanto aqueles que necessitam de cuidado.

Diante deste cenário, vale ressaltar que, além de avaliar a pessoa idosa, é igualmente importante ter um olhar direcionado para a pessoa que cuida de um idoso dependente. Geralmente, a pessoa responsável pelos cuidados diários é uma forte parceira, aliada à equipe. Na maioria das vezes é por meio do vínculo com ela que se torna possível garantir a adequada adesão ao tratamento. No entanto, não se pode perder de vista que essa pessoa cuidadora pode também estar envolvida em questões complexas, capazes de interferir de forma negativa na vida de seu familiar. Portanto, uma avaliação adequada com o responsável pelo cuidado é recomendada nos protocolos de avaliação social nos serviços de geriatria.

Não há uma grande oferta de instrumentos voltados a avaliar quem cuida. Tampouco não é prática é comum se lançar o olhar para o cuidador. A *Burden Interview* (BI), mundialmente conhecida como escala de Zarit (Anexo 10), é um questionário capaz de fornecer ao profissional valiosas impressões acerca da sobrecarga em decorrência do cuidado, uma vez que cuidadores com altos níveis de sobrecarga muitas vezes adoecem.

Quando o profissional identifica um indivíduo sobrecarregado, é necessário encaminhá-lo para grupos de suporte e orientação. Além disso, uma reunião familiar para identificar outros possíveis cuidadores é uma importante estratégia.

Por outro lado, ainda com ênfase no responsável pelo cuidado, é fundamental estar atento às situações que podem ser geradoras de atos violentos. A violência contra a pessoa idosa cresce vertiginosamente. Muitas vezes, ela se apresenta velada e essa invisibilidade pode ser nociva. Estar atento àquilo que é expresso pela pessoa durante a entrevista, bem como ter clareza dos sinais que podem alertar para esta condição, é papel preponderante do profissional.

AVALIAÇÃO DOS INDÍCIOS DE VIOLÊNCIA INTERPESSOAL

A violência é um dos maiores problemas (in)visíveis aos olhos da sociedade. Não é fenômeno novo, acontece mundialmente e dissemina-se nas mais variadas formas. Trata-se de sério problema de saúde pública que é capaz de produzir efeitos deletérios no ser humano. Contudo, apesar da relevância do tema, caminha-se lentamente para a resolução da questão. A viabilização das políticas públicas e o enfrentamento da situação, com rigor e seriedade, constitui um dos maiores desafios atualmente.

Em geral, não faz parte da prática diária dos profissionais avaliar a presença ou não de indivíduos que perpetram violência. Contudo, sabe-se que há várias formas de se praticar abusos, sobretudo em indivíduos que envelhecem em meio a grande vulnerabilidade social, e, em alguns casos, acometidos por doenças degenerativas e incapacitantes. Dependendo do quadro apresentado, muitas vezes, é muito difícil identificar a presença de maus-tratos. Tal identificação ocorre quando deixa marcas visíveis. Porém, a violência apresenta várias faces com diversas tipologias. Embora a que chame mais atenção seja a violência física.

Um dos instrumentos que pode ser utilizado para avaliar a prática de atos violentos é o *caregiver abuse screen* (CASE), que tem por objetivo rastrear a violência doméstica. Ele pode servir como um roteiro estruturado para conhecer o comportamento da pessoa que se apresenta como a responsável pelo cuidado (Anexo 11).

VANTAGENS DO USO DE INSTRUMENTOS AUXILIARES NA AVALIAÇÃO SOCIAL

Todos os instrumentos auxiliares aqui descritos podem ser aplicados por qualquer categoria profissional. O Serviço Social beneficia-se quando os utiliza para complementar a sua avaliação. É importante ressaltar que tais instrumentos não substituem os pressupostos que balizam a avaliação/intervenção do profissional. Eles servem para ampliar o olhar da equipe e embasar a discussão interdisciplinar.

Todo esse instrumental é muito utilizado no momento da avaliação em alguns espaços especializados na atenção à saúde da pessoa idosa, embora nenhum seja obrigatório, visto que muitos assistentes sociais não se sentem à vontade fazendo uso de ferramentas muito objetivas para conhecer o sujeito que está em avaliação.

Contudo, trata-se de um instrumental valioso que pode servir não apenas no sentido quantitativo, mas que pode ser utilizado, sobretudo, como um roteiro para embasar uma entrevista. Grande parte dos instrumentos utilizados é de domínio público, sendo facilmente encontrados em *sites* de busca. Além disso, não pertencem a uma categoria profissional específica. Eles podem ser utilizados por todos os profissionais interessados em conhecer algumas dimensões sociais importantes no processo de envelhecimento.

CONSIDERAÇÕES FINAIS

No que tange a relevância das relações sociais, suporte social e bem-estar subjetivo, fica claro a importância de não deixar a avaliação social passar ao largo. Um protocolo bem detalhado fornece um nítido retrato da situação da pessoa idosa e de sua dinâmica com sua rede de suporte.

Após a análise da entrevista, bem como dos instrumentos auxiliares, é possível identificar uma série de aspectos que podem interferir no processo saúde × doença. É possível, na maioria das vezes, identificar se há perpetrador de violência, cuidadores familiares sem habilidades ou sem condições para exercer determinada tarefa, se há inadequação de recursos de qualquer natureza e sobretudo de se identificar as possibilidades e limitações da rede de suporte.

A avaliação social é fundamental para as tomadas de decisões da equipe multidisciplinar. Uma avalição acurada determina de forma clara e objetiva quais as possibilidades e limites da pessoa em avaliação, bem como de sua rede de suporte. Estas informações são valiosas para a implementação do plano de cuidados. Muitas vezes, a definição do que mais importa para aquela pessoa, é expresso durante a avaliação social.

BIBLIOGRAFIA

Cozolino L. The Neuroscience of Human Relationships: Attachment and the developing social brain (Norton Series on Interpersonal Neurobiology). 2nd ed. W. W. Norton & Company; 2014.

Paixão Jr. CM, Reichenheim ME. Uma revisão sobre instrumentos de avaliação do estado funcional do idoso. Cad Saúde Pública, Rio de Janeiro. 2005 Jan-Fev;21(1):7-19.

Reis M, Nahmiash D. (1995). Validation of the Caregiver Abuse Screen (CASE). Canadian Journal on Aging. 1995;14(2, Suppl 2):45-60.

Saboia JSP, Alho L, Silva MFL, Guimarães RL, Silva EV. Atribuições do assistente social no atendimento à pessoa idosa. Ciências Sociais. 2023 Jun;27(123).

Sanchez MAS, Mota MS. A entrevista social no processo de avaliação geriátrica ampla. Revista Brasileira de Geriatria e Gerontologia. 2009;12(1):25-33.

Sanchez MAS. A prática do serviço social em ambulatórios de geriatria. In: Sanchez MAS. A prática do serviço social na atenção à pessoa Idosa. 2. ed. Thieme Revinter; 2024.

Scazufca M. Brazilian version of the Burden Interview scale for the assessment of burden of care in carers of people with mental illnesses. Rev Bras Psiquiatr. 2002;24(1):12-7.

Sherbourne CD, Stewart AL. (1991). The MOS social support survey. Social Science & Medicine. 1991;32(6):705-714

Duarte YAO, Domingues MAR. Família, rede de suporte social e idosos: instrumentos de avaliação. Editora Edgard Blucher; 2020.

AVALIAÇÃO DE ENFERMAGEM

CAPÍTULO 5

Rosimere Ferreira Santana ▪ Lucimar de Souza Campos

INTRODUÇÃO

O envelhecimento populacional, caracterizado pela sua heterogeneidade e individualidade, impõe à sociedade desafios que perpassam por várias áreas do conhecimento. O segmento etário que, proporcionalmente, mais cresce é acima dos 80 anos, e é também o que mais demanda cuidados especializados e com maior risco de fragilidade e desfechos desfavoráveis.

Esta condição de fragilidade se caracteriza por perdas funcionais e cognitivas que desencadeiam uma espiral de eventos deletérios à saúde global da pessoa idosa. Isso impõe ao enfermeiro uma abordagem multidimensional para a obtenção de diagnósticos prioritários bem consolidados e uma prescrição de intervenções que, efetivamente, entreguem resultados para este idoso e/ou esta família.

Esses diagnósticos são fenômeno de interesse da enfermagem que denominamos respostas humanas. E para estabelecê-los, na avaliação inicial, à pessoa idosa, torna-se imperativa a coleta de dados objetivos e subjetivos que dialoguem entre as demandas levantadas, os resultados esperados, as intervenções propostas e a disposição do indivíduo e/ou de seu cuidador em participarem deste processo de forma autônoma e corresponsável.

O PROCESSO DE ENFERMAGEM E A NECESSIDADE DE UMA AVALIAÇÃO PARA ALÉM DO MODELO BIOMÉDICO

Diferentemente da revisão de sistemas da medicina, os enfermeiros usam uma variedade de estratégias para obter informações do paciente. E os 11 padrões funcionais de saúde sistematizados por Marjory Gordon oferecem uma abordagem dirigida e organizada que possibilita a compreensão da resposta da pessoa idosa assistida à doença e a promoção da saúde. A partir desta proposta o profissional deve ser munido de instrumentos que favoreçam avaliar os seguintes aspectos: saúde física, funcionalidade, saúde mental, suporte social e qualidade de vida.

Apresentam-se, ao longo desse capítulo, as particularidades do processo de enfermagem (PE) customizado para o cenário da gerontologia, apoiado no referencial teórico dos padrões funcionais de saúde (PFS), que orienta o raciocínio clínico do enfermeiro a partir de dados coletados de forma sistemática e deliberada.

O PE é composto por cinco etapas inter-relacionadas, interdependentes, recorrentes e cíclicas, sendo elas: avaliação de enfermagem, diagnóstico, planejamento, implementação e evolução.

Em 17 de janeiro de 2024 foi publicada em Diário Oficial da União (DOU), a Resolução COFEN (Conselho Federal de Enfermagem) Nº 736, que descortina à luz dos nossos preceitos éticos, o que de fato é PE, suas etapas e o papel de cada integrante da classe. Realizar, de modo integral, as cinco etapas e documentá-la formalmente no prontuário garante a continuidade do cuidado, atendimento aos preceitos éticos e dá visibilidade da ciência do cuidado aplicado na prática profissional.

Logo, sem dados de uma avaliação de qualidade, coletados com o objetivo de identificar respostas humanas passíveis de serem modificadas pela ação do enfermeiro não teremos diagnósticos centrados no paciente e tão pouco a prescrição de intervenções baseadas em evidências que trarão resultados de saúde às pessoas idosas.

O processo de avaliação começa no primeiro contado com a pessoa, que pode ser ainda no telefonema para agendamento da consulta. Por exemplo: se a própria pessoa liga para solicitar agendamento de consulta, isso indica uma capacidade preservada para algumas atividades instrumentais de vida diária (AIVDs).

Pode-se perceber, também, distúrbio na fala como disartrias e déficit auditivo que podem comprometer o entendimento das perguntas e o estado emocional. Do contrário, se é um cuidador familiar ou profissional que realiza o primeiro contato, pode sinalizar que o paciente tenha um déficit para AIVDs e, neste caso, a sobrecarga deste cuidador pode ser percebida com uma escuta atenta às demandas levantadas.

Quando a pessoa idosa se levanta para ser avaliado, o enfermeiro deve observar: se ele se levanta sozinho ou precisa de ajuda; se atende aos comandos; se apresenta alteração na marcha; se apresenta sinais de fadiga; se é cooperativo ou combativo; se utiliza dispositivos assistivos como andadores, muletas, cadeira de rodas.

A avaliação da multidimensionalidade da pessoa idosa auxilia o enfermeiro em seu raciocínio clínico e na construção de um plano de cuidados focado em diagnósticos prioritários que, se resolvidos ou controlados, podem contribuir para melhora da funcionalidade, de forma a garantir melhora global da sua autonomia e independência.

A instrumentalização do enfermeiro quanto às especificidades da pessoa idosa são fundamentais para que este profissional não incorra em imprudência, imperícia e negligência.

DESENVOLVIMENTO DO PROCESSO DE AVALIAÇÃO
Preparo do Ambiente e da Pessoa

O ambiente para atendimento de uma pessoa idosa deve oferecer uma sensação de tranquilidade e acolhimento. O contraste demarcando a transição do chão para a parede, o contorno das portas e as janelas são importantes pensando no idoso que já apresenta um déficit visual ou visuoespacial. Observa-se que nos ambientes hospitalares a prevalência do branco nos uniformes e nas estruturas é um fator ambiental que pode favorecer a ocorrência de confusão aguda em idosos.

Ruídos competidores e outros distratores devem ser controlados durante a comunicação como, por exemplo, duas pessoas falando ao mesmo tempo (profissional e acompanhante), televisão ligada, toque de telefone celular, portas abertas etc.

A iluminação deve ser o mais natural possível, favorecendo a pessoa idosa com acuidade visual prejudicada e evitando sombras no ambiente. Barreiras ambientais podem interferir negativamente na relação.

Deve-se garantir que a pessoa esteja confortável para a avaliação e em uso de dispositivos como óculos e aparelho auditivo, se necessário; se está confortável com a presença do familiar e se há necessidade de atendimento conjunto e individual ou separado da família.

APLICAÇÃO DE ESCALAS GERONTOLÓGICAS E SUA CONEXÃO COM O PROCESSO DE ENFERMAGEM

A prescrição de intervenções de enfermagem para a pessoa idosa precisa de indicações robustas alcançadas a partir da perícia do enfermeiro em aplicar instrumentos de avaliação que identifiquem precocemente alterações cognitivas, comportamentais e funcionais ou o risco de essas ocorrerem. Neste sentido, as escalas gerontogeriátricas são indispensáveis para uma avaliação geriátrica ampla. Importante ressaltar que os achados na aplicação de uma escala devem ser avaliados dentro de um contexto, nunca isoladamente. A seguir serão apresentados alguns domínios segundo os PFS e sua associação às escalas específicas e o estabelecimento de diagnósticos de enfermagem prevalentes na população idosa.

Domínio 1: Promoção da Saúde

A coleta de dados deve ser direcionada para captar a percepção de bem-estar ou de normalidade de função e as estratégias utilizadas para manter o controle e melhorar esta condição. Quando o indivíduo tem a Caderneta de Saúde da Pessoa Idosa pode ajudar sobremaneira, visto que ela contém as principais escalas para amparar uma avaliação ampla da condição da pessoa idosa, e gráficos que permitem identificar precocemente o risco de fragilidade contribuindo para a identificação respostas humanas como: síndrome do idoso frágil; risco de síndrome do idoso frágil; autogestão ineficaz da saúde; estilo de vida sedentário.

Domínio 2: Nutrição

Refere-se à atividade de ingerir, assimilar e utilizar nutrientes para fins de manutenção e reparação dos tecidos e de produção de energia. Neste domínio, é importante fazer um levantamento dos hábitos alimentares, acesso a alimentos, alterações de humor, próteses mal adaptadas, quadro infeccioso, sinais de hipo-hidratação (baixo débito urinário e/ou urina concentrada), mucosas secas, hipoatividade, hipotensão, rede de apoio etc.

Domínio 3: Eliminação e Troca

Nesse domínio o levantamento de dados deve voltar-se para a capacidade fisiológica de secreção e excreção residuais do organismo que, basicamente, é a eliminação urinária (volume, cor, frequência, odor) e fecal (frequência, consistência e cor).

A escala de avaliação de uso de fraldas e absorventes (AUFA) (Anexo 12) é um instrumento desenvolvido para subsidiar a tomada de decisão do enfermeiro quanto à prescrição do uso de fraldas e absorventes na abordagem das incontinências. Em sua construção foram considerados os seguintes itens para avaliação: preferência do paciente/cuidador, número de trocas, condições da pele, integridade da pele, capacidade cognitiva, capacidade motora e incontinência.

Para favorecer a aplicabilidade clínica das escalas na avaliação inicial do PE, segue no Quadro 5-1 um plano de cuidado construído a partir dos escores possíveis encontrados com a escala AUFA. Neste plano é possível perceber o sistema de linguagem padronizada (SLP) e a prescrição de enfermagem direcionada para entrega de resultados assistenciais.

No que se refere à avaliação da consistência das fezes, que é um bom indicador para o risco de constipação intestinal ou de motilidade gastrointestinal disfuncional, propomos a escala de Bristol (Anexo 13) que, visualmente, facilita o processo educativo ao ensinar um cuidador familiar sobre os padrões de normalidade e anormalidade.

Quadro 5-1. Plano de cuidados construído a partir dos escores da escala AUFA

Escore	Escala AUFA: Indicador de uso de produtos absorventes
	Plano de cuidado
NÃO (AUFA < 11 pontos) Menor o risco de dermatite associada à incontinência (DAI) (AUFA < 17 pontos) Domínio 12: isolamento social relacionado com baixa autoestima evidenciado por relato de sentir-se inseguro em público NOC: Utilizar estratégias de treinamento vesical Manter uma autoimagem positiva Expressa sentir-se confortável em ambiente social	▪ Orientar a pessoa idosa e/ou cuidador sobre o uso de dispositivos externos (comadre, patinho, vaso sanitário) ▪ Realizar educação miccional conduzindo o idoso ao banheiro ou utilizando comadre ou patinho ▪ Organizar o ambiente de modo a facilitar a ida segura do idoso ao banheiro como: vasos elevados, barras de apoio, retirada de tapetes, uso de roupas de fácil remoção, luz vigia no percurso da cama até o banheiro ▪ Evitar irritantes do sistema urinário como café, chocolate, refrigerantes ▪ Orientar quanto ao horário adequado para tomar medicações de efeito diurético, normalmente pela manhã ▪ Limitar líquidos por 2 a 3 horas antes de dormir, quando apropriado ▪ Estimular realização de exercício físico como foco no controle do peso e fortalecimento da musculatura perineal
SIM (AUFA ≥ 11 pontos e < 14 pontos) Menor o risco de DAI (AUFA < 17 pontos) Domínio 3: eliminação urinária prejudicada relacionada com o enfraquecimento do assoalho pélvico evidenciado por urgência urinária Classificação de Resultados (NOC): ingestão de líquidos; cor da urina, odor da urina	▪ Monitorar diariamente a pele perianal para o desenvolvimento de lesão por pressão (LPP) e DAI ▪ Realizar higienização com água e sabão neutro a cada troca de fralda ▪ Manter área perineal seca ▪ Limitar líquidos por 2 a 3 horas antes de dormir, quando apropriado ▪ Realizar troca de fraldas e absorventes a cada 3 horas, ou de acordo com o indicador de umidade ▪ Proteger a pele do excesso de umidade da urina, fezes ou transpiração com um creme de barreira contra umidade (p. ex., vaselina, lanolina, dimeticona ou zinco) ▪ Não usar duas fraldas ao mesmo tempo e nunca realizar rasgos na mesma (o gel contido no interior da fralda misturado com a ureia da urina é um irritante potencial da pele do idoso) ▪ Não usar pomadas com nistatina como barreira sem uma indicação para tal que seria presença de infecção fúngica ▪ Estimular e facilitar a socialização da pessoa idosa com quadro de incontinência ▪ Realizar a higiene íntima pelo idoso devido ao risco de contaminação

(Continua.)

Quadro 5-1. (*Cont.*) Plano de cuidados construído a partir dos escores da escala AUFA

Escore	Escala AUFA: Indicador de uso de produtos absorventes
	Plano de cuidado
SIM (AUFA ≥ 14 pontos) Maior o risco de DAI (AUFA ≥ 17 pontos) Domínio 9: risco de integridade da pele prejudicada relacionado com umidade excessiva e mobilidade física diminuída NOC. Identificar limitações de mobilidade Reduzir a exposição da pele à urina e fezes	■ Monitorar diariamente a pele perianal para o desenvolvimento de lesão por pressão (LPP) e dermatite associada à incontinência (DAI) ■ Proteger a pele do excesso de umidade da urina, fezes ou transpiração com um creme de barreira contra umidade (p. ex., vaselina, lanolina, dimeticona ou zinco) ■ Utilizar o poder da sugestão abrindo a torneira da pia ou dando descarga no vaso sanitário ■ Estimular o reflexo da bexiga aplicando compressas frias sobre o abdome ■ Executar a manobra de credé, conforme necessário ■ Na ocorrência de DAI, avaliar a necessidade de uso de antifúngico tópico, trocar fralda com intervalo menor e avaliar necessidade de uso de uripen ou CVD, de acordo com a gravidade da dermatite

Domínio 4: Atividade e Repouso

Busca-se, neste domínio, avaliar a produção, conservação, gasto ou equilíbrio de recursos energéticos. Dessa forma, os achados neste cenário impactam diretamente na execução das atividades básicas de vida diária elevando ou não o potencial de fragilidade da pessoa idosa. As escalas mais utilizadas para essa avaliação são: TUG (Anexo 17); escala de avaliação das atividades básicas de vida diária (Anexo 4) e escala de atividades instrumentais de vida diária (Anexo 5).

Domínio 5: Percepção e Cognição

Compreende o sistema humano de processamento que inclui atenção, orientação, percepção, cognição e comunicação. Os instrumentos mais utilizados para essa observação são: miniexame do estado mental (Anexo 6); teste de fluência verbal (Anexo 39); escala de depressão geriátrica (Anexo 7). Vale lembrar que são instrumentos de rastreio, mas que podem auxiliar na implementação precoce de intervenções. Com as informações obtidas o enfermeiro pode pensar em um plano de intervenções para um quadro de confusão aguda, controle da síndrome pôr do sol, atividades no dia a dia que trabalhem, de forma isolada e integrada, os domínios específicos acometidos como linguagem, cálculo, visuoespacial, evocação.

Domínio 6: Autopercepção

Na busca por entender a percepção de si mesmo construída pela pessoa idosa, o enfermeiro pode se valer das observações da EDG (Anexo 7). Este é um domínio que não pode passar despercebido visto o efeito deletério que um humor deprimido pode causar sob a cognição da pessoa idosa levando ao isolamento social e, consequentemente, inatividade, contribuindo assim para a piora na qualidade de vida dos indivíduos.

Domínio 7: Papéis e Relacionamentos

Busca-se conhecer as conexões ou associações positivas e negativas entre pessoas ou grupos de pessoas, e os meios pelos quais essas conexões são demonstradas. Entender a relação que o cuidador familiar tem com idoso e deste para com sua rede de apoio se faz importante para a identificação e prevenção de casos de violência e avaliação da sobrecarga do indivíduo que cuida. Para isso se faz importante observar os resultados obtidos na escala que avalia os níveis de sobrecarga. A escala mais utilizada é a *Burden Interview* de Zarit (Anexo 10).

Domínio 8: Sexualidade

Remete à identidade sexual, função sexual e reprodução e, apesar de não termos aqui uma escala específica para atender a este domínio, não pode ser negligenciada, visto que algumas medicações como betabloqueadores pode interferir no desempenho sexual masculino e isso pode diminuir a adesão ao tratamento sem uma abordagem adequada. E com o envelhecimento da população LGBTQIA+ se faz necessário que o enfermeiro desenvolva competências para atender suas demandas em saúde.

Domínio 9: Segurança/Proteção

Neste domínio busca-se a identificação precoce de fatores de risco que podem levar à lesão física ou dano do sistema imunológico e estabelecimento de estratégias de preservação contra perdas. Duas escalas se destacam neste quesito na atuação do enfermeiro: a escala de Braden (Anexo 14) e a classificação ISTAP (Anexo 15) para lesões por Fricção. A EB é a mais utilizada no Brasil para medir o risco que o usuário dos serviços de saúde tem de apresentar uma lesão por pressão. É constituída de 6 variáveis para avaliação em 6 subescalas: percepção sensorial, umidade, atividade, mobilidade, nutrição, fricção e força de cisalhamento. Cada subescala é pontuada de 1 a 4, exceto a variável fricção e cisalhamento, que pontua de 1 a 3. Cada variável identificada deve estar contemplada no plano de prevenção de LPP elaborada pelo enfermeiro.

As lesões por fricção são lesões traumáticas que podem ser ocasionadas por: como cisalhamento ou fricção, incluindo também trauma contuso, quedas, manuseio inadequado da pele, danos por dispositivos e remoção de insumos adesivos. Neste sentido a classificação ISTAP para lesões por fricção é um importante instrumento para avaliação da lesão prescrição de cuidados específicos.

Na pele frágil ou vulnerável, como nos extremos de idade, uma força menor é necessária para causar a lesão traumática, o que significa aumento da incidência dessas lesões.

Domínio 10: Conforto

Este domínio é caracterizado por uma sensação de bem-estar ou tranquilidade mental, física ou social. No cuidado às pessoas idosas com alguma demência ou agravo que comprometa sua independência e autonomia, a busca por resultados que indiquem um bom nível de conforto deve estar no planejamento do enfermeiro. Alguns indicadores deste domínio são sono e dor. Dessa forma devemos ter em nossos instrumentos, elementos que facilitem o acompanhamento destes. A dor, quinto sinal vital, pode ser avaliada pela escala DOLOPLUS para avaliação comportamental da dor na pessoa idosa (Anexo 16) que é caracterizada pela avaliação de queixas verbais, expressões faciais, posturas corporais de proteção, padrão de sono, problemas comportamentais, limitações funcionais, mudanças na comunicação e vida social.

Alguns domínios não foram citados, como enfretamento e tolerância ao estresse e crescimento e desenvolvimento, mas pode ser necessário avaliar dependendo do caso apresentado como diagnóstico de câncer recente ou idoso com síndrome de Down.

CONSIDERAÇÕES FINAIS

Ao utilizar um SLP para avalição dos padrões funcionais da pessoa idosa e suas demandas de cuidado de enfermagem, permite-se o planejamento de intervenções de enfermagem individualizadas e resolutivas para os diagnósticos de enfermagem, em vez de simplesmente direcionar os cuidados para uma categoria geral de problemas e/ou colaborativos com outros profissionais, sem um direcionamento do foco profissional.

Por meio da proposta dos PFS o enfermeiro tem a possibilidade de oferecer uma abordagem holística e padronizada para os cuidados ao descrever as potencialidades e as funções para cada indivíduo, sua gestão para o estilo de vida e a condição geral de saúde para cada padrão.

Planejar o cuidado entendendo os aspectos do processo de envelhecimento e balizado em instrumentos validados, oferece resultados que permitem prescrever intervenções diretas para diagnósticos de enfermagem específicos e prioritário. Sendo este o caminho para se ofertar um cuidado centrado na pessoa idosa, levando-se em conta as suas características individuais, para melhor atendimento das necessidades em relação aos cuidados de enfermagem.

BIBLIOGRAFIA

Bitencourt GR, Santana RF. Escala de avaliação do uso de fraldas e absorventes: estudo metodológico. Online Brazilian J Nurs. 2020;20(e20216466):1-12.

Bitencourt GR, Souza PA F, AFM, Fernandes LLRA, Silva CS S, OS CD. Teoria de enfermagem padrões funcionais de saúde no contexto hospitalar: avaliação segundo Meleis. Glob Acad Nurs. 2023;4(1)e336. 2023;4(1).

Brasil. Resolução COFEN Nº 736 de 17 de janeiro de 2024. Dispõe sobre a implementação do Processo de Enfermagem em todo contexto socioambiental onde ocorre o cuidado de enfermagem. Diário Oficial da União 23 de jan 2024; Seção 1.

Camarano AA, Barbosa P. Instituições de longa permanência para idosos no Brasil: do que se está falando? Política nacional do idoso velhas e novas questões [Internet]. 2016;479-514. Disponível em: http://www.en.ipea.gov.br/agencia/images/stories/PDFs/livros/livros/161006_livro_politica_nacional_idosos_capitulo20.pdf. Acesso em 07 set 2024.

Custódia AC, Maia FM, Silva RC. Pain evaluation scales for elderly patients with dementia. Rev Dor. 2015;16(4):2014-6.

Debon R, Fortes VLF, Rós ACR, Scaratti M. La visión enfermeras para la aplicación de escala en braden paciente anciano. Revista de Pesquisa: Cuidado é Fundamental.

2018;10(3):817-23. Disponível em: https://ciberindex.com/c/ps/P103817. Acesso em 7 set 2024.

Herdman TH, Kamitsuru S, Lopes CT. NANDA International Nursing Diagnoses: Definitions and Classification 2021-2023. Porto Alegre: Artmed; 2021.

Le Blanc K. Melhores práticas 2018 recomendações de melhores práticas prevenção. Gerenciamento do cuidado de lesões por fricção em pele envelhecida. Wounds Int [Internet]. 2018;24. Disponível em: www.woundsinternational.com. Acesso em 07 set 2024.

Ministério da Saúde. Caderneta de saúde da pessoa idosa manual de preenchimento. Ministério da Saúde. 2018; 24 p.

Paula Martinez A, Regina de Azevedo G, Martinez AP, Portugal R. Tradução, adaptação cultural e validação da Bristol Stool Form Scale para a população brasileira Endereço para correspondência: Artigo Original. Rev Lat Am Enferm [Internet]. 2012;20(3). Disponível em: www.eerp.usp.br/rlae. Acesso em 07 set 2024.

AVALIAÇÃO MÉDICA

Mariangela Perez

INTRODUÇÃO

O modelo tradicional, centrado em doenças específicas, no que diz respeito ao processo diagnóstico, ao estabelecimento dos desfechos desejados e ao tratamento, pode ser inadequado aos pacientes idosos. A tomada de decisão baseada na identificação de uma doença, visando à sua cura ou controle torna-se um processo complexo para um subgrupo de pacientes idosos mais vulneráveis.

Os desafios impostos pelo envelhecimento humano às decisões médicas são inúmeros:

- As mudanças fisiológicas dos órgãos e sistemas que ocorrem com a senescência podem ser confundidas com manifestações de doenças e afetam a acurácia de exames complementares, assim como o diagnóstico e a resposta terapêutica.
- A multimorbidade, que é a coexistência de duas ou mais doenças crônicas, frequentes nos indivíduos com idade avançada, modifica a manifestação dos sintomas, altera a fisiopatologia das doenças, modifica a acurácia de testes diagnósticos e pode influenciar a resposta terapêutica, por vezes agravando uma condição em detrimento da outra.
- A redução da reserva fisiológica resultante do processo de envelhecimento pode modificar a manifestação de algumas doenças. Em alguns pacientes idosos as doenças têm apresentações atípicas, complexas ou até mesmo obscuras, causando grande impacto na qualidade de vida do indivíduo.
- As quedas, alterações da marcha com instabilidades, as incontinências, as alterações mentais (déficit cognitivo/*delirium*) são exemplos de manifestações decorrentes da interação entre os acúmulos de déficits e não podem ser explicadas por uma única doença. São as condições conhecidas como síndromes geriátricas.

- A polifarmácia, uso concomitante de 5 ou mais medicamentos, frequentes no paciente idoso, pode determinar o surgimento de novos sintomas, confundindo-se com novas doenças, processo conhecido como iatrogenia.

Para ser mais adequada e efetiva, a avaliação do paciente idoso deve ser multidimensional e, em casos de maior complexidade, preferencialmente multidisciplinar. A funcionalidade, e não as doenças específicas, deve ser o fio condutor de todo o processo e, especialmente, da tomada de decisão.

Embora a avaliação médica tradicional isoladamente não seja suficiente para atender às reais demandas de saúde do paciente idoso, ela é uma importante dimensão que compõe a avaliação geriátrica ampla. Ela tem como objetivo identificar e explicar as condições clínicas que impactam a saúde, elaborar e implementar, junto aos demais profissionais da equipe multidisciplinar, um plano de cuidados de forma a maximizar o *status* funcional do paciente. O estabelecimento de metas terapêuticas individualizadas a partir da perspectiva do prognóstico e das preferências do indivíduo deve ocorrer ao concluir-se a avaliação.

AVALIAÇÃO MÉDICA

A avaliação médica, por meio da anamnese detalhada do problema atual, da anamnese dirigida para condições comuns nos idosos, da revisão dos sistemas e do exame físico minucioso deve reunir as informações que auxiliarão na identificação das síndromes geriátricas, bem como no diagnóstico das doenças específicas que estejam interferindo na capacidade funcional do paciente. A utilização de exames complementares pode auxiliar no processo diagnóstico.

Aspectos Especiais das Etapas Tradicionais da Avaliação Médica
Anamnese

Preferencialmente, as informações devem ser obtidas com o paciente e com um acompanhante de convívio próximo (cônjuge, filhos, amigos e/ou cuidadores). Isto é particularmente importante quando se trata de pacientes com problemas cognitivos.

Identificação: nome, idade, escolaridade, identidade de gênero, ocupação, situação conjugal, situação de moradia, fonte de renda (aposentadoria, pensão, benefício de prestação continuada, outros).

Queixa Principal

Visa conhecer a motivação da consulta que pode ser diferente para o paciente e para o acompanhante.

História da Doença Atual, Aspectos Importantes
- *Conhecer a cronologia dos problemas:* traçar uma linha do tempo do aparecimento dos sintomas.

- *Progressão dos sintomas:* há piora ao longo do tempo? Qual é a velocidade da progressão?
- *Fatores precipitantes:* houve internações, infecções ou novos medicamentos?

História Dirigida

- *Sintomas cognitivos:* perguntar, e descrever, sobre a memória, a linguagem, a orientação espacial, a execução de tarefas, a solução de problemas cotidianos e o planejamento.
- *Sintomas comportamentais:* perguntar sobre a presença de agitação psicomotora – e caracterizá-la – impulsividade, compulsão, inquietação, irritabilidade.
- *Sintomas neuropsiquiátricos:* perguntar sobre a presença de alucinação, delírio, depressão, ansiedade.
- *Distúrbio do movimento:* perguntar sobre a presença de tremor, lentificação, discinesias.
- *Distúrbios do sono:* perguntar sobre insônia, roncos, apneia, sonhos vívidos, pesadelos, movimentos anormais.
- *Quedas:* perguntar se houve quedas no último ano; as circunstâncias das quedas; se houve lesões; medo de cair ou presença tonteira.
- *Incontinências:* perguntar sobre a presença de incontinências urinária ou fecal.
- *Disfagia:* perguntar sobre dificuldade de deglutir líquidos ou sólidos; se houve necessidade de modificar a consistência dos alimentos.
- *Alterações do ritmo intestinal:* perguntar sobre ocorrência de constipação ou diarreia.
- *Emagrecimento:* perguntar sobre perda de peso e a sua velocidade.

Inventário das doenças crônicas: descrever a relação das doenças diagnosticadas e que deverão ser confirmadas ao longo da avaliação.

- Doenças cardiovasculares: hipertensão arterial, doença coronariana, insuficiência cardíaca, doença vascular periférica, arritmias.
- Doenças metabólicas: *Diabetes mellitus,* hipotiroidismo, hipertiroidismo, dislipidemia.
- Doenças osteoarticulares: espondiloartorse, gonartrose, artrite, osteoporose, lesões articulares ou musculares, cirurgias.
- Doenças do aparelho digestório: doença péptica, doença do refluxo gastroesofágico, doença diverticular, neoplasias; cirurgias.
- Doenças respiratórias: asma, doença pulmonar obstrutiva crônica, bronquietctasias, pneumonias de repetição; neoplasias.
- Doenças hematológicas: anemia, neoplasias, doenças da coagulação.
- Doença renal: insuficiência renal crônica, litíases, infecção urinária de repetição.

- Doenças dermatológicas: câncer de pele, lesões por pressão, úlceras venosas ou arteriais.
- Alergias e intolerâncias medicamentosas.

Hábitos de Vida
- *Tabagismo:* presente ou passado e a quantidade.
- *Consumo de álcool:* frequência e tipo de bebida.
- *Atividade física:* frequência e tipo de atividade.
- *Atividade sexual:* saber a orientação sexual é importante.

Imunizações

Conhecer o *status* vacinal do paciente de acordo com as recomendações atuais da Sociedade Brasileira de Imunizações e da Sociedade Brasileira de Geriatria e Gerontologia para pessoas com idade a partir de 60 anos (Quadro 6-1).

Quadro 6-1. Vacinas recomendadas

Vacina	Indicação	Esquema recomendado	Local de disponibilidade
Influenza	Rotina	Dose única anual	UBS + clínicas privadas
Pneumocócica	Rotina	1 dose de VPC 13 ou 15+ 1 dose de VPP 23 em 6 a 12 meses + 1 dose de reforço após 5 anos	CRIE + clínicas privadas
Herpes-zóster	Rotina	Vacina inativada: 2 doses (0-2 meses)	Clínicas privadas
Tríplice bacteriana (difteria, tétano, coqueluche)	Rotina	1 dose a cada 10 anos, se vacinação básica completa	UBS
Hepatite B	Rotina	3 doses (0, 1, 6 meses)	UBS
Febre amarela	Pessoas não vacinadas previamente	1 dose e 1 reforço em 10 anos	UBS
Vírus sincicial respiratório	Rotina especialmente em grupos de risco	1 dose	Clínicas privadas

Fonte: Sociedade Brasileira de Imunizações 2024/2025.
UBS: Unidades básicas de saúde; CRIE: Centros de Referência em Imunobiológicos Especiais.

Medicamentos em Uso

É importante listar todos os medicamentos em uso, incluindo colírios e pomadas, prescritos ou não pelo médico. Quando a informação for imprecisa, recomenda-se que o paciente leve as embalagens dos medicamentos na próxima consulta.

Uma vez conhecidos os medicamentos em uso, é necessário estabelecer a sua indicação. Aqui é importante saber se há evidências científicas para o uso e se é a opção mais segura para o paciente em questão.

Exame Físico

O exame físico completo é um recurso precioso no processo diagnóstico do paciente idoso. Ressalta-se que, embora atualmente a área da saúde conte com grande arsenal tecnológico, muitos problemas que afetam pessoas de faixa etária mais avançada não contam com marcadores biológicos acurados ou disponíveis para o uso clínico. Por isso, o exame físico minucioso e, ao mesmo tempo, objetivo é indispensável para reunir dados que, juntamente com a anamnese, serão os principais recursos diagnósticos para o médico.

O exame físico completo e tradicional, estruturado por sistemas, no qual o médico é treinado reúne informações gerais importantes. Entretanto, para o médico geriatra, a sistematização do exame físico organizado para avaliar dimensões que têm grande impacto na funcionalidade global na pessoa idosa pode ser de maior utilidade.

A seguir são detalhados os instrumentos necessários para uso na avaliação e apresentado um modelo de organização do exame físico.

Material Necessário para Realizar a Avaliação Física Completa

A) Instrumentos indispensáveis:
- Esfigmomanômetro analógico ou digital.
- Estetoscópio.
- Martelo neurológico.
- Fita métrica.
- Balança.
- Lanterna.

B) Instrumentos recomendáveis:
- Diapasão.
- Dinamômetro.
- Lupa.
- Otoscópio.
- Oftalmoscópio.
- Monofilamento de teste.
- Oxímetro de pulso.

Organização do Exame Físico
Estado Geral
Trata-se da impressão subjetiva do estado de saúde do paciente, observando aparência, higiene, postura, mobilidade, capacidade de comunicação e interação com o examinador.

Mobilidade
Pode ser avaliada, no primeiro momento, de forma subjetiva com o deslocamento do paciente até a sala do exame. Observa-se o uso de dispositivos de auxílio de marcha, a agilidade dos movimentos e o equilíbrio. Não substitui a avaliação objetiva da marcha.

Sinais Vitais
- *Pressão arterial (PA):* verificar em ambos os braços e nas posições deitada, sentada e em pé. Observar se há diferença entre os membros e se ocorre diferença maior ou igual a 20 mmHg na PA sistólica e/ou 10 mmHg na PA diastólica entre a posição deitada e em pé, o que caracteriza a hipotensão postural.
- *Frequência cardíaca:* observar irregularidades do ritmo, bradi ou taquicardia.
- *Frequência respiratória:* observar taquipneia e arritmias respiratórias.
- *Oximetria de pulso:* observar a saturação de oxigênio.

Cavidade Oral
Avaliar a presença e o estado dos elementos dentários; a integridade da mucosa e das gengivas; se houver dentadura, observar seu ajuste, higiene e se há lesões nas mucosas quando retirada. O exame da cavidade oral é particularmente importante no paciente emagrecido ou com queixa de inapetência.

Visão
Avaliar a acuidade visual (Anexo 2), o fundo de olho e a presença de catarata.

Audição
Avaliar a acuidade auditiva (Anexo 3), pesquisar rolhas de cerúmen ou lesões de canal auditivo com otoscópio.

Aparelho Osteomuscular
É de fundamental importância para a mobilidade e, por conseguinte, para a independência do indivíduo:

- Examinar as articulações dos ombros, mãos, joelhos e coluna vertebral – pesquisar a amplitude dos movimentos, a simetria, dores, crepitações, desvios, edemas.
- Observar o tônus muscular, especialmente dos músculos dos membros superiores e inferiores.
- Medir a circunferência de panturrilhas, a força muscular com a força de preensão palmar, utilizando um dinamômetro (ver Capítulo 7).
- Avaliar o desempenho físico – teste de sentar-se e levantar da cadeira (ver Capítulo 7).

Exame Neurológico

Especialmente importante em pacientes com queixas cognitivas, quedas e/ou declínio funcional:

- *Avaliação da marcha:* Medida objetiva da marcha: existem diferentes testes para avaliar a marcha que serão apresentados em capítulo específico de avaliação fisioterapêutica (ver Capítulo 7), mas é importante ressaltar aqui que o médico deve utilizar um método de avaliação, pois a marcha é considerada um sinal vital na pessoa idosa. O teste *timed get up and go* (TUG) é de fácil execução e fornece informações preciosas tanto objetiva como subjetiva da marcha (Anexo 17).
- Equilíbrio Estático – Pesquisar Sinal de Romberg
- *Tônus:* pesquisar rigidez nos quatro membros e no tronco.
- *Avaliação de distúrbios de movimento*: pesquisar tremores, discinesias, tiques. Observar simetria e intensidade.
- *Reflexos profundos*: biceptal, patelar, aquileu. Observar simetria e intensidade.
- *Pares cranianos*: examinar, principalmente, a mobilidade do globo ocular e pesquisa de nistagmo.
- *Sensibilidade:* examinar com o monofilamento de teste, principalmente os pés e pernas.
- *Sensibilidade profunda*: vibratória – usar o diapasão em pés.

Avaliação do Estado Mental e a Avaliação do Humor

Usar os testes de rastreio cognitivo (Anexo 6) e de depressão (Anexo 7).

Estado Nutricional

Avaliar peso, altura, índice de massa corpórea; circunferências da panturrilha e do abdome (ver Capítulo 12).

Exame da Pele

Especialmente importante nos pacientes com hipomobilidade, cadeirantes ou acamados. Pesquisar lesões por pressão em região sacra, quadril e orelhas. Avaliar o estado de hidratação cutânea; lesões hipo ou hipercrômicas; vesículas; equimoses e hematomas. O uso da lupa pode auxiliar.

Exame dos Pés

Etapa importante em pacientes com distúrbios de marcha e/ou quedas ou dores. Observar desvios dos dedos, calosidades, úlceras, dermatoftoses interdigitais e ungueais, sensibilidade.

Toque Retal

Procedimento necessário quando há queixa de constipação, mudança do ritmo intestinal e emagrecimento.

Impressão Diagnóstica

Finalizadas as etapas da anamnese e do exame físico, o médico deverá ser capaz de identificar os principais problemas de saúde do paciente. A identificação das síndromes geriátricas é um ponto de partida importante para orientar tanto os procedimentos diagnósticos como terapêuticos. Os problemas identificados devem ser listados, hierarquizando-se o que mais impacta a funcionalidade do paciente. O Quadro 6-2 apresenta as principais condições.

Quadro 6-2. Principais condições identificadas na impressão diagnóstica

( ) Déficit cognitivo	( ) Sedentarismo	( ) Déficit auditivo
( ) Risco social	( ) Incontinência urinária/fecal	( ) Quedas
( ) Demência	( ) Transtorno depressivo maior	( ) Parkinsonismo
( ) Obesidade	( ) Polifarmácia	( ) Fragilidade
( ) Risco de quedas	( ) Iatrogenia	( ) Alteração de comportamento
( ) Risco nutricional	( ) Multimorbidade	( ) Outros – Descrever
( ) Obesidade	( ) Déficit visual	

Exames Complementares

Os exames complementares devem ser solicitados de forma racional, individualizada e de acordo com as hipóteses diagnósticas. Devem auxiliar o médico a identificar causas reversíveis das condições que mais comprometem a saúde do paciente. Conhecer a acurácia dos testes diagnósticos auxilia na escolha adequada para reduzir erros.

CONDUTA

A conduta a ser adotada ao fim da avaliação médica deve levar em conta a prioridade do problema a ser abordado. Deve-se eleger o alvo da intervenção, tanto diagnóstica como terapêutica, a condição que mais compromete a funcionalidade e o bem-estar do paciente, ou a que dificulta o manejo de outras, como a depressão, por exemplo.

A identificação da causa (ou das causas) do comprometimento da funcionalidade é resultado da avaliação geriátrica ampla, complementado pela anamnese e pelo exame físico. Os exames complementares podem auxiliar a identificar causas reversíveis de problemas, que serão tratadas de acordo com as melhores evidências científicas, assim como o controle das doenças crônicas.

A participação da equipe multidisciplinar é necessária em casos mais complexos, quando a causa do problema for multifatorial e, especialmente, quando envolver reabilitação.

Para finalizar, a conduta a ser instituída deve ser centrada no indivíduo, considerando sua expectativa de vida, sua funcionalidade e suas preferências. Conhecer sua biografia e se há diretivas avançadas de vontade auxilia o médico e os demais profissionais da equipe a eleger as intervenções mais adequadas para a promoção da qualidade de vida do paciente.

BIBLIOGRAFIA

Paixão Junior CP. Avaliação médica. In: Lourenço RA. (ed.). Rotinas hospitalares-Hospital Universitário Pedro Ernesto. Rio de Janeiro: Triunfal; 2018. Cap. 4. p. 52-9.

Reuben DB, Rosen S. Principles of geriatric asssment. In: Shanahan J. Edmonson KG (eds.). Hazzard's geriatric medicine and gerontology. United States of America: The McGraw-Jill Companies; 2009. Cap 11, p. 141-52.

Rubenstein LZ, Rubenstein LV. Multidimensional geriatric assessement. In: Fillit HM, Rockwood K, Young J (eds.). Brocklehurst's textbook of geriatric medicine and gerontology. Philadelphia: Elsevier; 2017. Cap 34, p. 213-9.

SBGG – Sociedade Brasileira de Geriatria e Gerontologia. Rio de Janeiro. Disponível em: https://sbgg.org.br/publicacoes-cientificas/avaliacao-geriatrica-ampla/. Acesso em 23 abr. 2024.

SBIm – Sociedade Brasileira de Imunizações. São Paulo. Disponível em: https://sbim.org.br/images/calendarios/calend-sbim-idoso.pdf. Acesso em 27 out. 2024.

Zampino M, Polidori MC, Ferrucci L, O'Neill D, Pilotto A, Gogol M, et al. Biomarkers of aging in real life: three questions on aging and the comprehensive geriatric assessment. Geroscience. 2022;44(6):2611-22. Disponível em: https//doi: 10.1007/s11357-022-00613-4. Acesso em 23 abr. 2024.

AVALIAÇÃO FISIOTERAPÊUTICA

CAPÍTULO 7

Flávia Moura Malini Drummond

INTRODUÇÃO

A avaliação físico-funcional está inserida na avaliação geriátrica ampla como parte fundamental para avaliar a funcionalidade e detectar precocemente o declínio funcional no idoso. Em populações idosas, a capacidade funcional é um importante parâmetro de avaliação, intervenção e acompanhamento em busca de um envelhecimento bem-sucedido.

A incapacidade funcional, ou seja, a dificuldade ou a limitação para a realização de atividades de vida diária pode provocar grande impacto na qualidade de vida, aumentando a necessidade de cuidados, os gastos com saúde, crescimento da morbimortalidade, maior risco de hospitalização, fragilidade, quedas e até maior mortalidade, gerando maior sobrecarga econômica para os idosos, familiares e sistema de saúde.

A parte motora do domínio físico-funcional compreende a avaliação da mobilidade, força muscular, equilíbrio, marcha e risco de quedas. A mobilidade pode ser definida como a capacidade do indivíduo de mudar sua posição ou localização ou mover-se de um local para o outro deambulando. Diversas alterações fisiológicas e psicológicas podem influenciar a mobilidade no idoso, como fraqueza muscular, doenças nos ossos e articulações, doenças neuromusculoesqueléticas, e até psicológicas, como por exemplo, o medo de cair e a ansiedade.

A Organização Mundial da Saúde (OMS) publicou, em 2001, a Classificação Internacional de Funcionalidade, Incapacidade e Saúde (CIF) com o objetivo de unificar as categorias que descrevem a funcionalidade e a incapacidade de um indivíduo, considerando sua condição de saúde. A partir dos domínios da CIF, podemos classificar, por meio de uma linguagem padronizada, os diversos fatores que contribuem para a saúde no aspecto biopsicossocial.

O domínio "Funções e Estruturas do Corpo" contempla as variáveis relacionadas com o desempenho físico-funcional. No domínio "Atividades e Participação" estão compreendidas as variáveis relacionadas com as atividades da vida diária, apontadas como importantes marcadores de saúde funcional entre idosos. O domínio "Fatores Ambientais" compreende as condições externas, ou seja, as características do ambiente em que o idoso está inserido. Os "Fatores Pessoais" são inerentes ao indivíduo, como sexo, idade, seus medicamentos. Esses fatores ambientais e pessoais podem ser tanto facilitadores como barreiras no processo de reabilitação.

Apesar de antiga, ainda muitos profissionais não utilizam os conceitos da CIF, que auxilia e enxerga o indivíduo além das suas doenças, mas como um indivíduo único e integral, através da interação entre os domínios na sua capacidade funcional. Essa abordagem permite distinguir indivíduos com a mesma doença, mas que possuem comportamentos e aspectos diferentes na sua funcionalidade. Mesmo não utilizando a nomenclatura específica e os qualificadores, devemos ter em mente esses conceitos no momento da avaliação físico-funcional.

Portanto, avaliar o domínio físico-funcional é parte fundamental e deve ser realizada por profissional fisioterapeuta especialista em Gerontologia. Este profissional deve ter o conhecimento sobre os principais instrumentos utilizados para a população idosa, para cada domínio físico avaliado, bem como seus pontos de corte, para determinar o estado funcional ao longo do tempo. Os objetivos são: detectar de forma precoce as limitações, definir as estratégias de intervenção a curto, médio e longo prazo, e avaliar a eficácia das intervenções propostas.

A avaliação sistematizada visa identificar os níveis funcionais do idoso, através de medidas objetivas, tanto quantitativas como qualitativas, facilitando a comunicação entre todos os membros da equipe multidisciplinar. É importante para definir parâmetros para a elaboração do plano de cuidados, para estabelecer se há necessidade ou não de acompanhamento fisioterapêutico, e para definir se há necessidade de encaminhamentos para outras especialidades.

A avaliação da Fisioterapia pode e deve ser feita em todos os indivíduos que são submetidos a uma avaliação geriátrica ampla, se essa operacionalização for possível no ambiente de avalição. A depender da logística do serviço, a pessoa idosa pode passar por uma triagem, que pode ser realizada através de um teste simples e rápido, como o *Timed Up and Go* (TGUG) (Anexo 17), e através do resultado desse teste, avaliar a necessidade de realização de uma avaliação mais ampla do domínio físico-funcional. O TGUG avalia a mobilidade e o equilíbrio. É amplamente utilizado por ser de fácil e rápida aplicação. O teste quantifica em segundos a mobilidade funcional por meio do tempo que o indivíduo realiza a tarefa, ou seja, em quantos segundos ele se levanta de uma cadeira, caminha 3 metros, vira, volta rumo à cadeira e se senta novamente. Importante avaliar este teste em sua forma qualitativa também, e não apenas o tempo realizado. Por meio da observação do teste, podemos avaliar o nível de dificuldade para se levantar-se e sentar, assim como os parâmetros da marcha e o nível de compreensão do teste.

A triagem também pode ser feita pela avaliação do histórico de quedas e do medo de cair. É importante avaliar a percepção da pessoa quanto ao seu equilíbrio. Avaliar número de quedas no último ano, a circunstância da queda, local, e qual desfecho, se necessitou de atendimento médico, se houve lesão, e consequências não apenas físicas, mas também psicossociais, como medo de cair, ansiedade e isolamento social.

Os componentes que devem ser observados na avaliação de desempenho são: mobilidade, força muscular, dor, equilíbrio estático e dinâmico, coordenação, marcha e uso de dispositivos de auxílio de marcha.

Na avaliação da fisioterapia se realiza uma observação direta desde o momento em que o indivíduo se encontra na sala de espera e é chamado, até a aplicação das escalas e testes de desempenho físico. O Quadro 7-1 apresenta um resumo das funções e estruturas que devem ser avaliadas, bem como dos testes utilizados para avaliar cada domínio.

Quadro 7-1. Resumo das funções, estruturas e testes de avaliação

Funções e estruturas	Avaliar
Inquérito de quedas e medo de quedas	Histórico de quedas no último ano, localização, circunstância, consequência, se conseguiu levantar sozinho e a presença do medo de cair
Percepção do equilíbrio	"Você sente que tem desequilíbrio?"
Mobilidade	Levantando-se da cadeira para a postura ortostática, deambulação, trocas de decúbito, transferências
Amplitude de movimento	Passivo e ativo – presença de limitações
Força muscular	Teste muscular manual Força de preensão manual – uso do Dinamômetro de JAMAR
Dor	Localização, intensidade, circunstâncias que melhoram ou pioram a dor. Impacto da dor
Desempenho físico funcional	Short Physical *Performance* Battery (SPPB)
Equilíbrio, marcha, risco de quedas	Escala de Equilíbrio de Berg (EEB)
Dupla tarefa	TGUG dupla tarefa

Fonte: a autora.

AVALIAÇÃO DO INQUÉRITO DE QUEDAS, MEDO DE CAIR, AUTOPERCEPÇÃO DE EQUILÍBRIO E EXERCÍCIO FÍSICO

Avalia-se o histórico de quedas no último ano, por meio da pergunta: houve alguma queda nos últimos 12 meses? Pergunta-se sobre o número de quedas, local em que ocorreu (quedas mais recentes ou a que o idoso se lembrar), sintoma ou circunstância que apresentou no momento da queda, como por exemplo: tonteira, desequilíbrio, tropeço, perda de consciência. Deve-se questionar se a pessoa idosa conseguiu levantar-se sozinha ou se necessitou de ajuda e as consequências pós-quedas: uso de bengala ou andador, precisou ir ao médico ou serviço de saúde, se houve fratura ou não. Pergunta-se se a pessoa tem medo de cair através de uma pergunta dicotômica: "O(a) Sr(a) tem medo de cair?" Caso a resposta seja positiva, em um segundo momento é recomendável aplicar uma escala específica de autoeficácia para quedas, a FES-I-BR (*Falls Efficacy Scale – International,* versão brasileira) (Anexo 18). Questiona-se sobre a percepção do equilíbrio com a seguinte pergunta: "Você sente desequilíbrio para andar ou fazer suas atividades?"

É importante saber se a pessoa realiza algum tipo de exercício físico regular, qual modalidade e frequência. E se realiza tratamento fisioterapêutico em outro serviço e para qual problema.

AVALIAÇÃO DE AMPLITUDE DE MOVIMENTO (ADM) E FORÇA MUSCULAR

A análise da amplitude de movimento articular (ADM) dos membros inferiores e superiores tem como objetivo avaliar se há presença de encurtamentos, deformidades ou restrições articulares. Inicia-se com a ADM ativa para avaliar o padrão do movimento, presença de dor, quando ocorre o início da dor e presença de restrição. Após o movimento ativo, deve-se avaliar, de forma passiva, ou seja, sem o auxílio da pessoa idosa. Estes movimentos fornecem informações sobre a integridade das superfícies articulares, cápsulas, ligamentos, músculos e a sensação final do movimeto.

A força muscular global é realizada pelo teste muscular manual. Cada grupamento muscular é avaliado e classificado em 6 categorias:

- *Grau 0:* ausência de movimento, paralisia.
- *Grau 1:* esboço de contração.
- *Grau 2:* incapaz de mover contra a gravidade, mas realiza o movimento.
- *Grau 3:* vence a força da gravidade sem resistência.
- *Grau 4:* vence a força de gravidade com uma pequena resistência.
- *Grau 5:* vence a força de gravidade com uma grande resistência.

FORÇA DE PREENSÃO MANUAL (FPM)

Medida obtida com dinamômetro hidráulico manual, aqui se sugere o modelo JAMAR, sentado em uma cadeira, com os ombros posicionados em posição neutra, uma das mãos apoiadas na coxa enquanto o cotovelo do membro a ser medido mantido em flexão em 90 graus com o antebraço em rotação neutra. Realizam-se 3 medidas e calcula-se a média, o resultado leva-se em consideração o índice de massa corporal e o sexo (Anexo 19).

> Ao realizar a avaliação da amplitude de movimento e força muscular, deve-se observar o padrão de movimento, presença e local de dor, intensidade da dor e possíveis alterações que podem estar comprometendo a função e/ou dificultando a realização dos testes e escalas. Pode-se complementar a avaliação de acordo com a necessidade e a condição da pessoa.

O Quadro 7-2 apresenta um resumo dos testes complementares utilizados na avaliação da fisioterapia.

Quadro 7-2. Testes complementares realizados na avaliação fisioterapêutica

Funções e estruturas	Avaliar
Arco de movimento articular	Passivo e ativo – uso de goniômetro para verificação do grau de amplitude
Força muscular	Carga máxima (RM)
Tônus muscular	Hipotonia Hipertonia (elástica, plástica)
Propriocepção	Cinestesia e artrestesia
Postura	Avaliação postural, deformidades
Dor	Escala analógica visual, escala de faces questionário de dor MacGill
Coordenação	Índex-índex, índex-nariz, calcanhar-joelho e diadococinesia

Fonte: a autora.

ROTEIRO PARA APLICAÇÃO DOS TESTES COMPLEMENTARES

Teste de Carga Máxima (1RM)

É um teste utilizado para mensurar o máximo de carga em que o paciente idoso pode realizar um movimento concêntrico completo. O teste consiste na estimativa de uma carga que, possivelmente, a pessoa em avaliação conseguiria executar em um movimento completo. No caso de realização de 2 movimentos completos, ou não conseguir realizar o movimento proposto, a carga deve ser alterada entre 1 e 5 kg visando adequar a sobrecarga. Para se obter o RM são efetuadas no máximo 3 tentativas com intervalo de 3 a 5 minutos entre elas.

Avaliação do Tônus Muscular

Avalia-se o tônus verificando a resistência sentida quando uma determinada parte é movida passivamente. Na hipotonia encontra-se pouca ou nenhuma resistência e, na hipertonia, a resistência encontra-se aumentada ao movimento passivo.

Avaliação da Propriocepção

Neste teste avalia-se a capacidade em reconhecer a localização espacial do corpo, sua posição e orientação, a força exercida pelos músculos e a posição de cada parte do corpo em relação às demais, sem utilizar a visão. Os testes consistem no senso de posição (cinestesia) e movimento (artrestesia) do segmento.

Avaliação Postural

Objetiva mensurar os desequilíbrios musculares e articulares que comprometem a postura. Esta avaliação é objetiva, por radiografias e/ou fotografias, e subjetiva, por meio da observação da pessoa idosa na posição ortostática na visão posterior, anterior, perfil e anteroflexão. Avalia-se o indivíduo de forma global, pois um desequilíbrio na postura não se apresenta de forma isolada. Portanto, devem ser verificados os critérios de adaptação morfológica e funcional quanto ao equilíbrio e a coordenação dos movimentos do corpo. Para a realização desta avaliação o paciente idoso deverá estar com trajes de banho a fim de facilitar a observação.

Avaliação da Dor

A dor está presente em grande parte dos pacientes idosos e é um fator extremamente limitante na capacidade funcional. Avalia-se a duração, localização, fator desencadeante, caráter (queimação, pontada), intensidade/gravidade, evolução, efeito sobre as atividades funcionais, fatores agravantes, relações com o horário, efeitos sobre o sono e a necessidade do uso de medicamentos. Podem ser utilizadas escalas uni ou multidimensionais, como a escala visual analógica (EVA) (Anexo 20), a escala de faces (Anexo 21) e o questionário de dor Macgill (Anexo 22).

Testes e Escalas de Avaliação de Equilíbrio, Marcha e Risco de Quedas

Existem muitas escalas e testes que avaliam o desempenho do equilíbrio, marcha e risco de quedas. Uma revisão sistemática de 2019 encontrou 31 testes disponíveis. Não há um consenso sobre qual o melhor teste, pois depende da população onde o teste será aplicado, das condições de saúde da pessoa idosa, se o teste avalia de forma quantitativa ou qualitativa, se é por autorrelato ou se a avaliação é feita por desempenho. A acurácia dos testes, o conhecimento do profissional a respeito de sua eficácia, bem como o uso de instrumentos que foram submetidos ao processo de adaptação transcultural para a população brasileira é fundamental para a avaliação.

Short physical performance Battery (SPPB) (Anexo 23)

> O SPPB nos fornece o tempo de percurso em 4 metros, como a velocidade da marcha é um parâmetro importante na avaliação funcional do idoso, aproveitamos para realizar o cálculo da distância sobre o tempo e obtemos o valor da velocidade da marcha.

A SPPB é um instrumento composto por três testes que avaliam, na sequência: o equilíbrio estático em pé, velocidade de marcha e, indiretamente, a força muscular dos MMII por meio do movimento de levantar-se da cadeira e sentar-se nela 5 vezes consecutivas e sem o auxílio dos membros superiores.

É um teste objetivo e padronizado, utilizado para o rastreamento de pessoas idosas com risco de desenvolverem incapacidades futuras. Possui uma pontuação que é graduada de 0 a 4, onde 0 representa pior e 4 melhor desempenho. Para a realização do teste utilizamos uma cadeira sem braços e um cronômetro.

Escala de Equilíbrio de Berg (EEB) (Anexo 24)

A EEB avalia o equilíbrio postural. É uma escala que atende várias propostas como: descrição quantitativa da habilidade de equilíbrio funcional, acompanhamento do progresso dos pacientes e avaliação da efetividade das intervenções na prática clínica e em pesquisas.

Performance-Oriented Mobility Assessment (POMA II) (Anexo 25)

Tem como objetivo avaliar o equilíbrio e a marcha de idosos, através das mudanças de posição, respostas a perturbações e os movimentos da marcha usados durante as atividades do dia a dia.

Índice Dinâmico da Marcha (DGI) (Anexo 26)

A DGI tem o objetivo de avaliar a estabilidade funcional do paciente durante atividades de marcha e o risco de quedas.

Balance Evaluation System Test (BESTest) e MiniBESTest (Anexo 27)

Escala desenvolvida para auxiliar na identificação do sistema que pode ser responsável pela alteração do equilíbrio apresentado, de modo a guiar o tratamento. Contém 27 itens, com um total de 36 tarefas. Avalia 6 sistemas: restrições biomecânicas, limites de estabilidade, transições e ajustes posturais antecipatórios, respostas posturais à perturbação, orientação sensorial e estabilidade na marcha. Por ser um teste bastante longo, foi criada uma versão reduzida, o MiniBESTest, com 14 itens extraídos da versão longa, com aplicação mais rápida e útil para o rastreio dos déficits no equilíbrio dinâmico.

Dupla Tarefa

Para avaliar a dupla tarefa e a influência da demanda atencional sobre a marcha e o equilíbrio, avaliamos a tarefa motora do TGUG, e é solicitado a pessoa em avaliação que fale nome de animais enquanto realiza o teste. Deve-se avaliar o custo da tarefa, analisando o tempo e o efeito na tarefa motora.

A marcha deve ser avaliada de forma qualitativa, analisando os parâmetros espaço-temporais, como comprimento do passo e da passada, tempo de apoio simples e apoio duplo, desvio da linha média, iniciação da marcha, simetria, cadência, número de passos necessários para mudar de direção, balanço dos membros superiores, necessidade de apoio ou ajuda de terceiros, mudanças de velocidade e direção, contornar e passar por obstáculos, se faz uso de dispositivo de auxílio à marcha e, se o faz, se utiliza de forma correta.

CONSIDERAÇÕES FINAIS

Após reunir todas as informações necessárias obtidas na avaliação fisioterapêutica funcional da pessoa idosa, é possível identificar os aspectos referentes à mobilidade e ao desempenho funcional, condições primordiais e foco de interesse do fisioterapeuta.

Adicionalmente ao uso de instrumentos aqui mencionados, é importante integrar todas as informações obtidas pelos outros profissionais da equipe multidisciplinar, da qual poderão ser extraídas informações necessárias que irão subsidiar as intervenções e as condutas.

Alguns aspectos podem interferir nos resultados do processo de avaliação: motivação, estado de fadiga, audição, visão, ambiente apropriado com poucos ruídos e poucas demandas competitivas, cognição, treinamento e habilidade do examinador – que deve deixar tanto a pessoa idosa quanto o acompanhante confortáveis e seguros.

Importante mencionar que o processo de avaliação muitas vezes não se encerra em um dia, podendo ser complementada ao longo do acompanhamento no serviço, à medida que forem sendo realizadas novas avaliações e testes. A avaliação deve ser considerada um processo dinâmico. Dentro desse processo é fundamental explicar os objetivos da avaliação, resultados e necessidade de encaminhamentos, tanto para a pessoa idosa quanto para os cuidadores/familiares; analisar expectativas e experiências prévias; planejar junto à equipe o plano de cuidados, a necessidade de acompanhamento fisioterapêutico, o planejamento das sessões e definir prazo e metas para as reavaliações.

BIBLIOGRAFIA

Bohannon RW. Reference values for the Timed Up and Go Test: a descriptive meta-analisys. J Geriatr Phys Ther. 2006;29(2):64-8.

Farias N, Buchalla CM. A classificação internacional de funcionalidade, incapacidade e saúde da Organização Mundial da Saúde: conceitos, usos e perspectivas. Rev Bras Epidemiol. 2005;8(2):187-93.

Ferreira AP. Capacity and performance for the realization of basic activities of daily living (basic and instrumental) in elder dependents. Rev Baiana Saúde Pública. 2015;39(1):25-37.

Montero-Odasso M, van der Velde N, Martin FC, Petrovic M, Tan MP, Ryg J, Aguilar-Navarro S, et al. World guidelines for falls prevention and management for older adults: a global initiative. Age and Ageing. 2022;51:1-36.

Moreira VG, Lourenço RA. Prevalence and factors associated with frailty in an older population from the city of Rio de Janeiro, Brazil: the FIBRA-RJ Study CLINICS, 2013;68(7):979-85.

Silva LGC, Oliveira FS, Martins IS, Martins FES, Garcia TFM, Sousa ACPA. Avaliação da funcionalidade e mobilidade de idosos comunitários na atenção primária à saúde. Rev Bras Geriatr Gerontol. 2019;22(5):1-10.

Soubra R, Chkeir A, Novella JL. A systematic review of thirty-one assessment tests to evaluate mobility in older adults. BioMed Research International. 2019:1-17.

World Health Organization. The International Classification of Functioning, Disability and Health. Geneva: WHO; 2001.

AVALIAÇÃO PSICOLÓGICA

CAPÍTULO 8

Maristela Vômero Dias

INTRODUÇÃO

A área da avaliação psicológica vem crescendo exponencialmente, no Brasil, nas últimas décadas.

Vive-se, na atualidade, um "boom" de solicitações de avaliação.

Não obstante tal feito, há que se lamentar o fato de a avaliação psicológica, inúmeras vezes, ainda ser confundida ou mesmo reduzida à aplicação de testes.

Utilizando-se da metáfora de um quebra-cabeças, alerta-se para a necessidade de um vislumbre do todo, de uma contextualização, a fim de se selecionar a peça mais adequada ao cenário. Uma peça isolada, destacada do conjunto a que pertence, perde-se em sua função. Considerando-se essa premissa, objetivou-se, neste capítulo, oferecer subsídios àqueles que começam a se familiarizar com a temática em questão.

Desse modo, optou-se pelos seguintes enfoques, após fundamentação inicial:

- Restringir a abordagem a aspectos a serem considerados para além da escolha de instrumentos, na prática da testagem, e que embasam o raciocínio psicológico imprescindível à adequada realização deste processo abrangente, multifacetado e dinâmico denominado avaliação psicológica.
- Apresentar especificidades do processo avaliativo da pessoa idosa.

Começa-se por dizer que a avaliação psicológica é uma prática privativa do psicólogo ou de um estudante de psicologia sob supervisão direta de um psicólogo. Como tal, recorrer-se-á, sobremaneira, a conteúdo da legislação e de publicações da entidade que arbitra sobre o exercício da profissão de psicólogo – Conselho Federal de Psicologia (CFP), pois faz-se imperioso alinhar a prática da avaliação às normativas do CFP.

Segundo a Resolução CFP nº 31/2022, em seu parágrafo primeiro:

> "A Avaliação Psicológica é um processo estruturado de investigação de fenômenos psicológicos, composto de métodos, técnicas e instrumentos, com o objetivo de prover informações à tomada de decisão, no âmbito individual, grupal ou institucional, com base em demandas, condições e finalidades específicas."

São inúmeros os contextos e cenários em que uma avaliação psicológica pode ser requerida, como: clínico, organizacional e jurídico, apenas para citar alguns. Embora seja um processo estruturado, o caráter dinâmico lhe é inerente – seu padrão não é fixo – dependendo, pois, da natureza da demanda, do objetivo da avaliação, dos aspectos psicológicos a serem investigados, da existência de legislação específica, do tempo e de recursos disponíveis, assim como de outras variáveis que exijam consideração. A avaliação neuropsicológica, por exemplo, é considerada "uma categoria de avaliação psicológica".

Indispensável frisar que, independentemente do campo de atuação em que o psicólogo esteja inserido, uma avaliação psicológica deverá sempre ter por base o seguinte tripé:

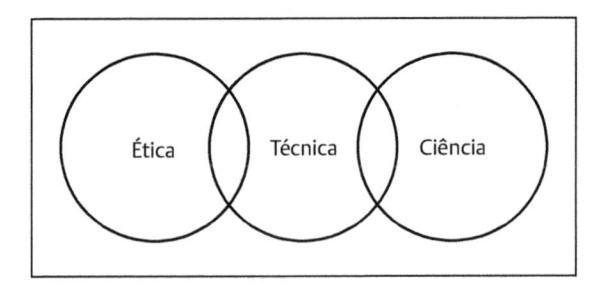

[Diagrama: três círculos sobrepostos rotulados "Ética", "Técnica", "Ciência"]

Com relação às ferramentas psicológicas que auxiliarão o profissional no processo avaliativo, embora tenha autonomia para escolhê-las, desde que embasadas cientificamente e de acordo com as normas em vigência, estabelecidas pelo CFP, não pode prescindir de, ao menos, uma fonte fundamental de informação, para respaldar suas decisões. E, caso julgue oportuno, pode fazer uso de fontes complementares, ambas apresentadas no Quadro 8-1.

A partir do exposto no parágrafo acima e explicitado no quadro, observa-se que uma avaliação psicológica pode acontecer sem a aplicação de testes psicológicos (excetuando-se contextos regidos por legislação específica), devendo, contudo, obrigatoriamente, embasar-se, pelo menos, em alguma das outras fontes fundamentais de informação. No entanto, ressalta-se não ser indicado recorrer apenas a uma única técnica ou instrumento avaliativo e

Quadro 8-1. Fontes fundamentais e complementares de informação, de acordo com Art. 3º e 4º, da Resolução CFP nº 31/2022

Fontes de informação	
Fundamentais	**Complementares**
I. testes psicológicos aprovados pelo CFP para uso profissional da psicóloga e do psicólogo; e/ou	I. técnicas e instrumentos não psicológicos que possuam respaldo da literatura científica da área, que respeitem o Código de Ética Profissional do Psicólogo e as garantias da legislação da profissão
II. entrevistas psicológicas e anamneses; e/ou	II. documentos técnicos, como protocolos ou relatórios de equipes multiprofissionais
III. protocolos ou registros de observação de comportamentos obtidos individualmente ou por meio de processo grupal e/ou técnicas de grupo	-----

há que se considerar a robustez que os testes psicológicos podem conferir ao processo, além de permitirem um seguimento evolutivo embasado.

Faz-se mister, ainda, salientar que o protagonismo da avaliação jamais deverá ser usurpado da pessoa humana avaliada. Quaisquer informações coletadas, no decorrer da avaliação, devem ser analisadas, correlacionadas e interpretadas à luz da biografia dessa pessoa, sob pena de o profissional chegar a conclusões equivocadas e que induzam a intervenções iatrogênicas.

Nesse sentido, como o público-alvo do presente capítulo é a pessoa idosa, alguém com 60 anos ou mais, conforme o Estatuto da Pessoa Idosa, é imprescindível uma sólida base de conhecimento gerontológico, a fim de que se tenha ciência do que é esperado em um processo de envelhecimento saudável – senescência – e possam ser identificados sinais de um envelhecimento patológico – senilidade.

Outro aspecto a ser considerado e para o qual se deve atentar é o idadismo/etarismo. Sua presença a todos atravessa, em maior ou menor grau, e é necessário cuidado e atenção redobrados, a fim de que atitudes idadistas/etaristas não perpassem e prejudiquem a avaliação.

Além disso, jamais se pode perder de vista como pontuam Rabelo e Ferreira (2022, p.1298), que "um dos fundamentos de qualquer intervenção psicológica com idosos é reconhecer a heterogeneidade desse segmento etário". São múltiplos os envelheceres e o desafio é a máxima compreensão possível da subjetividade do envelhecimento que demanda avaliação, com suas dimensões biológica, psicológica, social, cultural, espiritual: todas inseridas e influenciadas por um contexto histórico individual e coletivo.

Por isso, a postura investigativa deve abster-se de se apressar para uma conclusão diagnóstica, se for o caso. Sobretudo no início da avaliação, vieses no olhar podem comprometer a qualidade de todo o processo que, como tal, deve ser preponderantemente analítico, reservando-se a síntese para o seu momento final.

Antes mesmo da análise da demanda, já se observa como foi o contato inicial: chamada telefônica? Via aplicativo de mensagens? Mensagem de voz ou de texto? A própria pessoa ou terceiros (familiares, cuidadores, amigos)? Agendamento realizado em contexto multidisciplinar?

Geralmente, os encaminhamentos são feitos por profissionais de saúde, algumas vezes a partir de solicitação do próprio paciente ou de seus familiares, visando a aprofundar a investigação, em decorrência de alterações em um ou mais componentes da seguinte tríade: emoção, cognição e comportamento. A procura pelo psicólogo, nesse caso, é espontânea – contexto-alvo deste capítulo. Há cenários, contudo, em que a demanda por avaliação psicológica é compulsória, ou seja, dá-se em cumprimento a exigências legais, como, por exemplo:

- *Trabalho*: concursos públicos.
- *Trânsito*: carteira nacional de habilitação.
- *Saúde*: cirurgia bariátrica e transplante.
- *Segurança*: porte de arma de fogo.

Se o psicólogo tem o privilégio de compor a equipe multidisciplinar, é oportuno consultar o prontuário, com as evoluções e avaliações dos demais profissionais que já estiveram com o paciente, pois pode fornecer pistas importantes para a condução da entrevista inicial, desde que isso não interfira no próprio julgamento do avaliador.

Em outras situações, é indicado procurar estabelecer contato com o profissional que fez o encaminhamento, para saber suas impressões – hipóteses diagnósticas, alvos terapêuticos – e, também, expectativas em relação à avaliação. A interlocução com os demais profissionais que assistem o paciente, quando possível, favorece, e muito, a integralidade do olhar e, consequentemente, a qualidade do cuidado ofertado.

As demandas psicológicas que suscitaram o encaminhamento à avaliação e/ou as queixas que o subsidiaram, aliadas ao julgamento do próprio profissional, devem funcionar sempre como uma bússola, indicando-lhe o norte a seguir.

Alerta-se para a importância de um manejo adequado da entrevista inicial/anamnese, com abordagem acolhedora e escuta ativa. Esse encontro é o "cartão de visitas" que poderá facilitar ou dificultar o desenrolar da avaliação.

Muitas vezes, o paciente já chega se sentindo ameaçado pelo termo "avaliação" e há a necessidade de se reservar um tempo ampliado, nesse primeiro momento, a fim de que, com empatia e assertividade, haja a criação de um ambiente de confiança e segurança, com disponibilidade ao esclarecimento de dúvidas e que propicie a participação e o engajamento, no processo avaliativo.

Enfatiza-se que a entrevista inicial deve ser abrangente e, na maioria das vezes, além da pessoa idosa, faz-se necessário conversar com familiares e/ou outros informantes. Sugere-se que, de preferência, haja momentos distintos, em separado, para a realização das entrevistas. Recomenda-se contudo – caso nenhuma situação contraindique – explicar ao paciente a importância de se conversar com alguém que o conheça bem.

Não por um acaso, é frequente ouvir-se dizer que uma (boa) anamnese corresponde a 50% de uma avaliação. E, de fato, a porcentagem pode ser até maior, de acordo com a *expertise* e qualidade do manejo de quem a faça.

A imagem de um viajante que, ao chegar a uma cidade desconhecida, recorre a um *folder* ou mapa turístico, para situar-se e ter ciência dos principais locais a serem visitados, ilustra bem o papel da entrevista inicial. Ela subsidiará os passos seguintes.

Os dados sociodemográficos, por si sós, já são fonte valorosa de informação e devem ser esmiuçados. Exemplifica-se:

A) Escolaridade:
Dado importantíssimo, uma vez que, com frequência, os resultados dos testes psicológicos e instrumentos utilizados – os escores obtidos – são referenciados, para comparação, a tabelas normativas produzidas a partir das variáveis demográficas idade e escolaridade.
Além disso, em um país de dimensões continentais, como o nosso, em que diversos "Brasis" se delineiam, não é possível estabelecer uma correlação entre o quantitativo de anos estudados e o conhecimento adquirido. Por vezes, o paciente pode relatar ter concluído o ginásio (atual ensino fundamental II), mas tê-lo feito em uma modalidade de aceleração de estudos em que, às vezes, três anos são condensados em um.
Atentar-se para isso é primordial, uma vez que possíveis déficits apresentados podem ser secundários a um processo de escolarização precário.
Sugere-se pedir ao paciente para resumir, em poucas palavras, como foi a vida escolar/acadêmica, se teve alguma dificuldade de adaptação ou na aprendizagem, e se algo o impactou significativamente, nesse período.

B) Profissão/vida laboral:
Não basta perguntar a profissão do paciente. É importante saber as ocupações que exerceu, ao longo da vida. Continua trabalhando? Já está aposentado? Aposentou-se por tempo de trabalho ou por outro motivo?
Não se deveria partir de um *a priori* de que quem executa um trabalho braçal teria menos demanda cognitiva do que alguém com um trabalho

intelectual. Há ocupações, com exigência de letramento elevado, em que muito se delega, "terceirizando-se a cognição", bem como situações em que muito se utiliza do recurso do "copia e cola" textos (ctrl+c/ctrl+v), em documentos, alterando um dado ou outro, apenas.

O inverso também pode acontecer: alguém que, enquanto varre o chão, tem por hábito soletrar palavras mentalmente ou treinar alguma língua estrangeira, por exemplo, por meio de um fone de ouvido conectado ao celular.

Observa-se, pois, que nesse momento da entrevista inicial, estrutura-se o "pano de fundo" da avaliação, pelo levantamento abreviado do histórico do paciente, de suas condições pregressas e atuais e da observação clínica ou comportamental, que acompanhará todo o processo.

A capacidade funcional é um parâmetro crucial a ser considerado. O quão é capaz de gerenciar a própria vida e de conduzi-la, sem ajuda de terceiros? Autonomia e independência precisam ser cuidadosamente avaliadas, assim como se deve procurar obter o máximo de informações quanto à variabilidade intraindividual. As seguintes perguntas (informação verbal)* podem ajudar a identificar as principais mudanças percebidas, em relação ao funcionamento prévio.

- O que a pessoa idosa fazia e continua fazendo?
- O que a pessoa idosa fazia e não faz mais?
- O que a pessoa idosa não fazia e agora faz?

Uma outra informação importante é saber se a pessoa idosa já é acompanhada por um geriatra. Há um "regente na orquestra" dos cuidados em saúde dispensados a ela? Um médico de referência que a assista regularmente ou recorre a diversas especialidades médicas, de acordo com a necessidade?

Especial atenção deve ser dada à avaliação dos aspectos emocionais, sobretudo ao rastreio de sintomas depressivos. Cai *et al.* (2023) destacam que a elevada prevalência de Transtornos Depressivos na população idosa mundial – mais de um terço – o que se configura como um problema de saúde pública, requer rastreamento regular e que se invista tanto em prevenção quanto em intervenções precoces. Barroso *et al.* (2020, p.114) recordam que "[...] a variabilidade de sintomas e a diferença das manifestações clínicas observadas em outras épocas da vida" caracterizam a singularidade das apresentações psicopatológicas, na pessoa idosa, e requerem olhar cuidadoso.

Como já bem-estabelecido na literatura, é comumente utilizada para o rastreio de Transtornos Depressivos, na pessoa idosa, a Escala de depressão

---

* Informação fornecida por Marcella Bianca Neves, em aula ministrada via tecnologia da informação e comunicação, no grupo de estudos em neuropsicologia do envelhecimento, em 21 set. de 2020.

geriátrica (EDG) (Anexo 7). Trata-se de um instrumento sensível para detectar a presença e gravidade de sintomas depressivos.

Sequenciando-se a entrevista, aborda-se, também, no rol das informações:

- Início e evolução dos sintomas: analisa-se a queixa principal. Quem percebeu a alteração? Em que contexto? Indaga-se o impacto dos sintomas, nas diferentes áreas da vida; a forma como expressa as dificuldades, no cotidiano; se interferem na realização das atividades de vida diária e no relacionamento com os demais.
- Rotina atual: a solicitação para a descrição de um dia habitual pode oferecer subsídios importantes para a compreensão da dinâmica de vida atual da pessoa idosa.
- Dinâmica familiar e rede de suporte social: com quem reside? Quais as oportunidades de interação? Trocas intergeracionais?
- Hábitos sustentados: etilismo, tabagismo, exercícios físicos, atividades culturais, de lazer ou religiosas.
- Qualidade do sono.
- Histórico de doenças: pessoal e familiar. Mais importante do que qualquer diagnóstico referido é verificar o quanto lhe impacta a funcionalidade.
- Exames: possui exames complementares relevantes à queixa?

O tópico das medicações em uso requer aprofundamento, tanto na indagação quanto no estudo de possíveis interações e efeitos adversos. Não é incomum deparar-se com quadros de polifarmácia ou com situações de prescrições por profissionais diversos e que não tiveram ciência das medicações já em uso. Deve-se perguntar se, além das prescrições médicas, a pessoa idosa toma algum medicamento (alopático? homeopático? fitoterápico?) por conta própria ou que tenha sido "indicado" por algum conhecido, e a forma como administra as medicações. Se costuma fazer uso de algum chá com regularidade. Pode-se pedir para levar receitas dos medicamentos em uso ou mesmo embalagens ou parte delas.

Há que se reservar um tempo maior para a entrevista inicial. Ainda que ampla, jamais se pode configurar como um inquérito maçante e ameaçador. Deve ser conduzida de forma fluida, dialógica e atenta, a fim de que se possa aprofundar ou suprimir a investigação de um ou outro item, a partir da narrativa apresentada. De forma geral, quando se estabelece uma atmosfera dialógica, desde o início, facilita-se a condução de todo o processo.

A riqueza de dados observados e coletados, nesse primeiro momento, permite delinear a formulação de uma ou mais hipóteses iniciais, que auxiliarão na escolha dos demais instrumentos a serem utilizados, a seguir: a que perguntas se deseja responder a partir desse histórico? Que construto(s) psicológico(s) se quer avaliar e por quê? Quais instrumentos seriam os mais indicados para avaliar o(s) construto(s) a que se deseja investigar?

Ressalta-se a importância de se considerar, no decorrer do processo, não só os aspectos deficitários que surjam, mas também as potencialidades da pessoa. O conhecimento das potencialidades pode subsidiar o planejamento de futuras estratégias compensatórias e/ou auxiliar em processos reabilitativos.

Faz-se indispensável, a fim de se dar seguimento à abordagem da etapa da testagem psicológica, reportar-se à Comissão Consultiva em Avaliação Psicológica do CFP (CCAP).

A CCAP, dentre outras atribuições, discute, propõe diretrizes, normas, resoluções sobre a avaliação psicológica, elabora materiais didáticos e destaca-se a relevância que possui ao conduzir o processo de avaliação dos testes psicológicos, por meio do Sistema de Avaliação dos Testes Psicológicos (SATEPSI), reconhecido internacionalmente.

O SATEPSI, em 2023, completou 20 anos de existência. Emergiu em meio a inúmeras críticas à Psicologia, materializadas em sucessão de processos judiciais, por conta da falta de qualidade das avaliações psicológicas. Nasceu, portanto, com o desafio de aprimorar os processos avaliativos e, por conseguinte, o serviço ofertado à sociedade, favorecendo o reconhecimento social da avaliação psicológica e, consequentemente, da própria Psicologia. Missão cumprida com distinção, por meio de sua natureza formativa, ao zelar pela qualificação técnico-científica dos instrumentos psicológicos e ao se constituir em sólida referência para os profissionais da área.

Desse modo, na escolha dos instrumentos psicológicos, é mandatória a consulta prévia ao *site* do SATEPSI*, para verificar os instrumentos que podem ou não ser utilizados na prática profissional.

Observa-se que as normativas a que se faz menção, a partir deste ponto, encontram-se nas Resoluções CFP (2009, 2019 e 2022), referenciadas ao final do capítulo.

Alerta-se que se configura falta de ética a utilização de testes psicológicos ainda não avaliados ou com parecer desfavorável emitido pelo SATEPSI.

Oportuno recordar que estão inclusos na categoria de testes psicológicos os instrumentos listados, a seguir, conforme CFP (2022a, p. 3):

- Testes.
- Escalas.
- Inventários.
- Questionários.
- Métodos projetivos e expressivos.

Quanto aos instrumentos que, após avaliação preliminar do SATEPSI, foram considerados de uso não privativo do psicólogo e, em decorrência disso, não tiveram suas propriedades psicométricas analisadas pela CCAP, cabe ao

---

* Consultar: https://satepsi.cfp.org.br

profissional, além de verificar o embasamento científico, ter sempre como critério central de seleção o respeito ao preconizado no Código de Ética Profissional do Psicólogo. Caso os utilize, será sempre como fonte complementar de informação.

A única exceção de obediência às normativas estabelecidas pelo SATEPSI são os contextos de pesquisa, com respaldo legal, e de ensino, tanto para o estudo da história da psicologia, como para atividades de cunho formativo.

O próprio SATEPSI oferece, na página inicial de seu *site*, um gráfico hierárquico, disposto na Figura 8-1, que ilustra didaticamente as orientações acima expostas, facilitando-lhes a compreensão.

O respeito ao determinado pelo SATEPSI, longe de cercear a liberdade, oferece ao profissional diretrizes sólidas e seguras para a realização do processo avaliativo. No entanto, não o exime de, dentre o rol de instrumentos disponíveis para aplicação, selecionar os que mais se adequam para a avaliação de cada paciente – quem é a pessoa idosa a quem se administrará determinado instrumento? Ele a contempla? Quais são as vantagens e limitações de seu uso? Não se pode ignorar o peso que as variáveis sociodemográficas e socio-

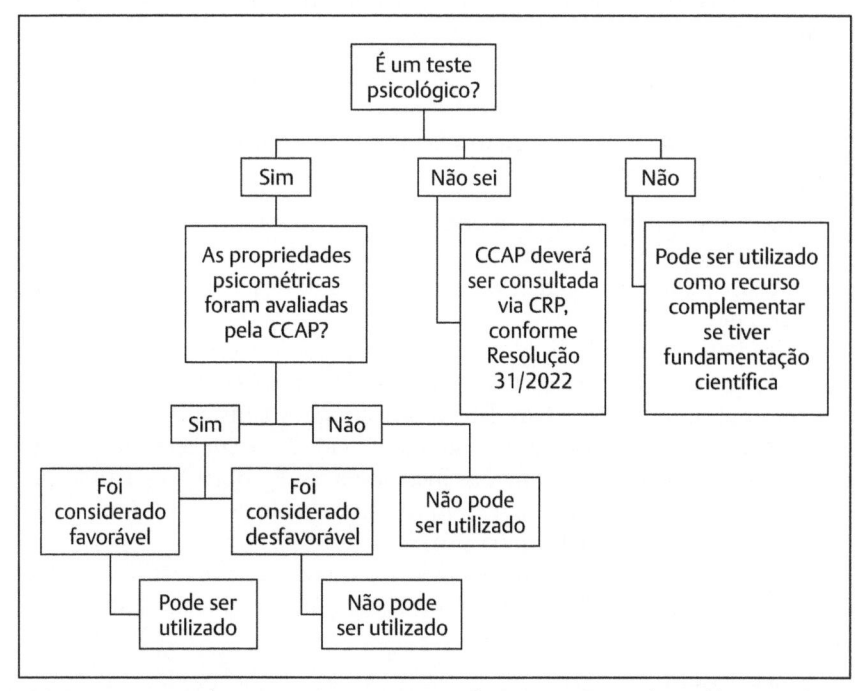

Fig. 8-1. Hierarquia das orientações propostas pelo SATEPSI. (Fonte: https://satepsi.cfp.org.br domínio público.)

culturais têm sobre o resultado dos instrumentos aplicados e, consequentemente, sobre o desempenho global na avaliação.

Dessa forma, a leitura criteriosa, tanto dos manuais técnicos, no caso de testes psicológicos, quanto da literatura científica que embasa os demais instrumentos, deve preceder-lhes a escolha, a fim de que possam aproximar-se o máximo possível da realidade de quem se quer avaliar, favorecendo a confiabilidade dos resultados.

É altamente recomendável que, por ocasião do agendamento da avaliação, algumas orientações sejam transmitidas e relembradas na véspera das sessões:

- Se a pessoa idosa faz uso de alguma tecnologia assistiva, como óculos e aparelho auditivo, é imprescindível o uso, na avaliação.
- Estar descansado, ter dormido o suficiente na noite anterior.
- Alimentar-se adequadamente. Por vezes, o paciente comparece em jejum e, além do risco dessa conduta, a glicose é a principal fonte de energia do cérebro.
- Fazer uso das medicações habituais, como de costume (nesse quesito, algumas situações especiais podem demandar interlocução com o médico assistente).

É indicado, sempre que possível, o agendamento para o turno em que a pessoa idosa refira estar mais bem disposta.

Por ocasião da realização da testagem, alguns cuidados são recomendados e condutas, mandatórias:

- Ambiente com iluminação e temperaturas adequadas.
- Espaço suficiente para a realização das atividades.
- Atenção à ergonomia – cadeira com possibilidade de ajuste de altura, apoio para os pés.
- Material necessário verificado e organizado, com antecedência.
- Estudo prévio do manual técnico e familiaridade com as instruções que devem ser seguidas à risca, para a correta aplicação do instrumento.
- Prevenir à pessoa idosa quanto a impossibilidade de se conversar, no decorrer da aplicação de determinados instrumentos. É oportuno pactuar que haverá momentos em que se poderá conversar e outros, não, a fim de não prejudicar a realização da tarefa.
- É vedado fotocopiar testes psicológicos, em quaisquer circunstâncias, pois, além de se infringir a Lei de Direitos Autorais, interfere-se na validade dos instrumentos.*

---

* Essas e outras orientações estão disponíveis em "Perguntas Frequentes": https://satepsi.cfp.org.br/faq.cfm

À medida que os instrumentos são aplicados, a escolha dos inicialmente pensados pode ser ratificada ou pode haver necessidade de mudanças. Jamais se deve perder de vista que os instrumentos estão a serviço da pessoa e não o inverso.

A etapa que sucede à da testagem pode ser considerada a mais desafiadora do processo: é requerida solidez de conhecimento – e a experiência em muito auxilia – para realizar o raciocínio psicológico que permite "juntar as peças e montar o quebra-cabeças". É o momento em que o profissional se debruça sobre todos os dados coletados, analisa-os e os interpreta em conjunto, a fim de responder às perguntas formuladas, às hipóteses levantadas, a partir das demandas que originaram a busca pela avaliação e os objetivos pretendidos. É a hora, também, de definir possíveis diagnósticos ou hipóteses diagnósticas, prognósticos e delinear orientações, encaminhamentos ou mesmo sugestões de projeto terapêutico que deverão, entre outros itens, constar do documento fruto do processo de avaliação psicológica, a ser redigido pelo psicólogo, ao final.

Chama-se a atenção para a obrigatoriedade do registro documental do processo, assim como a guarda desse material, por, pelo menos, cinco anos, se nenhuma outra situação exigir a manutenção por um período superior.

Com relação aos documentos que resultam da prestação de serviços psicológicos, dois deles, necessariamente, requerem um processo de avaliação psicológica: o atestado psicológico e o laudo psicológico.

Como escopo deste capítulo, o documento a ser redigido seria o laudo psicológico, no qual devem constar procedimentos e conclusões do processo avaliativo, com base obrigatoriamente nas fontes fundamentais de informação utilizadas.

O laudo deve ser redigido, na terceira pessoa, de forma impessoal, como os demais documentos psicológicos, com linguagem clara, precisa e compreensível, estruturando-se no formato de seis tópicos, a saber:

1. Identificação.
2. Descrição da demanda.
3. Procedimento.
4. Análise.
5. Conclusão.
6. Referências (preferencialmente, como nota de rodapé).

Jamais se deve perder de vista que a avaliação é um "corte transversal", ou seja, a fotografia, o registro, de um momento, que deve ter em conta "a dinamicidade do fenômeno psicológico". Por isso, no último parágrafo, deve constar a validade do documento, cujas laudas devem ser rubricadas, excetuando-se a última que conterá a assinatura do psicólogo.

A última etapa da avaliação é a entrevista devolutiva dos resultados, na qual o laudo psicológico deverá ser entregue à pessoa idosa avaliada, "ao seu responsável legal e/ou ao solicitante", mediante assinatura de protocolo de entrega.

A devolutiva pode configurar-se como um espaço muito rico de intervenção, se adequada e didaticamente conduzida, com a disponibilidade do profissional ao esclarecimento de dúvidas e assertividade na realização dos encaminhamentos.

Deve-se frisar que, não obstante a crescente demanda, todo rigor se faz necessário na realização de uma avaliação psicológica. Trata-se de um processo complexo, que requer um corpo de conhecimentos e habilidades específicos e que, se adequadamente realizado, tendo sempre por base o respeito e a defesa da dignidade da pessoa humana avaliada, contribuirá, efetivamente, para a promoção de saúde e de qualidade de vida.

Ao finalizar-se este capítulo, deve-se registrar que a temática é muito vasta, desafiadora e fascinante. Apenas alguns recortes foram realizados visando a oferecer ao leitor pistas e fontes de consulta e instigá-lo a aprofundar o assunto.

BIBLIOGRAFIA

Barroso SM, et al. O que é mais frequente avaliar em idosos e como fazê-lo? In: Oliveira KL, Schelini PW, Barroso SM. (org.). Avaliação psicológica: guia para a prática profissional. Petrópolis, RJ: Vozes; 2020. cap. 8, p. 107-17.

Cai H, Jin Y, Liu R, Zhang Q, Su Z, Ungvari GS, et al. Global prevalence of depression in older adults: A systematic review and meta-analysis of epidemiological surveys. Asian J Psychiatr. 2023 Feb;80(Article ID 103417). Disponível em: https://www.sciencedirect.com/science/article/abs/pii/S1876201822004154. Acesso em 30 maio 2024.

CFP – Conselho Federal de Psicologia. Cartilha Avaliação Psicológica. Brasília: [s.n.]; 2022b. p. 69. Disponível em: https://site.cfp.org.br/wp-content/uploads/2022/08/cartilha_avaliacao_psicologica-2309.pdf. Acesso em 29 mar. 2024.

CFP – Conselho Federal de Psicologia. Resolução CFP nº 1/2009. Dispõe sobre a obrigatoriedade do registro documental decorrente da prestação de serviços psicológicos. Atos Oficiais do Conselho Federal de Psicologia. Brasília: CFP; 2009. Disponível em: https://atosoficiais.com.br/cfp/resolucao-do-exercicio-profissional-n-1-2009-dispoe-sobre-a-obrigatoriedade-do-registro-documental-decorrente-da-prestacao-de-servicos-psicologicos?origin=instituicao&q=2009. Acesso em 22 jun. 2024.

CFP – Conselho Federal de Psicologia. Resolução CFP nº 31/2022. Estabelece diretrizes para a realização de Avaliação Psicológica no exercício profissional da psicóloga e do psicólogo, regulamenta o Sistema de Avaliação de Testes Psicológicos SATEPSI e revoga a Resolução CFP nº 09/2018. Atos Oficiais do Conselho Federal de Psicologia. Brasília: CFP; 2022a. Disponível em: https://atosoficiais.com.br/cfp/resolucao-do-exercicio-profissional-n-31-2022-estabelece-diretrizes-para-a-realizacao-de-avaliacao-psicologica-no-exercicio-profissional-da-psicologa-e-do-psicologoregulamenta-o-sistema-de-avaliacao-de-testes-psicologicos-satepsi-e-revoga-a-resolucao-cfp-no-09-2018?origin=instituicao. Acesso em 23 dez. 2023.

CFP – Conselho Federal de Psicologia. Resolução CFP n° 6/2019. Institui regras para a elaboração de documentos escritos produzidos pela(o) psicóloga(o) no exercício profissional e revoga a Resolução CFP n° 15/1996, a Resolução CFP n° 07/2003 e a Resolução CFP n° 04/2019. Atos Oficiais do Conselho Federal de Psicologia. Brasília: CFP; 2019. Disponível em: https://atosoficiais.com.br/cfp/resolucao-do-exercicio-profissional-n-6-2019-institui-regras-para-a-elaboracao-de-documentos-escritos-produzidos-pela-o-psicologa-o-no-exercicio-profissional-e-revoga-a-resolucao-cfp-no-15-1996-a-resolucao-cfp-no-07-2003-e-a-resolucao-cfp-no-04-2019?q=006/2019. Acesso em 23 dez. 2024.

Muniz M. Reppold CT, Zanini DS, Miranda M, Abreu JN. Avaliação neuropsicológica. In: CFP - Conselho Federal de Psicologia. Manual Neuropsicologia: Ciência e Profissão. Brasília: [s. n.]; 2023. p. 9-23. Disponível em: https://site.cfp.org.br/wp-content/uploads/2023/09/Neuropsicologia_manual-4.pdf. Acesso em 15 jan. 2024.

Neves MB. Anamnese em avaliação e reabilitação. [S.l.]. 21 set. 2020. Aula ministrada por tecnologia da informação e comunicação para os participantes do grupo de estudos em neuropsicologia do envelhecimento.

Noronha APP, Reppold C, Santos AA, Villemor-Amaral AE, Primi R, Veras MR. Sistema de avaliação de testes psicológicos: Histórias contadas e não contadas. Psicologia: Ciência e Profissão. 2023;43(e278525). Disponível em: https://www.scielo.br/j/pcp/a/9FZSSPFZB7PWwVd7N5nWQhN/. Acesso em 30 maio 2024.

Rabelo DF, Ferreira HG. Intervenções psicológicas em idosos: interseccionalidade e psicoterapia em debate. In: Freitas EV, PY L. (ed.). Tratado de geriatria e gerontologia. 5. ed. Rio de Janeiro: Guanabara Koogan; 2022. cap. 143, p. 1297-302.

AVALIAÇÃO NEUROPSICOLÓGICA

CAPÍTULO 9

Irene de Freitas Henriques Moreira

INTRODUÇÃO

A análise do funcionamento cognitivo e as suas relações com o comportamento e o sistema nervoso central (SNC) é o objeto de estudo da neuropsicologia clínica, ciência que está no campo da psicologia e das neurociências. As funções cognitivas estão organizadas na forma de redes de conexões ou sistemas funcionais complexos que dependem da ação conjunta de diversas regiões cerebrais conectadas entre si.

Da mesma forma, os hemisférios cerebrais são ativados contribuindo cada um com aquilo que lhe é peculiar para a construção dos processos mentais. A análise destas funções possibilita observar o funcionamento do SNC em condições normais e patológicas.

Dentro da neuropsicologia clínica existem duas grandes áreas de estudo, a avaliação neuropsicológica e a reabilitação. A primeira investiga ações cognitivas e comportamentais relacionadas com as lesões e disfunções cerebrais e, a segunda responsabiliza-se pelo plano de tratamento destas alterações, minimizando os efeitos delas no dia a dia do paciente. Isso pode envolver estratégias de compensação, treinamento cognitivo, apoio emocional e orientações para familiares e cuidadores.

Este capítulo será dedicado à apresentação da avaliação neuropsicológica da pessoa idosa e suas peculiaridades. Esta é uma parte fundamental da neuropsicologia clínica, pois o envelhecimento está associado às mudanças naturais no funcionamento cerebral e, por sua vez, acompanhado de mudanças neurocognitivas. É importante distinguir as mudanças normais daquelas que envolvem patologias que afetam a cognição.

AVALIAÇÃO NEUROPSICOLÓGICA

A avaliação neuropsicológica é uma prática clínica que utiliza testes e outros instrumentos de avaliação comportamental para determinar o *status* do funcionamento cerebral. Os principais objetivos são:

- Possibilitar o diagnóstico diferencial de quadros neurológicos e neuropsiquiátricos.
- Investigar a natureza e o grau das alterações cognitivas e comportamentais.
- Acompanhar a evolução de quadros neurológicos e psiquiátricos.
- Monitorar tratamentos clínicos medicamentosos e cirúrgicos.
- Planejar programas de reabilitação.
- Colaborar com as pesquisas.

A avaliação neuropsicológica é precedida de uma entrevista clínica (anamnese) a partir da qual será traçado um plano de avaliação e o levantamento de hipóteses. De acordo com o plano de avaliação são selecionados os instrumentos e tarefas a serem utilizados. Após, é realizada a correção e interpretação dos dados, obedecendo a um raciocínio clínico que possibilitará a integração de dados e a confecção de documento final com os resultados. Para concluir, é realizada uma entrevista de devolução, que tem o objetivo de apresentar os resultados, esclarecer dúvidas e fazer recomendações.

Na anamnese, devem ser investigados aspectos a respeito do neurodesenvolvimento, doenças, traumas adquiridos, uso de medicamentos, abuso de álcool ou drogas ilícitas, sono, doenças psiquiátricas, desempenho escolar e profissional, limitações sensoriais (baixa acuidade auditiva e visual), língua materna e alterações comportamentais.

A análise dos resultados é feita de forma quantitativa, a partir da aplicação e correção de testes e baterias cognitivas padronizadas e adaptadas para populações específicas, considerando as variáveis sociodemográficas, como o sexo, a escolaridade e a idade.

A correção é realizada a partir das normas estabelecidas para cada instrumento em seus manuais ou em artigos científicos. A outra parte da análise de dados é a qualitativa, em que a história de cada indivíduo e suas particularidades são observadas e levadas em consideração para a interpretação dos resultados.

A interpretação clínica dos resultados dos instrumentos utilizados deve estar balizada em dois pontos de vista, o nomotético e o idiográfico. Do ponto de vista nomotético, o desempenho dos indivíduos é analisado a partir de testes e os resultados são comparados aos dados normativos populacionais, permitindo verificar se determinada competência se faz presente ou não. Do ponto de vista idiográfico, são utilizados modelos empíricos para avaliar a individualidade de cada sujeito.

Alguns fatores são relevantes para a interpretação dos resultados da avaliação cognitiva de pacientes idosos, um deles é a heterogeneidade relativa à educação formal e à carreira profissional, à região do país onde este idoso vive e às suas relações sociais.

Estes fatores, dentre outros, como a idade e limitações sensoriais podem interferir diretamente no desempenho cognitivo. Para a interpretação dos resultados deve ser considerado, também, o nível de funcionamento pré-mórbido de eficiência cognitiva.

OBJETIVOS PRINCIPAIS

- Identificar o declínio cognitivo: avaliar se há evidências de declínio cognitivo indicando possíveis condições neurodegenerativas.
- Auxiliar a realização de diagnóstico diferencial: diferenciar entre o envelhecimento normal e patologias, como a doença de Alzheimer, demência vascular ou outras condições que afetam a cognição.
- Detectar disfunções ainda em estágios iniciais de doença.
- Planejar as intervenções: compreender as áreas específicas afetadas e desenvolver planos de intervenção personalizados para melhorar ou compensar as dificuldades cognitivas.
- Avaliar a funcionalidade: considerar o impacto das alterações cognitivas na vida diária e na autonomia funcional do idoso.
- Acompanhar longitudinalmente em relação a evolução da doença e, também, em relação ao uso de medicamentos e ao plano de reabilitação.
- Documentar o declínio cognitivo em caso de processos judiciais.

QUANDO DEVE SER INDICADA A AVALIAÇÃO NEUROPSICOLÓGICA DA PESSOA IDOSA

Sabe-se que queixas subjetivas de memória são preditoras de doença neurodegenerativa, sendo assim, elas devem ser valorizadas e investigadas por meio de testagem neuropsicológica. Ainda neste cenário, existem circunstâncias em que não há queixa cognitiva explícita, porém há mudança do padrão de funcionalidade em relação a estados anteriores que também devem ser priorizados e investigados, assim como quando o paciente começa a apresentar um padrão comportamental diferente do que de costume. É comum, também, surgirem queixas cognitivas associadas a alterações do humor (depressão).

Existem transtornos neurodegenerativos que apresentam alteração da expressão de linguagem, que não estão associadas aos déficits sensoriais, em suas fases iniciais. Da mesma forma, algumas comorbidades preexistentes colaboram para a piora cognitiva do paciente idoso, entre elas estão as doenças metabólicas. Alguns medicamentos, se utilizados de forma contínua, podem interferir diretamente na cognição.

Muitas vezes, uma avaliação mais ampla da cognição, a avaliação neuropsicológica, que deve ser realizada apenas por psicólogo, é solicitada, pois os instrumentos utilizados para o rastreio cognitivo não são suficientes para identificar alterações significativas da cognição.

SELEÇÃO E APLICAÇÃO DE INSTRUMENTOS

A seleção e aplicação dos instrumentos para avaliação neuropsicológica de uma pessoa idosa deve obedecer a alguns princípios:

- Adaptação transcultural: devem ser escolhidos instrumentos com estudos de adaptação transcultural para a população brasileira, priorizando estudos recentes e com dados robustos em relação ao grupo etário em questão.
- Formação profissional do aplicador: alguns instrumentos são de uso exclusivo do psicólogo e, nesse contexto, a seleção do teste deve estar de acordo com a resolução do Conselho Federal de Psicologia – (CFP) 09/2018, que estabelece diretrizes para a realização de avaliação psicológica no exercício profissional do psicólogo e regulamenta o Sistema de Avaliação dos Testes Psicológicos (SATEPSI), bem como estabelece quais requisitos mínimos os instrumentos devem apresentar para serem reconhecidos como testes psicológicos.

O SATEPSI foi desenvolvido com o objetivo de avaliar a qualidade técnico-científica de instrumentos psicológicos para uso profissional, a partir da verificação objetiva de um conjunto de requisitos técnicos e divulgar informações sobre os testes psicológicos à comunidade e às(aos) psicólogas(os).

No caso de instrumento de uso irrestrito, é importante que o profissional que o aplicará esteja treinado e habilitado para utilizá-lo.

Na escolha de um teste devem, também, ser priorizadas as limitações do paciente, como: letramento, acuidade auditiva, acuidade visual, limitações motoras e língua-mãe.

Um protocolo básico de avaliação deve contemplar testes que avaliam: a eficiência intelectual, a orientação temporal e espacial, a atenção, a memória verbal e visuoespacial de recuperação imediata e tardia, a linguagem, as funções executivas e as habilidades visuoconstrutivas e visuoespaciais. Para tal, é possível a utilização de protocolos fixos, amplamente utilizados em pesquisas, ou baterias flexíveis estabelecidas a partir das necessidades levantadas na anamnese.

A avaliação neuropsicológica também deve ser complementada com escalas de rastreio de humor, de ansiedade, de sintomas neuropsiquiátricos e escalas da avaliação da capacidade funcional.

No caso da avaliação de pacientes idosos, é fundamental ouvir algum informante que conviva com ele a algum tempo, e possa descrever as mudanças ocorridas e colaborar com informações a respeitos dessas mudanças.

Na sequência, serão descritos os testes de rastreio cognitivo e baterias fixas que são de uso multidisciplinar, as baterias fixas de uso exclusivo do psicólogo, testes complementares com normas atualizadas para a população brasileira e os instrumentos complementares a avaliação neuropsicológica. Parte dos testes utilizados está detalhada nos anexos no apêndice deste livro. Importa destacar que a maior parte dos testes não é de domínio público, sendo de uso exclusivo do psicólogo e comercializados pelas editoras de acordo com as recomendações do Conselho Federal de Psicologia.

TESTES DE RASTREIO COGNITIVO

- Miniexame do estado mental (MEEM) – (Anexo 6).
- Montreal cognitive assessment (MoCA) – (Anexo 28).
- Bateria breve de rastreio cognitivo (BBRC) – (Anexo 29).

BATERIAS FIXAS DE USO MULTIDISCIPLINAR

- CAMCOG-R – Seção B do Cambridge mental disorders of the elderly examination – (Anexo 30).
- ADAS-COG – (Anexo 31).
- Bateria do CERAD – (Anexo 32).
- ACE-R – Exame cognitivo de Addenbrooke – versão revisada (Anexo 33).

BATERIAS FIXAS DE USO EXCLUSIVO DO PSICÓLOGO:

- WAIS-III – Wechsler adult intelligence scale – Third edition (Anexo 34).
- WASI – Escala Wechsler abreviada de inteligência (Anexo 35).

TESTES COMPLEMENTARES COM NORMAS ATUALIZADAS PARA A POPULAÇÃO BRASILEIRA

Com o objetivo de avaliar domínios cognitivos específicos, podem ser incluídos outros testes em uma avaliação neuropsicológica, como baterias de avaliação de linguagem, habilidades visuoespaciais e visuoconstrutivas, memória, atenção e funções executivas.

Para avaliação da memória devem ser utilizados testes que contemplem a memória verbal e visuoespacial de recuperação imediata e de recuperação tardia, como:

- Teste de Aprendizagem Auditivo-Verbal de Rey (RAVLT) (Anexo 36).
- Teste Figura Complexa de Rey (FCR) (Anexo 37).

Vale lembrar que tanto o RAVLT como FCR são testes de uso exclusivo do psicólogo.

Para avaliação da linguagem, no que se refere a capacidade de nomeação:
- Teste de nomeação de Boston (TNB) (Anexo 38).

Para avaliação das funções executivas e atenção estão disponíveis, entre outros, os seguintes testes:
- Testes de fluência verbal semântica e fonêmica (Anexo 39).
- Trilhas A e B (Anexo 40).
- Stroop Test (Anexo 41).

Para avaliação das habilidades visuoconstrutivas e visuoespaciais está disponível, entre outros:
- Teste do desenho do relógio (TDR) (Anexo 42).

INSTRUMENTOS COMPLEMENTARES

A avaliação neuropsicológica necessita ser complementada por instrumentos que avaliam a funcionalidade, o comportamento e o humor. A independência nas atividades instrumentais de vida diária (AIVD) distingue envelhecimento normal, comprometimento cognitivo leve (CCL) e demência, da mesma forma que mudanças do humor cursam com alterações da cognição. Além disso, também ter acesso ao relato estruturado do informante constitui ferramenta importante que fornece a percepção daqueles que convivem com a pessoa em avaliação.

Escala para avaliação da funcionalidade:
- Functional activities questionnaire (FAQ) – Questionário de atividades funcionais de Pfeffer (Anexo 43).

O relato do informante:
- Informant questionnaire on cognitive decline in the elderly (IQCODE) (Anexo 44).

Para o rastreio do humor:
- Escala de depressão geriátrica (EDG) (Anexo 7).

CONSIDERAÇÕES FINAIS

A Neuropsicologia Clínica desempenha um papel crucial na compreensão e no tratamento das alterações cognitivas em idosos. A avaliação neuropsicológica, junto com o exame clínico, exames de imagem e dosagens séricas, é mais um recurso que pode auxiliar no diagnóstico precoce de Transtornos Neurocognitivos, colaborando para tomadas de decisão em relação ao tratamento e ajudando a manter a qualidade de vida do paciente e familiares. Considera-se que uma avaliação neuropsicológica de boa qualidade é aquela realizada com profissional qualificado para o exercício da atividade.

BIBLIOGRAFIA

Miotto EC, Campanholo KR, Serrao VT, Trevisan BT. Manual de avaliação neuropsicológica. A prática da testagem cognitiva. Volume 1 e 2. São Paulo: Memnon Edições Científicas; 2023.

Resolução nº 06 de 29 de março de 2019. Diário Oficial da União. Publicada em: 01/04/2019. Edição: 62. Seção: 1. Página: 163. Órgão: Entidades de Fiscalização do Exercício das Profissões Liberais/Conselho Federal de Psicologia.

Smid J, Studart-Neto A, César-Freitas KG, Dourado MCN, Kochhann R, Barbosa BJAP, et al. Declínio cognitivo subjetivo, comprometimento cognitivo leve e demência – diagnóstico sindrômico: recomendações do Departamento Científico de Neurologia Cognitiva e do Envelhecimento da Academia Brasileira de Neurologia. Dement Neuropsychol. 2022 Set;16(3 Suppl. 1):1-17.

AVALIAÇÃO FONOAUDIOLÓGICA

CAPÍTULO 10

Adriane Gama

INTRODUÇÃO

Diante do cenário atual, marcado pelo envelhecimento crescente da população brasileira e pelas transformações em sua estrutura etária, emerge a necessidade de uma reorganização nas políticas públicas e nas práticas dos profissionais da saúde. Essa realidade implica um foco renovado na prevenção e promoção da saúde, especialmente considerando a senescência e a senilidade.

Seguindo esta linha de raciocínio, destaca-se a avaliação fonoaudiológica como parte representativa de um processo de mensuração estruturado e imparcial, que facilita a classificação e a comparação da pessoa idosa em relação a si mesma ao longo do tempo.

Neste contexto, com uma perspectiva holística e multidisciplinar, busca-se compreender e atender às necessidades complexas e diversas dessa população, realçando a importância de um envelhecimento saudável e digno.

Ciente das necessidades das pessoas idosas, a Fonoaudiologia evoluiu para além da simples gestão de patologias comunicativas, englobando fala/linguagem, voz, audição e deglutição. Este campo agora prioriza a melhoria da funcionalidade e qualidade de vida nesta faixa etária, promovendo um equilíbrio entre intervenções terapêuticas, reabilitação e medidas preventivas. Sua missão se estende para a salvaguarda da saúde física e social das pessoas idosas, focando em estratégias que não apenas tratam, mas também previnem e mantêm as capacidades essenciais para um envelhecimento ativo e saudável.

ANAMNESE

No processo de avaliação fonoaudiológica, a anamnese detalhada é crucial para o atendimento da população idosa em espaços especializados. Esta etapa inicial do diagnóstico considera as especificidades do envelhecimento, que incluem transformações fisiológicas, cognitivas e sociais. É imprescindível um olhar atento à queixa principal, à patologia de base e às comorbidades associadas. Essa avaliação integral inicial permite explorar de forma mais completa as demandas do indivíduo e estabelecer as adaptações necessárias para que o plano terapêutico seja devidamente ajustado às suas necessidades complexas e interligadas.

Tal abordagem é essencial para identificar alterações na fala, audição, linguagem, voz e deglutição, frequentemente, subdiagnosticadas nesta faixa etária.

Condições como disfagia e presbiacusia necessitam de atenção especializada para garantir intervenções eficazes, melhorando a qualidade de vida do idoso e prevenindo complicações graves.

Ademais, em ambientes focados no atendimento geriátrico, a anamnese fonoaudiológica enriquece a abordagem multidisciplinar. O idoso, muitas vezes, apresenta comorbidades, como doenças neurodegenerativas e cardiovasculares, que afetam suas habilidades de comunicação e deglutição. Entender essas interconexões é fundamental para o desenvolvimento de um plano terapêutico adaptado às necessidades individuais do paciente. Além disso, essa avaliação inicial fortalece a relação de confiança e empatia com o paciente, aspecto-chave para uma maior adesão ao tratamento proposto.

FALA/LINGUAGEM

A linguagem, como um instrumento de interação social, sofre transformações significativas com o envelhecimento. Essas mudanças refletem-se tanto nas funções cognitivas quanto na execução motora da fala. O envelhecimento pode levar ao declínio das funções executivas, afetando a comunicação e a interação social. Este processo é influenciado por fatores socioculturais e individuais, ressaltando a importância de estudos focados na linguagem no envelhecimento sadio e em ações preventivas.

Dentro do espectro de alterações da linguagem das pessoas idosas, destacam-se as afasias, geralmente, decorrentes de acidentes vasculares encefálicos. Estas condições podem afetar a expressão e compreensão da linguagem oral e escrita. A intervenção fonoaudiológica é imprescindível para a recuperação da capacidade comunicativa, contribuindo para a melhoria da qualidade de vida e socialização.

Outro aspecto relevante é a presença de disartrias, distúrbios motores da fala causados por alterações no sistema nervoso e muscular. Esses distúrbios, comuns em condições como doença de Parkinson e esclerose múltipla, impactam a articulação, respiração, fonação e ritmo da fala. O tratamento envolve terapias para fortalecer e coordenar os músculos da fala.

Nas demências, como a doença de Alzheimer, observa-se uma progressiva desorganização da fala e do discurso. A intervenção precoce nesses quadros degenerativos é essencial, facilitando a adaptação ao processo de interação em transformação.

A abordagem para a reabilitação ou manutenção da linguagem em idosos deve ser multidisciplinar, envolvendo a equipe de saúde e pessoas próximas ao idoso. O desenvolvimento de estratégias de comunicação tem como meta aprimorar as interações sociais e familiares, atenuando a deterioração linguística associada ao envelhecimento. Tais estratégias também são benéficas para os cuidadores, reduzindo a carga diária de cuidados e melhorando a comunicação com o paciente.

VOZ

O fenômeno do envelhecimento natural da voz, conhecido como presbifonia, é uma consequência direta das mudanças anatomofisiológicas que ocorrem nas pregas vocais e nas estruturas relacionadas com a produção vocal. Este processo varia consideravelmente entre indivíduos, influenciado por fatores como saúde física e psicológica, história de vida, e elementos constitucionais, raciais, hereditários, alimentares, sociais e ambientais.

A presbifonia resulta da alteração na configuração da laringe ao longo do tempo, conhecida como presbilaringe. As mudanças incluem a ossificação das cartilagens tireóidea, cricóidea e parte da aritenóidea, atrofia dos músculos laríngeos intrínsecos e redução na lubrificação das pregas vocais devido à diminuição da atividade das glândulas mucosas. Estas transformações afetam o desempenho biomecânico do sistema vocal, e são acompanhadas pela redução da capacidade pulmonar, impactando atividades físicas e cotidianas.

O processo de produção vocal envolve a passagem do ar expiratório pelas pregas vocais, um mecanismo complexo e potente que depende da integridade de diversas estruturas, como pulmões, brônquios, traqueia, laringe, faringe e fossas nasais. Com o envelhecimento, a voz perde força, velocidade, estabilidade e precisão articulatória, resultando em uma qualidade vocal prejudicada, caracterizada por tremores, rouquidão e baixa projeção. Em algumas pessoas idosas, essas alterações vocais podem interferir significativamente na vida social e profissional devido ao esforço adicional necessário para a comunicação.

AUDIÇÃO

O envelhecimento afeta significativamente a audição, um fenômeno conhecido como presbiacusia. Essa condição, resultante de mudanças no ouvido interno e influenciada por fatores como saúde geral, exposição a ruídos e uso de medicamentos, diminui a sensibilidade auditiva e prejudica o reconhecimento da fala. Comum em cerca de 30% dos idosos acima de 65 anos, a presbiacusia pode levar a problemas sociais e psicológicos, como isolamento e depressão.

O diagnóstico envolve avaliações audiológicas, como a imitância acústica e a audiometria tonal. Para amenizar seus efeitos, são utilizados aparelhos de amplificação sonora individual (AASI) e, em casos mais severos, o implante coclear. Este último, um dispositivo avançado, converte sons em impulsos elétricos para restaurar a audição.

O tratamento da presbiacusia em idosos exige uma abordagem multidisciplinar, considerando a perda auditiva e outros aspectos, como saúde geral, habilidades manuais, condições visuais, cognitivas e fatores de estilo de vida.

DEGLUTIÇÃO

A deglutição e a disfagia são aspectos importantes na saúde das pessoas idosas, com a fonoaudiologia desempenhando um papel central. O trabalho fonoaudiológico com este enfoque configura a vertente mais conhecida no âmbito da fonoaudiologia gerontológica. O processo de deglutição, que envolve o transporte do alimento da boca ao estômago, complica-se com o envelhecimento devido a fatores como: os problemas de mastigação, a diminuição da saliva e força da língua, e as mudanças neurológicas. Estas alterações podem levar a distúrbios de deglutição, aumentando o risco de aspiração pulmonar, desnutrição e desidratação.

A disfagia, caracterizada pela dificuldade na deglutição, é comumente observada em pessoais idosas e pode ser causada por alterações mecânicas, neurogênicas, efeitos de medicamentos, e mudanças fisiológicas do envelhecimento.

A avaliação fonoaudiológica inclui exames clínicos e funcionais das estruturas envolvidas na deglutição, além de exames de imagem, como videoendoscopia e videofluoroscopia, para um diagnóstico preciso quando necessário.

A prevalência de disfagia em pessoas idosas é alta, com graves consequências, como pneumonia aspirativa e aumento da morbidade. O tratamento fonoaudiológico envolve uma abordagem multidisciplinar, com modificações na dieta, exercícios de reabilitação e adaptações no estilo de vida, visando à segurança e à melhoria da qualidade de vida. A atenção à deglutição e disfagia é, portanto, essencial na saúde, com a fonoaudiologia sendo fundamental na gestão destas condições.

A disfagia foi reconhecida, pela *European Society for Swallowing Disorders* (ESSD) e pela *European Union Geriatric Medicine Society* (EUGMS), como uma das importantes síndromes geriátricas.

Os principais objetivos da avaliação fonoaudiológica junto à população idosa são:

- Identificar declínios e manter um olhar atento não só no que se refere à reabilitação, mas principalmente às medidas preventivas.
- Triar a população rastreada e encaminhada para avaliação, de forma que se identifique precocemente a necessidade de intervenção propriamente dita.

A avaliação fonoaudiológica pode iniciar partindo da necessidade de um olhar mais direcionado a uma queixa observada no momento da avaliação geriátrica ampla, ou partindo diretamente da queixa do paciente, cuidador e/ou familiar.

Em todas estas situações, faz-se necessária a realização de uma anamnese fonoaudiológica ampla, abrangendo parâmetros que perpassam os domínios fonoaudiológicos descritos inicialmente (fala/linguagem, voz, audição e deglutição) e que ainda engloba aspectos estruturais que impactam diretamente na realização de funções primordiais a esta população.

A avaliação fonoaudiológica, atualmente realizada em diversos espaços que não somente os consultórios, inicia no momento do agendamento. Isso é, quando o profissional se depara com a solicitação do atendimento e começa o processo de entendimento das necessidades daquele indivíduo.

PROTOCOLOS E FERRAMENTAS UTILIZADOS NA AVALIAÇÃO FONOAUDIOLÓGICA

- Rastreamento de disfagia orofaríngea em idosos (RaDI) – Parte superior do formulário (Anexo 47).
- Rastreamento de alterações vocais em idosos (RAVI) (Anexo 48).
- Protocolo fonoaudiológico de avaliação do risco para disfagia (PARD) (Anexo 45).
- Escala funcional de ingestão por via oral (FOIS) (Anexo 46).
- International dysphagia diet standardisation initiative (IDDSI) (Anexo 49).

CONSIDERAÇÕES FINAIS

Neste capítulo, destacamos a importância de uma abordagem atualizada e integrada na fonoaudiologia geriátrica. Essa prática é vital para melhorar a qualidade de vida das pessoas idosas, abordando de maneira eficaz os distúrbios de comunicação e deglutição. A aplicação dos conhecimentos discutidos visa a aprimorar o cuidado com os pacientes, envolvendo os fonoaudiólogos, os especialistas em gerontologia e os geriatras.

É crucial a utilização de um roteiro de avaliação sistematizado, que considere uma gama de informações pessoais, sociais e de saúde. Este roteiro permite intervenções mais personalizadas e efetivas, levando em conta fatores que influenciam a avaliação, como a cognição e o ambiente.

O processo deve ser claro e objetivo, incluindo a explicação dos propósitos da avaliação, a análise dos resultados e a comunicação eficiente dos achados, visando à compreensão dos pacientes e cuidadores. Por fim, o planejamento terapêutico deve ser adaptado às necessidades individuais, assegurando a continuidade e eficácia do tratamento.

BIBLIOGRAFIA

Cichero JA, Lam P, Steele CM, Hanson B, Chen J, Dantas RO, et al. Development of international terminology and definitions for texture-modified foods and thickened fluids used in dysphagia management: The IDDSI framework. Dysphagia. 2017;32:293-314.

Filho OL. Novo tratado de fonoaudiologia. 3. ed. São Paulo: Editora Manole; 2013.

Freitas EV, Py L. Tratado de geriatria e gerontologia. 4. ed. São Paulo: Editora Guanabara Koogan; 2017.

Furkim AM, Sacco ABF. Eficácia da fonoterapia em disfagia neurogênica usando a Escala Funcional de Ingestão por Via Oral (FOIS) como marcador. Revista CEFAC, São Paulo. 2008.

Magalhães Junior VH. Evidências da validade do questionário autorreferido para rastreamento de disfagia orofaríngea em idosos – RaDI. Tese. Doutorado em Saúde Coletiva. Rio Grande do Norte: 2018. https://acesse.one/Radi-HVmagahaesjunior

Marquesan IQ. Tratado das especialidades em fonoaudiologia. 1. ed. São Paulo: Editora ROCA; 2014.

Padovani AR, Moraes DP, Mangili LD, Andrade CRF de. Protocolo fonoaudiológico de avaliação do risco para disfagia (PARD). Rev Soc Bras Fonoaudiol. 2007Jul;12(3):199-205.

Pernambuco LA, Espelt A, Costa EBM, Lima KC. Screening for voice disorders in older adults (Rastreamento de alterações vocais em idosos—RAVI)—Part II: Validity evidence and reliability. J Voice. 2016;30(2):246.e19-246.e27.

Venites JP, Ramos LR, Suzuki H, Sanshes EP, Luccia G, Cortés LS, et al. Prevenção da pneumonia aspirativa em enfermaria geriátrico-gerontológica: descrição das condutas fonoaudiológicas. Rev Distúrbios da Comunicação. 2001;13(1):109-45.

AVALIAÇÃO TERAPÊUTICA OCUPACIONAL

CAPÍTULO 11

Janaína Santos Nascimento ▪ Ana Paula Correa Ferreira
Thainá Rodrigues de Melo

INTRODUÇÃO

Um dos principais objetivos das pessoas idosas hoje é manter a independência e a autonomia. A autonomia está relacionada com a capacidade de tomar decisões sobre quais atividades deseja desempenhar, como viver, com quem e onde, de acordo com o que a pessoa acredita ser importante. A independência, por sua vez, refere-se à capacidade de fazer o que ela precisa ou deseja, com pouca ou nenhuma necessidade de ajuda de outras pessoas.

No entanto, esses objetivos podem se tornar um desafio em virtude da presença de uma ou mais doenças e dos seus tratamentos, perdas físicas e cognitivas, quedas e isolamento social. A falta de autonomia e/ou independência na velhice é uma das principais fontes de sofrimento.

Diante disso, a atuação da Terapia Ocupacional é fundamental para favorecer a possibilidade de a pessoa idosa desempenhar suas atividades cotidianas da maneira como precisa e deseja, e sendo o mais independente e autônoma possível, mesmo diante da presença de doenças, incapacidades e/ou privações ocupacionais.

Ressalta-se que a intervenção da Terapia Ocupacional tem como enfoque as ocupações que podem acontecer em diferentes ambientes. Assim, o termo ocupação perpassa pelo envolvimento personalizado e significativo da pessoa idosa em suas atividades do cotidiano. Tais atividades são tão importantes para a vida das pessoas que há uma profissão – a Terapia Ocupacional – que estuda todos os aspectos envolvidos para a sua realização.

Dentre as ocupações que fazem parte do dia a dia da pessoa idosa, destacam-se as atividades da vida diária (AVD), as atividades instrumentais de vida diária (AIVD), o gerenciamento da saúde, o descanso e o sono, a educação, o trabalho, o lazer e a participação social (AOTA, 2020). Portanto, as ocupações precisam ser cuidadosamente avaliadas pelos terapeutas ocupacionais, e, quando pertinentes, as intervenções devem ser planejadas e implementadas com o objetivo de melhorar e manter o envolvimento ocupacional.

AVALIAÇÃO DO TERAPEUTA OCUPACIONAL

A avaliação terapêutica ocupacional deve contar com informações oriundas de múltiplas fontes, a fim de favorecer parâmetros de admissão, de continuidade e de alta no serviço, em enfermarias, ambulatórios, ambientes domiciliares e instituições de longa permanência para idosos. Os dados colhidos diretamente com a pessoa idosa devem incluir o que ela conta sobre si, a sua história, a sua condição de saúde, as suas prioridades ocupacionais e o seu cotidiano. O terapeuta ocupacional deve buscar outros dados também por meio das pessoas que se relacionam com a pessoa idosa e do diálogo com outros profissionais.

Outro aspecto importante, além das perguntas, é a necessidade de criar oportunidades para observar a pessoa idosa realizando as suas ocupações de forma a favorecer uma avaliação sistemática das habilidades de desempenho e das singularidades do processo do fazer.

Ao conhecer a pessoa idosa, por exemplo, o terapeuta ocupacional já deve estar atento aos seguintes detalhes:

- Higiene oral e cuidados pessoais.
- Vestuário: roupa e acessórios escolhidos, levando em consideração a hora do dia e o clima.
- Dificuldade de se expressar e estabelecer contato visual.
- Presença de um cuidador que responda pela pessoa idosa ou a incentive a responder no seu tempo e da forma que ela consiga.
- Necessidade de ajuda para chegar à sala de atendimento e sentar-se sozinha.
- Uso de recursos de Tecnologia Assistiva (uso de bengala para mobilidade funcional, prótese dentária, aparelhos auditivos e óculos, por exemplo).

Uma habilidade que diferencia o terapeuta ocupacional de outros profissionais perpassa pela coleta e utilização de informações que levem a um plano para ajudar as pessoas idosas a desempenharem suas atividades diárias. Para esse capítulo, utilizou-se como base conhecimentos descritos na quarta edição da Estrutura de Prática de Terapia Ocupacional: Domínio e Processo, publicada em 2020, que é um documento oficial da Associação Americana da Terapia Ocupacional (AOTA).

PERFIL OCUPACIONAL

Nesta etapa, o terapeuta ocupacional terá uma compreensão da história e das experiências ocupacionais da pessoa idosa, rotina, interesses, valores, gerenciamento do tempo e necessidades, além das razões da pessoa idosa procurar o serviço, pontos fortes e preocupações em relação ao desempenho, apoios e barreiras, e prioridades.

Algumas perguntas são feitas nesse processo inicial, dentre elas, destacam-se:

- Pode me contar sobre você e suas experiências?
- Quais são os seus papéis ocupacionais (p. ex., dona de casa, esposa, mãe, avó, voluntária)?
- Quais são as atividades que despertam seu interesse e dão sentido para sua vida?
- Por que você procurou o serviço? Quais são as suas preocupações atuais em relação às suas atividades cotidianas?
- Você deixou de desempenhar alguma atividade que é necessária e/ou desejada para o seu dia a dia? Qual a relevância e importância desta(s) atividade(s)?
- Existe algo que limite ou impeça você de desempenhar essa atividade?
- Existe algo que ajude você a desempenhar essa atividade (presença de terceiros, adaptação no ambiente, exploração do uso de auxiliares de memória)?
- Teria alguma atividade que gostaria de voltar a desempenhar? Ou que gostaria de desempenhar com mais habilidade e segurança?
- Quais são as suas prioridades neste momento?

O terapeuta ocupacional deverá considerar no seu plano de cuidado os interesses e as metas da pessoa. Nesta etapa, ele também deve avaliar sobre a capacidade da pessoa idosa se expressar e compreender informações faladas e escritas.

Se ela não conseguir responder as perguntas, o terapeuta ocupacional buscará ajuda da família e de pessoas próximas. O cuidado às famílias e aos cuidadores é parte integrante e fundamental na assistência terapêutica ocupacional. Diante disso, o profissional também buscará escutar e acolher as demandas próprias do familiar e do cuidador.

CONDIÇÃO DE SAÚDE

Apesar de o enfoque não ser em suas condições clínicas, o terapeuta ocupacional precisará analisar sobre e como isso pode ter impacto no desempenho ocupacional da pessoa. A análise das funções e das estruturas corporais também são fundamentais para nortear o raciocínio terapêutico ocupacional.

Além de buscar informações no prontuário e no diálogo com outros profissionais da equipe, é essencial ouvir a narrativa da pessoa idosa sobre o seu histórico clínico, a fim de entender a sua percepção, o seu nível de conhecimento e as estratégias utilizadas para realizar o gerenciamento de saúde. Nesta etapa, o terapeuta ocupacional compreende se a pessoa idosa consegue responder as perguntas sobre a sua condição de saúde ou contar sobre os seus problemas sem auxílio de terceiros.

As informações importantes da condição de saúde são:

- Histórico clínico (diagnóstico, tratamento, prognóstico e plano de cuidados).
- Alterações em funções do corpo (p. ex., funções sensoriais e respiratórias).
- Presença de síndromes geriátricas.
- Consequências do adoecimento e do tratamento.
- Medicamentos utilizados.
- Utilização de dispositivos (colostomia, ileostomia e urostomia, sonda vesical de demora, oxigenoterapia, dentre outros).
- Contraindicações para o desempenho de atividades cotidianas (alterações laboratoriais, cirurgias, dentre outros).
- Capacidade funcional prévia e atual.
- Dificuldade de participar dos atendimentos – pela distância, falta de acessibilidade, mobilidade, sobrecarga da família, dificuldade de compreender a necessidade.
- Busca ativa de sinais e sintomas incluindo aspectos físicos, sociais, emocionais e sociais.
  - Aspectos físicos (dor, fadiga, dispneia, constipação, caquexia, sarcopenia, náusea, imobilidade, depressão, *delirium*, ansiedade, dentre outros). Além da identificação dos sintomas, é importante compreender a duração, a intensidade e os fatores desencadeantes, que acompanham e melhoram, em especial, durante a realização das atividades cotidianas.
  - Aspectos emocionais (preocupações, medo da perda da independência e da autonomia, risco de luto prolongado).
  - Aspectos espirituais (conflitos religiosos, crenças e rituais importantes, práticas espirituais cotidianas interrompidas e o motivo).
  - Aspectos sociais/familiares (ruptura na rotina ocupacional, aposentadoria, morte de pessoas queridas, isolamento social, suporte de cuidado insuficiente, presença de conflitos familiares, baixa renda, pendências financeiras).
- Gerenciamento de saúde e sintomas (como reconhecer os sintomas e flutuações, buscar ajuda no sistema de saúde, quando necessário, e tomar a medicação prescrita).

"E SE A PESSOA NÃO CONSEGUE SE COMUNICAR, QUAIS ESTRATÉGIAS POSSO USAR?"

Caso isso aconteça, é importante procurar alguma estratégia de comunicação com ela. É fundamental abordar assuntos a respeito dos quais a pessoa possa participar e acompanhar a conversa. Envolvê-la na avaliação, dentro do que é possível, é uma forma de respeitar e valorizar a autonomia dessa pessoa.

Ressalta-se que as atitudes do profissional podem dificultar o cuidado e o relacionamento com a pessoa idosa. Por isso, o terapeuta ocupacional precisa estar atento às barreiras atitudinais.

Para envolver a pessoa na avaliação, o terapeuta ocupacional precisará avaliar o quanto ela consegue compreender o que ouve e lê, atender comandos simples e complexos e quais são as estratégias utilizadas para se expressar (como usar palavras soltas, piscar os olhos, fazer gestos com a cabeça, apontar o que deseja, responder com o dedo indicador).

O primeiro ponto crucial é perguntar para o acompanhante como você pode incluir essa pessoa no diálogo. Como você se comunica com o seu familiar? Pode me contar um pouco sobre as estratégias que você utiliza no dia a dia?

> Exemplo: Meu pai consegue ler e compreender tudo que falamos, mas tem dificuldade de responder as perguntas e escrever. Ele consegue responder perguntas do tipo "Sim e Não" com movimentos da cabeça e escrever as três primeiras letras de uma palavra.

Informações pessoais da pessoa idosa e sua família também são importantes para o profissional avaliar o nível de compreensão a partir de perguntas afirmativas e negativas, assim como realizar a adequação linguística como elemento essencial para a prática. Algumas destas informações são:

- Nome completo.
- Forma como gosta de ser chamado.
- Idade.
- Endereço.
- Nomes dos filhos, netos e das pessoas as quais têm mais contato.
- Escolaridade.
- Capacidade visual e auditiva.
- Hábitos.
- Profissão.

Depois desta etapa, o profissional pode utilizar recursos de Comunicação Alternativa e Ampliada para favorecer a inclusão dessa pessoa durante a avaliação. Os recursos podem ser: lousa para escrever, pranchas de Comunicação Alternativa com diferentes números de símbolos e com as letras de alfabeto. Diante disso, torna-se fundamental que o terapeuta ocupacional tenha alguns destes recursos em seu espaço de trabalho. A seguir, alguns exemplos de pranchas que podem ser interessantes para beneficiar a autonomia da pessoa idosa e ampliar a sua participação. Na Figura 11-1, são apresentadas quatro pranchas que podem ser utilizadas na prática dos profissionais com pessoas com dificuldade de comunicação oral. Na Figura 11-2, são apresentadas pranchas com quatro símbolos que permitem que a pessoa pergunte brevemente sobre o profissional e os objetivos do cuidado.

Outras estratégias também podem ser: usar frases simples e curtas, articular bem as palavras e olhar para a pessoa idosa. Se perceber que ela continua com dificuldade, dê, no máximo, duas opções de escolhas simples, além de associar a fala com fotografias, objetos e gestos.

É essencial prestar atenção nas expressões corporais da pessoa idosa durante a avaliação e o atendimento. Lembre-se que as expressões podem passar uma mensagem de sofrimento, angústia, dor, satisfação e contentamento.

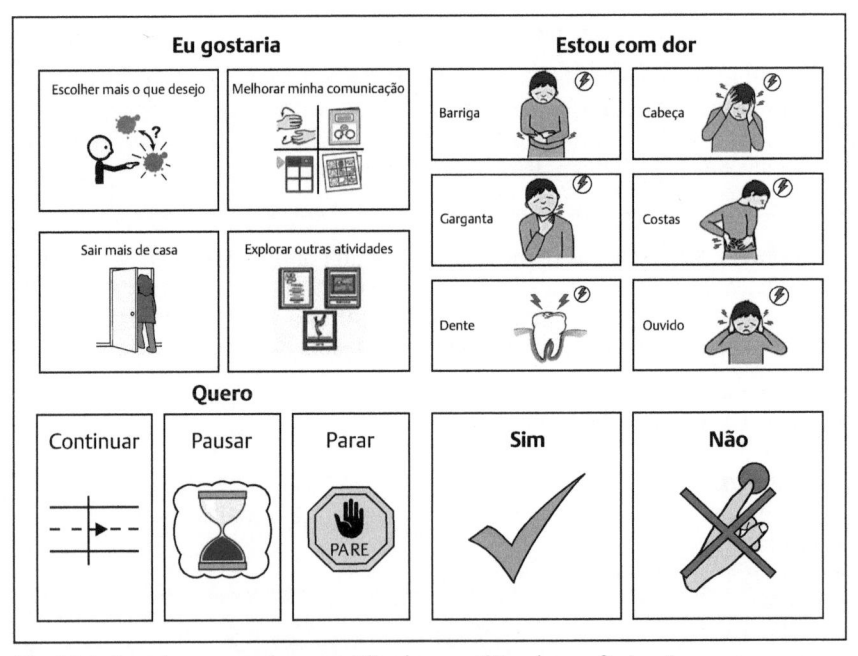

Fig. 11-1. Pranchas que podem ser utilizadas na prática dos profissionais com pessoas com dificuldade de comunicação oral. (Fonte: as autoras.)

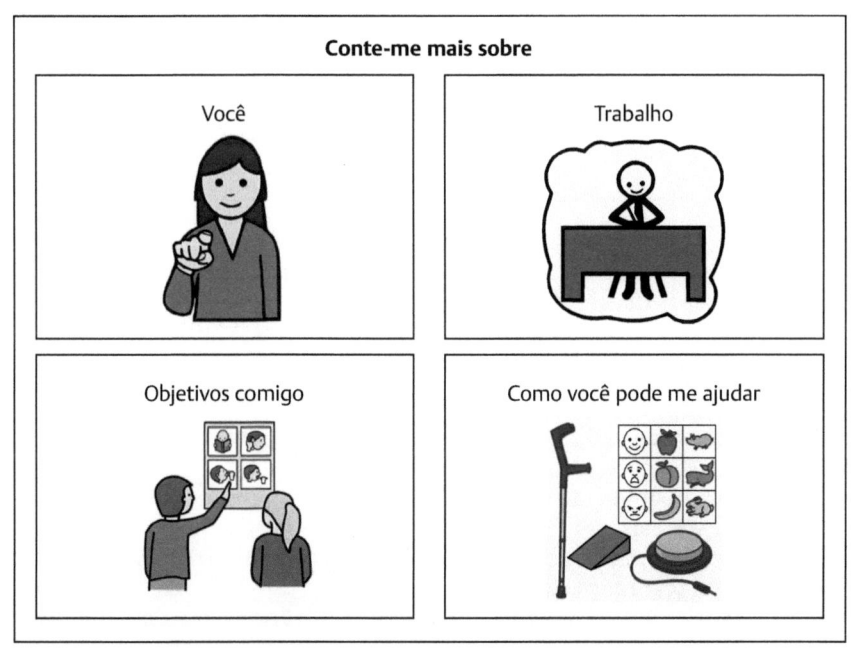

Fig. 11-2. Símbolos que permitem que a pessoa pergunte brevemente sobre o profissional e os objetivos do cuidado. (Fonte: as autoras.)

DESEMPENHO OCUPACIONAL

Após essa etapa, o terapeuta ocupacional identifica os fatores facilitadores e as barreiras relacionadas com o desempenho ocupacional, que resulta da transação dinâmica entre a pessoa idosa, os seus contextos (pessoais e ambientais) e a ocupação (atividades pessoalmente significativas). Importante também avaliar se houve uma descontinuidade nas ocupações, ao passo que alguns problemas podem interromper a participação da pessoa idosa em atividades necessárias e desejadas.

Nesta etapa, o terapeuta ocupacional pode realizar:

- Análise da ocupação.
- Entrevista e aplicação de instrumentos.

ANÁLISE DA OCUPAÇÃO

Consiste em analisar a capacidade da pessoa idosa durante o engajamento em uma atividade desejada e necessária. Para o terapeuta ocupacional, é indispensável compreender todos os aspectos envolvidos na realização de uma atividade pela pessoa idosa.

> Exemplo: Dona M. trouxe como demanda ocupacional voltar a cozinhar após internação prolongada por causa das consequências da Covid-19. Segundo ela, cozinhar para os filhos é um ato de amor e troca de afetos. No entanto, o desempenho após a Covid-19 tornou-se um grande desafio.

A Figura 11-3 apresenta o laboratório de atividades cotidianas, equipado com utensílios de cozinha, utilizado pelo terapeuta ocupacional para realizar a análise da ocupação. Caso o terapeuta ocupacional não disponha de um espaço como esse, pode criar outras oportunidades para avaliar o desempenho da ocupação.

Por meio desta análise, torna-se possível compreender e explorar sobre:

- Capacidade da pessoa realizar a atividade escolhida e a motivação.
- Autopercepção da pessoa sobre sua capacidade.
- Frequência – a atividade de cozinhar acontece rotineiramente ou somente em datas especiais.
- Quais etapas da atividade ela precisa de ajuda e que tipo de ajuda.
- Realiza com segurança a atividade.
- Como ela faz para adquirir os alimentos necessários para a atividade de cozinhar.

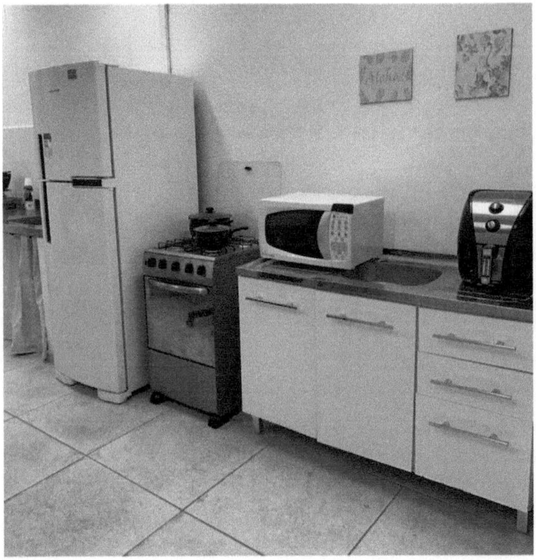

Fig. 11-3. Laboratório utilizado para avaliação e intervenção terapêutica ocupacional. (Fonte: as autoras.)

- Condições financeiras para adquirir os alimentos e equipamentos necessários.
- Apresenta funções sensoriais, geniturinárias e neuromusculoesqueléticas adequadas, como:
  - Sente cheiros.
  - Ouve o chiado da panela de pressão.
  - Possui conscientização da posição do corpo e do espaço.
  - Reconhece se a comida ficou salgada.
  - Discriminação de temperatura.
  - Continência.
  - Força muscular e mobilidade articular.

AVALIAÇÃO DAS HABILIDADES DO DESEMPENHO

- Habilidades motoras, como: Alcança a panela? Consegue manusear panela quente? Consegue inclinar-se? Consegue segurar a panela de pressão cheia contra a gravidade? Consegue andar com facilidade? Completa a atividade sem presença de sintomas, como fadiga?
- Habilidades processuais, como: Reproduz receitas que tenha testado em outro momento? Decide qual refeição preparar e quantidade necessária? Compreende o sequenciamento da atividade? Procura e reconhece os objetos que são necessários para a atividade de cozinhar?
- Habilidades de interação social, como: Articula bem as palavras? Consegue expressar suas ideias e opiniões? Apresenta um discurso repetitivo e agressivo?

Ressalta-se que a observação do desempenho, especialmente no ambiente onde a pessoa vive, pode proporcionar informações robustas sobre a capacidade de funcionamento, os facilitadores, as barreiras e os recursos que aquele espaço tem para oferecer. Ademais, é necessário realizar o treinamento da pessoa idosa no seu próprio ambiente, assim como de seus cuidadores. Caso não seja possível, o terapeuta ocupacional deve buscar estratégias para conhecer esse ambiente por meio do autorrelato, de fotos e vídeos para essa análise.

POSSIBILIDADES DE AVALIAÇÕES

Os terapeutas ocupacionais usam avaliações padronizadas e não padronizadas para analisar o desempenho. Algumas são de natureza mais global, outras são destinadas para avaliar um domínio único.

Uma entrevista pode favorecer o conhecimento de fatores subjacentes que estão interferindo no desempenho. Cada indivíduo é único e terá seu próprio conjunto de pontos favoráveis e desafiadores. Além disso, os valores da família ou de sua cultura em relação à pessoa idosa podem influenciar nas expectativas e se a independência e autonomia serão incentivadas.

Já a aplicação de instrumentos que apresentem adequação psicométrica no contexto brasileiro, de modo confiável sobre os constructos que pretendem avaliar, pode favorecer a tomada de decisão na prática diária da Terapia Ocupacional e a criação de indicadores.

Exemplos de instrumentos com tais características são: o *Activity Card Sort* (ACS) (Anexo 52), a Medida Canadense do Desempenho Ocupacional (COPM) (Anexo 53), a Escala de Vivências Afetivas e Sexuais do Idoso (EVASI) (Anexo 51) e a Medida de Independência Funcional (MIF) (Anexo 50).

CONSIDERAÇÕES FINAIS

Embora não seja o objetivo deste capítulo esgotar as possibilidades de avaliação da Terapia Ocupacional, ao descrever o processo de forma detalhada, espera-se ampliar as trocas entre os profissionais desta e de outras categorias envolvidas na atenção à saúde da pessoa idosa.

BIBLIOGRAFIA

American Occupational Therapy Association. Occupational therapy practice framework: Domain & process. 4th ed. Am J Occupat Ther. 2020;74(Suppl. 2):7403420010.

Bernardo LD, Deodoro TMS, Ferreira RG, Ponte, TB, Almeida PHTQ. Propriedades de medida do *Activity Card Sort* – Brasil: a avaliação da participação de idosos em atividades. Cadernos Brasileiros de Terapia Ocupacional. 2021;29(1):1-11, e2913. Disponível em: https://www.scielo.br/j/cadbto/a/VBkxtk8Z8w4dRSCZQnJ3Wxw/#. Acesso em 12 dez. 2023.

Bernardo LD, Pontes TB, Almeida PHTQ. Activity Card sort: manual do usuário/Carolyn M. Baum, Dorothy Edwards. Rio de Janeiro: IFRJ; 2021. 51p.

Bernardo LD, Pontes TB, Souza KI, Santos SG, Deodoro TMS, Almeida PHTQ. Adaptação transcultural e validade de conteúdo do Activity Card Sort ao português brasileiro. Cadernos Brasileiros de Terapia Ocupacional. 2020 Oct/Dec;28 (4): 1-15. Disponível em: https://www.scielo.br/j/cadbto/a/rqHwZYmM5zc7FVFzM9n8N5J/?lang=pt. Acesso em 12 dez. 2023.

Caire JM, Maurel-Techene S, Letellier T, Heiske M, Warren S, Schabaille A, Destruhaut F. Canadian occupational performance measure: Benefits and limitations highlighted using the Delphi method and principal component analysis. Occupational Therapy International. 2022;1(1):1-14. Disponível em: https://www.hindawi.com/journals/oti/2022/9963030/. Acesso em 12 dez. 2023.

De Waal MWM, Haaksma ML, Doornebosch AJ, Meijs R, Achterberg WP. Systematic review of measurement properties of the Canadian Occupational Performance Measure in geriatric rehabilitation. Eur Geriatr Med. 2022;13(6):1281-98. Disponível em: https://www.ncbi.nlm.nih.gov/pmc/articles/PMC9722840/. Acesso em 5 de dez. 2023.

Ribeiro DKMN, Lenardt MH, Lourenço TM, Betiolli SE, Seima MD, Guimarães CA. O emprego da medida de independência funcional em idosos. Rev Gaúcha Enferm. 2017;38(4):1-8. Disponível em: https://www.scielo.br/j/rgenf/a/vxjpyHDZq8ZtQptRsd5gHDr/. Acesso em 19 dez. 2023.

Riberto M, Miyazaki MH, Jorge Filho D, Sakamoto H, Battistella LR. Reprodutibilidade da versão brasileira da Medida de Independência Funcional. Acta Fisiátrica, [S. l.]. 2001;8(1):45-52. Disponível em: https://www.revistas.usp.br/actafisiatrica/article/view/102274. Acesso em 19 dez. 2023.

Riberto M, Miyazaki MH, Jucá SSH, Sakamoto H, Pinto PPN, Battistella LR. Validação da versão brasileira da medida de independência funcional. Acta Fisiátrica, [S. l.]. 2004;11(2): 72-6. Disponível em: https://www.revistas.usp.br/actafisiatrica/article/view/102481. Acesso em 12 dez. 2023.

Vieira KFL. Sexualidade e qualidade de vida do idoso: desafios contemporâneos e repercussões psicossociais. 2012. 234 f. Dissertação (Mestrado em Psicologia Social). João Pessoa:Universidade Federal da Paraíba; 2012.

CAPÍTULO 12

AVALIAÇÃO NUTRICIONAL

Glaucia Cristina de Campos

INTRODUÇÃO

Na literatura científica e na prática clínica, observa-se que pessoas idosas podem apresentar alterações alimentares com o avanço da idade. O envelhecimento envolve maior risco para desenvolvimento de algumas deficiências nutricionais, pela baixa ingestão dietética de alimentos fontes de proteínas, vitaminas e minerais. Esta situação é agravada por problemas como perda dentária, prótese mal adaptada, alterações na deglutição, redução do apetite, paladar e olfato, redução da eficiência digestiva, além das comorbidades e polifarmácia associadas, o que resulta em ingestão inadequada, levando a perda ponderal.

Nesta direção, é fundamental realizar a avaliação nutricional em todas as esferas de assistência, para obter um melhor prognóstico e intervir precocemente nos problemas de saúde. O envelhecimento é um processo fisiológico e progressivo, caracterizado por alterações anatômicas, metabólicas e funcionais. Entre as várias mudanças que ocorrem, destacam-se as relacionadas com o estado nutricional e a composição corporal, como o aumento do tecido adiposo, a perda de massa óssea e a redução do tecido muscular.

As mudanças na composição corporal podem desencadear a obesidade em idosos, devido ao aumento da gordura corporal e à redistribuição da massa gorda, com maiores níveis de gordura intramuscular subcutânea depositada no tronco e não nas extremidades. Combinadas com a diminuição da massa muscular e atividade física, tais mudanças podem resultar em diminuição do gasto energético basal, contribuindo para o aumento do tecido adiposo.

A redução da massa e força muscular que ocorrem naturalmente com o processo do envelhecimento é definida como sarcopenia, que pode acometer também indivíduos com obesidade, desencadeando a obesidade sarcopênica.

A sarcopenia é uma doença muscular caracterizada pela baixa força e massa muscular. A avaliação nutricional periódica permite verificar precocemente o declínio de massa e força muscular, permitindo direcionar as intervenções nutricionais e interdisciplinares para prevenir a desnutrição, sarcopenia e promover a manutenção da capacidade intrínseca.

Nesse sentido, cabe destacar que a avaliação nutricional é um componente imprescindível na avaliação da capacidade intrínseca em todos os ambientes de assistência a pessoa idosa.

A realização da triagem nutricional da pessoa idosa por meio de instrumentos como a Miniavaliação nutricional (MAN) – (Anexo 55) representa um dos domínios da avaliação geriátrica ampla por ser uma ferramenta sensível de detecção do risco nutricional e da desnutrição. Após a triagem nutricional, o profissional poderá encaminhar o idoso para o nutricionista realizar a avaliação nutricional e o plano de cuidados nutricionais.

A avaliação nutricional é composta por vários métodos, pois abarca não somente métodos tradicionais, mas informações relacionadas com a saúde biopsicossocial que podem levar a situações de risco nutricional e a desnutrição. Ademais, é essencial para o diagnóstico nutricional e deve ser realizada nos ambulatórios em todos os idosos, na internação hospitalar ou em instituições de longa permanência para idosos (ILPI) durante as primeiras 24 horas e registrada no prontuário, de modo que a desnutrição ou o risco de desnutrição sejam precocemente avaliados, permitindo a introdução de intervenções nutricionais eficazes para reversão desse quadro. A desnutrição interfere na evolução e no tratamento do paciente; assim, há uma necessidade primordial para identificação antecipada.

PRINCIPAIS OBJETIVOS NA AVALIAÇÃO NUTRICIONAL

- Realizar a triagem nutricional e identificar os indivíduos em risco nutricional e desnutrição.
- Concretizar o diagnóstico nutricional por meio da antropometria, medidas de composição corporal, avaliação bioquímica e avaliação dietética para identificar a desnutrição, sarcopenia, obesidade e obesidade sarcopênica.
- Monitorar a eficácia da intervenção dietética e a terapia nutricional.
- Promover um melhor prognóstico clínico, nutricional e funcional com o diagnóstico nutricional precoce.

AVALIAÇÃO NUTRICIONAL NOS DIFERENTES CENÁRIOS: AMBULATÓRIOS, HOSPITAIS E ILPI

A avaliação nutricional deve ser realizada periodicamente em pessoas idosas robustas e frágeis. É composta pela aplicação da MAN (Anexo 54), do exame físico, da avaliação antropométrica (peso, altura, perímetro do braço, perímetro abdominal, perímetro da panturrilha e perímetro muscular do braço), da avaliação da composição corporal para determinar a massa muscular, gordura visceral e percentual de gordura, da avaliação dietética (anamnese alimentar, registro de alimentos ou questionário de frequência de alimentos), e da avaliação dos parâmetros bioquímicos por meio de exames laboratoriais. O nutricionista precisa analisar todos os indicadores para realizar o diagnóstico nutricional e finalizar com a elaboração do plano de cuidados nutricionais e o plano alimentar (Fig. 12-1).

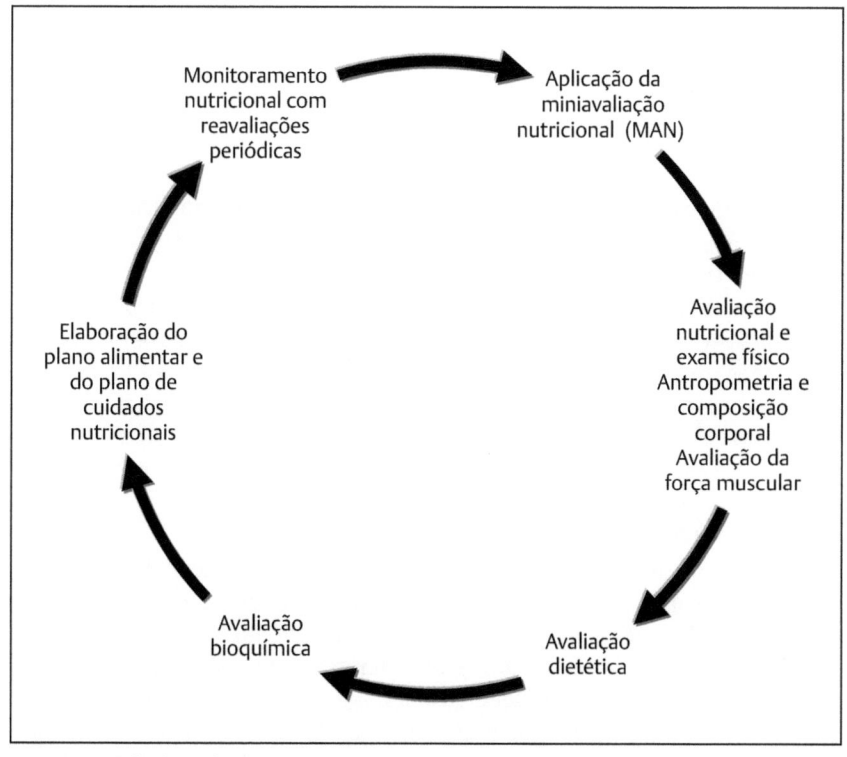

Fig. 12-1. Ciclo de avaliação e monitoramento nutricional da pessoa idosa. (Fonte: a autora.)

Triagem Nutricional com a MAN

A MAN é considerada um instrumento com boa sensibilidade para identificar a desnutrição em idosos, sendo fundamental a avaliação do estado nutricional precoce para o tratamento adequado e a reversão do quadro. Seu objetivo é avaliar o risco de desnutrição e a desnutrição.

Permite avaliar de maneira multidimensional, as condições de saúde da pessoa idosa, uma vez que o processo de envelhecimento se expressa também em alterações fisiológicas, psicológicas e sociais. A aplicação da MAN em pessoas idosas residentes em comunidades possibilita intervenções nutricionais precoces e minimizam as complicações em saúde, além de favorecer a autonomia e a capacidade funcional desse grupo etário.

- A MAN ampliada (Anexo 54) é utilizada para avaliação do estado nutricional na sua aplicação integral, estando a forma reduzida restrita para triagem nutricional.
- A MAN versão reduzida (SF) (Anexo 55) é um instrumento de triagem nutricional e pode ser preenchido periodicamente nas avaliações em domicílio, ambulatórios, hospitais e em instituições de longa permanência.

Antropometria

A palavra antropometria vem do grego, combinando *anthro* (corpo) e *metria* (medida), sendo definida por Jelliffe (1966) "como a medida das variações das dimensões corporais em diferentes idades e nos diferentes níveis de nutrição". A antropometria é essencial para monitorar o estado nutricional e é amplamente utilizada em pesquisas epidemiológicas e na prática clínica. Tem algumas vantagens como ser um método simples, rápido, de baixo custo e não invasivo.

Peso Corporal

Expressa a dimensão da massa, ou volume corporal, constituída pelos tecidos adiposo, muscular e ósseo. A pesagem deve ser realizada periodicamente nos diferentes espaços de assistência nutricional.

Para a pesagem, a pessoa idosa deve manter-se em pé, descalça e com o mínimo de roupas possível. Deve posicionar-se no centro da plataforma da balança, com o peso distribuído uniformemente entre os dois pés, mantendo-se ereta, sem movimentar-se e com os braços estendidos ao longo do corpo. Para pacientes acamados, imobilizados ou em uso de cadeira de rodas, foram desenvolvidas balanças adaptadas ao leito ou plataformas de balanças adaptadas à cadeira de rodas como alternativas para realizar a pesagem; entretanto, apresentam um custo elevado. Foram desenvolvidas fórmulas preditivas do peso corporal descritas a seguir para auxiliar nessas situações (Quadro 12-1).

Quadro 12-1. Fórmula para cálculo do peso estimado

Homem
Peso (kg)= (0,5759 × PB) + (0,5263 × PA) + (1,2452 × PP) − (4,8689 × 1) − 32,9241
Mulher
Peso (kg) = (0,5759 × PB) + (0,5263 × PA) + (1,2452 × PP) − (4,8689 × 2) − 32,9241

PB: Perímetro do braço (cm); PA: perímetro abdominal (cm); PP: perímetro da panturrilha (cm)
Fonte: Rabito EI, et al. Validation of predictive equations for weight and height using a metric tape.
Nutrición Hospitalaria, 2008 Dez;23(6):614-18.

Estatura

Com relação a estatura, há uma redução de 0,5 a 2 cm por década devido ao aumento da curvatura da coluna em consequência do achatamento dos discos intervertebrais e devido a alterações, como: osteoporose, cifose dorsal, escoliose, perda do tônus muscular, arqueamento dos membros inferiores e/ou achatamento do arco plantar.

Para avaliação da estatura, a pessoa idosa deverá ficar em pé, descalça, encostando nuca, nádegas e calcanhares em uma barra ou parede vertical fixa inextensível e graduada em centímetros. A cabeça deve ficar ereta e o olhar fixo à frente.

Índice de Massa Corporal (IMC)

O IMC é amplamente utilizado em estudos epidemiológicos e é obtido pela razão do peso corporal pela altura ao quadrado (Quadro 12-2). O emprego do IMC apresenta limitações em função do decréscimo de estatura, acúmulo de tecido adiposo, redução da massa corporal magra e diminuição da quantidade de água no organismo. O IMC não prediz a distribuição da gordura corporal e não permite diferenciar massa muscular de massa gorda.

O Ministério da Saúde por meio do sistema de vigilância alimentar e nutricional (SISVAN) utiliza os pontos de corte propostos pelo *Nutrition Sreening Iniciative* (baixo peso − IMC < 22 kg/m², eutrofia − IMC entre 22 e 27 kg/m² e sobrepeso − IMC > 27 kg/m²). Cabe destacar a classificação do IMC proposta pela Organização Pan-Americana de Saúde (OPAS) (Quadro 12-3). Os pontos de corte do IMC utilizados para pessoas idosas levam em consideração as mudanças na composição corporal que ocorrem com o envelhecimento.

Quadro 12-2. Fórmula para cálculo do IMC

IMC = Peso (kg)/Altura² (metros)

Perda Ponderal

A perda não intencional rápida e significativa do peso corporal é indicativa de doença subjacente. Portanto, verificar a velocidade da perda de peso (VPP) e a Classificação da VPP é determinante para compor a avaliação nutricional da pessoa idosa (Quadros 12-4 e 12-5).

Estimativa da Estatura

Em situações que o indivíduo não consiga ficar em pé ou esteja acamado sugere-se estimar a massa corporal e a estatura por meio de equações de predição que estimem o seu valor. A altura pode ser estimada a partir do comprimento da perna (altura do joelho), pois possibilita avaliar a altura de pacientes acamados, cadeirantes ou imobilizados, quando utilizadas as equações propostas por Chumlea *et al.* (Quadros 12-6 e 12-7).

Quadro 12-3. Classificação do estado nutricional de idosos, com base no índice de massa corporal

IMC	Classificação
≤ 23	Baixo peso
> 23 e < 28	Eutrófico
≥ 28 e < 30	Sobrepeso
≥ 30	Obesidade

Fonte: Organização Pan-Americana de Saúde. XXXVI Reunión del Comitê Asesor de Investigaciones en Salud – Encuesta Multicêntrica – Salud Beinestar y Envejecimeiento (SABE) en América Latina y el Caribe. Informe preliminar, 2022.

Quadro 12-4. Fórmula para calcular VPP

VPP (%) = (Peso Habitual − Peso Atual) × 100/Peso Habitual

Quadro 12-5. Classificação da VPP

Tempo	Perda significativa (%)	Perda grave (%)
1 semana	1 a 2	> 2
1 mês	5	> 5
3 meses	7,5	> 7,5
6 meses	10	> 10

Fonte: Blackburn GL, Bistrian BR. Nutritional and metabolic assessment of the hospitalized patient. JPEN. 1977;1: 11-22.

Quadro 12-6. Fórmula para cálculo da altura estimada

Homem
Altura (cm) = [64,19 − (0,04 × idade em anos) + (2,02 × AJ)]
Mulher
Altura (cm) = [84,88 − (0,24 × idade em anos) + (1,83 × AJ)]

AJ: Altura do joelho.
Fonte: Chumlea WC, Roche AF, Steinbaugh ML. Estimating stature from knee height for person 60 to 90 years of age. J Am Geriatric Soc. 1985;33:116-120.

Quadro 12-7. Fórmula para cálculo da altura estimada segundo raça e etnia

Homens
Não hispânicos brancos 78,31 + (1,94 × AJ) – (0,14 × idade)
Não hispânicos negros 79,69 + (1,85 × AJ) – (0,14 × idade)
Mexicano-americanos 82,77 + (1,83 × AJ) – (0,16 × idade)
Mulheres
Não hispânicas brancas 82,21 + (1,85 × AJ) – (0,21 × idade)
Não hispânicas negras 89,58 + (1,61 × AJ) – (0,17 × idade)
Mexicano-americanas 84,25 + (1,82 × AJ) – (0,26 × idade)

Fonte: Chumlea WC, Roche AF, Steinbaugh ML. Estimating stature from knee height for person 60 to 90 years of age. J Am Geriatric Soc. 1985;33:116-20.

Medida da Altura do Joelho

É feita com a perna flexionada, formando com o joelho um ângulo de noventa graus, e posicionando a base da régua embaixo do calcanhar do pé e a haste pressionando a cabeça da fíbula. Pode ser feita também com o idoso deitado em posição supina. A leitura da régua ou paquímetro ósseo deve ser feita no décimo de centímetro mais próximo.

Perímetro da Cintura

Segundo a Organização Mundial da Saúde (OMS), a medida deve ser aferida no ponto médio entre última costela e a crista ilíaca. A medida do perímetro da cintura tem sido recomendada como preditor antropométrico de gordura visceral. O aumento da gordura abdominal é um fator de risco para doenças metabólicas e cardiovasculares, conforme descrito no Quadro 12-8.

Quadro 12-8. Valores de circunferência da cintura considerados como risco para doenças associadas à obesidade

Risco elevado	Risco muito elevado
Mulheres ≥ 80 cm	≥ 88 cm
Homens ≥ 94 cm	≥ 102 cm

Fonte: WHO, World HealthOrganization. Physical status: the use and interpretation of anthropometry. WHO Technical Report Series, 854. Geneva;1995.

Perímetro do Braço e Perímetro Muscular do Braço

O perímetro do braço (PB), por si só, não é adequado para medir a massa muscular em pessoas idosas, porém pode ser útil em avaliações de triagem ou acompanhamento da desnutrição e perda de peso. O PB relaciona-se à composição corporal total e é menos sensível às modificações na musculatura do indivíduo. Contudo, quando combinado à medida da prega cutânea tricipital (PCT), permite estimar a reserva muscular a partir do perímetro muscular do braço (PMB) por meio da fórmula apresentada a seguir (Quadro 12-9).

Para efetuar a medida do PB, é necessário que o braço esquerdo esteja relaxado ao longo do corpo e que a circunferência seja medida no ponto médio entre o processo acromial da escápula e o olécrano da ulna, utilizando uma fita métrica inelástica no braço não dominante flexionado, formando um ângulo reto.

Prega Cutânea Tricipital (PCT)

A PCT é utilizada para acompanhar e avaliar a reserva calórica, sendo vista como o ponto mais representativo da camada subcutânea de gordura. No entanto, possui algumas limitações devido à redistribuição da gordura corporal subcutânea que acontece com o envelhecimento, o que pode afetar a acurácia desta técnica, além das alterações nos locais de gordura subcutânea intramuscular. Outro ponto limitante são as alterações das características viscoelásticas da espessura da pele e da hidratação corporal, pois afetam o pinçamento da dobra cutânea.

Deve ser aferida com um adipômetro no braço não dominante. Inicialmente, deve-se identificar o ponto médio entre o acrômio e o olécrano, na região posterior, com o braço flexionado em 90 graus. Em seguida, com o braço relaxado e estendido ao longo do corpo, realizar o pinçamento da dobra no ponto médio.

Perímetro da Panturrilha (PP)

O paciente deve permanecer sentado ou em pé, com os pés separados em cerca de 20 cm, com as pernas fixas ao chão e flexionadas em 90 graus. O perímetro da panturrilha fornece a medida mais sensível da massa muscular. Para medir o PP, o avaliador deverá posicionar a fita métrica inextensível no plano perpendicular à linha longitudinal da panturrilha e no perímetro mais protuberante. Deve-se considerar normal o perímetro igual ou maior a 31 cm para ambos os sexos.

Quadro 12-9. Fórmula para cálculo do PMB

PMB = PB − (0,314 × PCT)

PMB: Perímetro muscular do braço (cm); PB: perímetro do braço (cm); PCT: prega cutânea tricipital (mm).
Fonte: Gibson RS. Principles of nutritional assessment. Oxford University Press, USA; 2005.

Outro ponto de corte foi proposto por Pagotto *et al.*, em 2018, que recomendam para triagem de massa muscular reduzida o uso do perímetro da panturrilha, utilizando os valores de 33 cm em mulheres e 34 cm em homens por apresentarem melhor capacidade preditiva de massa muscular diminuída. Ademais, os autores observaram que a proporção estimada de massa muscular diminuída, usando estes pontos de corte, foi semelhante à identificada pela absorciometria radiológica de dupla energia (DXA), o que demonstra a acurácia do perímetro da panturrilha.

AVALIAÇÃO DIETÉTICA

Avaliar a ingestão alimentar das pessoas idosas pode ser desafiador, especialmente se houver comprometimento cognitivo. É fundamental utilizar ferramentas de avaliação nutricional com o suporte de cuidadores ou parentes, a fim de assegurar a uniformidade nas respostas. Entre os métodos disponíveis, destacam-se questionários sobre frequência alimentar, anotações ou diários alimentares, além da anamnese ou uma investigação detalhada da dieta.

Outros métodos utilizados na prática clínica também podem auxiliar na avaliação do consumo, como o registro fotográfico das refeições (antes e após o consumo) e o uso de tecnologia digital com *softwares* e aplicativos que permitem a avaliação e o acompanhamento por meio de fotografias e mensagens.

Avaliação Bioquímica

Os marcadores bioquímicos são essenciais na avaliação nutricional, uma vez que possibilitam a análise das reservas de proteínas tanto viscerais quanto somáticas. No entanto, seu uso pode ser limitado por alguns medicamentos, estresse, inflamações e algumas condições patológicas, como neoplasias, doenças renais e hepáticas. Um dos principais benefícios desses indicadores é a habilidade de identificar deficiências em fases subclínicas.

Avaliação da Composição Corporal

A avaliação da composição corporal permite monitorar alterações e prevenir fenótipos, como sarcopenia, obesidade e obesidade sarcopênica, além de outras aplicações para promoção da saúde.

Por meio da avaliação da composição corporal, é possível identificar redução de massa muscular em pacientes com obesidade e eutrofia, além de estimar com mais precisão a redução de massa muscular quando comparada à antropometria.

Métodos de Avaliação da Composição Corporal

- *Métodos diretos* (dissecação de cadáveres e creatinina urinária de 24 horas) e *métodos indiretos* (pesagem hidrostática, ultrassonografia, DXA, ressonância magnética e tomografia computadorizada).

- **Métodos duplamente indiretos** (medidas antropométricas e impedância bioelétrica apresentam menor custo, são portáteis, não são invasivas, são rápidas e possuem uma maior aplicabilidade em estudos de campo).

BIOIMPEDÂNCIA ELÉTRICA (BIA)

É um método que se baseia na passagem de uma corrente de baixa voltagem e frequência fixa (50 KHz) pelo corpo do avaliado, nas diferentes resistências oferecidas pelos tecidos distintos do organismo. Considera-se a oposição à passagem de corrente elétrica em função da resistência e reatância, sendo a oposição denominada impedância, resistência e reatância.

Um pressuposto é que todos os tecidos possuem características de condutividade elétrica identificáveis. A partir dos valores de resistência e reatância obtidos no aparelho de BIA, estimam-se os compartimentos corporais por meio dos cálculos dos percentuais de gordura corporal, água corporal e massa magra, com auxílio do *software* fornecido pelo fabricante. A massa livre de gordura (MLG) pode ser estimada pela BIA por meio de equações desenvolvidas utilizando métodos de referência. Existem diversas equações de predição de BIA para a MLG, massa muscular esquelética (MME) ou apendicular.

Protocolo de Preparação para o Exame de BIA

Realizar jejum no mínimo de 4 horas; não consumir bebida alcoólica por 48 horas; não praticar atividade física intensa 24 horas antes; urinar pelo menos 30 minutos antes da avaliação; evitar o consumo de cafeína 24 horas antes do exame.

O exame é contraindicado nas seguintes condições: situações patológicas ou uso de medicamentos que produzem retenção hídrica, por exemplo: edema e ascite. O teste fica prejudicado, pois pode superestimar as reservas de massa magra.

Contraindicação absoluta para a realização da medida: portadores de marcapasso ou desfibrilador implantado.

ABSORCIOMETRIA RADIOLÓGICA DE DUPLA ENERGIA (DXA)

DXA é um equipamento que escaneia o corpo humano por meio da dupla emissão de raios X e possibilita identificar a diferença na densidade de cada um dos compartimentos e estruturas corporais, pois distingue entre mineral ósseo, massa magra (principalmente massa muscular esquelética) e massa gorda.

Para realizar o procedimento, o indivíduo deve ser posicionado em decúbito dorsal sobre o equipamento, de forma a permanecer totalmente centralizado em relação às laterais da mesa. Após a análise de toda a área corporal, a DXA possibilita a determinação da densidade mineral óssea e dos tecidos.

Por meio das medidas estimadas obtidas pela DXA, pode-se calcular o índice de massa muscular apendicular (IMMA), que é a soma da massa muscular dos membros superiores e inferiores dividida pela altura ao quadrado. O método apresenta baixa radiação representando uma das vantagens.

O exame é contraindicado para gestantes e deve ser evitado em indivíduos submetidos a realização de exames de tomografia computadorizada ou algum exame com contraste recente.

AVALIAÇÃO DA FORÇA MUSCULAR

A perda da força muscular associada à idade tem sido estudada, e vários dos resultados encontrados mostram riscos para desfechos negativos. A força de preensão palmar é utilizada como um indicador da força total do corpo e para avaliação funcional, e é um dos critérios para o diagnóstico de sarcopenia.

Cabe ressaltar que a força de preensão palmar mede a força isométrica dos músculos da mão e do antebraço e sua relevância é evidenciada por sua associação com aumento da mortalidade, incapacidade e outros desfechos adversos à saúde.

A força é aferida com um dinamômetro portátil calibrado, sendo uma medida simples, confiável e de boa acurácia para avaliar a força muscular, correlaciona-se bem com vários desfechos de saúde e com a função dos membros inferiores. Alguns pontos de corte descritos na literatura estão discriminados, a seguir, no Quadro 12-10.

Quadro 12-10. Principais medidas, critérios e métodos de avaliação nutricional usados para o diagnóstico da sarcopenia, obesidade e obesidade sarcopênica em pessoas idosas

Medidas	Critérios de diagnóstico	Métodos	Diagnóstico
Adiposidade			**Obesidade**
Peso/altura^2	Índice de massa corporal	Antropometria	≥ 30 kg/m^2
Percentual de gordura	Percentual de gordura	DXA* e BIA**	$\geq 27\%$ – homens $\geq 38\%$ – mulheres
Perímetro abdominal	Medida do perímetro abdominal	Antropometria	> 88 cm – mulheres > 102 cm – homens

(Continua.)

Quadro 12-10. *(Cont.)* Principais medidas, critérios e métodos de avaliação nutricional usados para o diagnóstico da sarcopenia, obesidade e obesidade sarcopênica em pessoas idosas

Medidas	Critérios de diagnóstico	Métodos	Diagnóstico
Massa muscular			**Sarcopenia**
Índice de massa muscular	Massa muscular	Antropometria Equação de predição	< 7,0 kg/m² – homens < 5,5 kg/m² – mulheres
Índice de massa muscular esquelética	Massa muscular	BIA	MME < 20 kg – homens MME < 15 kg – mulheres
Índice de massa muscular esquelética	Massa muscular apendicular	DXA	IMMA < 7,0 kg/m² – homens IMMA < 5,5 kg/m² – mulheres
Força			
Força de preensão palmar	Força muscular	Dinamômetro	< 16 kg mulheres e < 27 kg homens

*DXA: Absorciometria de duplo feixe de raios X, **BIA: bioimpedância elétrica.
Fonte: Batsis JA, Barre LK, Mackenzie TA, Pratt SI, Lopez-Jimenez F, Bartels SJ. Variation in the prevalence of sarcopenia and sarcopenic obesity in older adults associated with different research definitions: dual-energy x-ray absorptiometry data from the national health and nutrition examination survey 1999–2004. Journal of the American Geriatrics Society. 2013;61(6):974-80.
Baumgartner RN, Wayne SJ, Waters DL, Janssen I, Gallagher D, Morley JE. Sarcopenic obesity predicts instrumental activities of daily living disability in the elderly. Obesity research. 2004;12(12):1995-2004.
Cruz-Jentoft AJ, Bahat G, Bauer J, Boirie Y, Bruyère O, Cederholm T, et al. Sarcopenia: Revised European consensus on definition and diagnosis. Age and Ageing. 2019;48(1):16-31.
Organização Pan-Americana de Saúde. XXXVI Reunión del Comitê Asesor de Investigaciones en Salud – Encuesta Multicêntrica – Salud Beinestar y Envejecimeiento (SABE) en América Latina y el Caribe. Informe preliminar, 2002.

CONSIDERAÇÕES FINAIS

A avaliação nutricional é determinante na assistência nutricional à pessoa idosa para promoção da saúde e prevenção de desfechos negativos. Estudos apontam elevadas proporções de doenças crônicas, comorbidades e incapacidade funcional que associadas à polifarmácia podem causar possíveis restrições alimentares, perda do apetite e anorexia. Ademais, nos diferentes cenários de assistência, observa-se, na prática clínica e na literatura científica, uma elevada prevalência de risco nutricional, desnutrição, sarcopenia e obesidade.

Neste sentido, recomenda-se a realização da avaliação nutricional e do cuidado nutricional como rotina em todos os serviços de assistência à pessoa idosa, com acompanhamento periódico, objetivando prevenir agravos nutricionais e promover um melhor prognóstico clínico, nutricional e funcional.

BIBLIOGRAFIA

Cruz-Jentoft AJ, Bahat G, Bauer J, Boirie Y, Bruyère O, Cederholm T, et al. Sarcopenia: Revised European consensus on definition and diagnosis. Age and Ageing, 2019;48(1):16-31.
Frank AA. Nutrição no envelhecer. 3. ed. revista e atualizada. São Paulo: Atheneu; 2020.
Gibson RS. Principles of nutritional assessment. Oxford University Press, USA; 2005.
Gonçalves TJM, Horie LM, Gonçalves SEAB, Bacchi MK, Bailer MC, Barbosa-Silva TG, et al. Diretriz BRASPEN de terapia nutricional no envelhecimento. BRASPEN J. 2019;34(3):1-68.
Miranda DEGA, Camargo LRB, Costa TMG, Pereira RCG. Manual de avaliação nutricional do adulto e do idoso. Editora Rubio; 2012.
Najas M, Maeda AP, Nebuloni CC. Avaliação nutricional. In: Freitas EV, Py L, Neri AL, Cançado FAXC, Gorzoni ML, Doll J. Tratado de geriatria e gerontologia. 4ª ed. Grupo Editorial Nacional (GEN); 2017.
Ribeiro MT. Avaliação nutricional: teoria e prática. 2. ed. Rio de Janeiro: Guanabara Koogan; 2018. p. 259-81.
Sampaio LR. Avaliação nutricional. EDUFBA; 2012.
Tavares EL, Santos DM, Ferreira AA, Menezes MFG. Avaliação nutricional de idosos: desafios da atualidade. Revista Brasileira de Geriatria e Gerontologia. 2015;18(3):643-50.
WHO, World Health Organization. Physical status: the use and interpretation of anthropometry. WHO technical report series, 854. Geneva; 1995.

Parte III

Ambientes de Realização da Avaliação Geriátrica Ampla

A AVALIAÇÃO GERIÁTRICA AMPLA EM AMBULATÓRIO DE UNIVERSIDADE PÚBLICA

Maria Angélica Sanchez ▪ Mariangela Perez

INTRODUÇÃO

O ambiente universitário é o ideal para a implantação de prática e compartilhamento de saberes. Também é o lugar que, na maioria das vezes, é possível desenvolver atividades interdisciplinares. Este capítulo será destinado a apresentar o processo de trabalho desenvolvido no Serviço de Geriatria Professor Mario Antônio Sayeg.

BREVE HISTÓRICO

Em meados da década de 1990, quando a atenção ao idoso, no Brasil, ainda tomava forma, foi implantado o ambulatório que data de agosto de 1996, com a inauguração do serviço de Cuidado Integral à Pessoa Idosa (CIPI), após assinatura do convênio de cogestão entre a Universidade do Estado do Rio de Janeiro (UERJ) e Ministério da Saúde. A partir desta parceria, o então PAM São Francisco Xavier passou a denominar-se Policlínica Universitária Piquet Carneiro (PPC).

À época, havia um pequeno ambulatório destinado ao atendimento de pessoas com 65 anos e mais, encaminhadas pelos demais serviços ambulatoriais. Sob coordenação do Professor Roberto Alves Lourenço, houve uma grande mudança no formato de atendimento e nos critérios de admissão ao serviço.

Acompanhando os pressupostos da geriatria moderna, a gestão que assumia o serviço implantou o modelo de avaliação geriátrica ampla (AGA), cuja estratégia permite estratificar os níveis de independência e autonomia da pessoa idosa para o desempenho de suas atividades de vida diária, além de identificar os riscos de saúde, por meio de testes de rastreio de complexidade crescente.

Um grupo multidisciplinar envidou esforços para estudar essa nova ferramenta de trabalho, identificando instrumentos de rastreio e traduzindo-os para a utilização em serviço. Aliado a isso, foi elaborado um protocolo de avaliação com sessões destinadas à avaliação social, avaliação de enfermagem e avaliação clínica, o que foi denominado avaliação inicial, para posterior discussão de casos e incorporação de novas avaliações multidisciplinares complementares conforme a demanda.

Definiu-se como população-alvo indivíduos com 65 anos ou mais com indicadores de fragilidade, não sendo critério de exclusão a área programática de residência. Na época, ainda era observada a escassez de serviços desta natureza determinando o acesso às pessoas idosas que certamente mais se beneficiariam da modalidade de atenção. Ademais, a modalidade de regulação de serviços não estava estruturada, o que permitia um acesso por livre demanda.

Rapidamente, o serviço foi montado contando com as diversas disciplinas necessárias à atenção à pessoa idosa, o que diferenciava o serviço dos demais ambulatórios existentes na PPC. Por conseguinte, foi incorporando o tripé extensão, pesquisa e ensino, inicialmente atendendo aos programas existentes nas pró-reitorias da universidade, recebendo alunos de graduação para realização de estágios profissionais.

Nos anos seguintes, as atividades de pesquisa e ensino começaram a ganhar força. O primeiro movimento foi a criação do Laboratório de Pesquisa em Envelhecimento Humano – GeronLab, inaugurado em parceria com a Faculdade de Ciências Médicas (FCM) da UERJ, que abrigava linhas de pesquisas voltadas à saúde das populações urbanas.

Projetos destinados ao estudo da fragilidade, prevenção de quedas, incontinência urinária e adaptação transcultural de instrumentos de avaliação contaram com recursos da FAPERJ, CAPES e CNPq, o que rapidamente atraiu alunos de pós-graduação *Strictu Senso*, para o desenvolvimento de dissertações de mestrado, teses de doutorado e produtos de pós-doutoramento. Todo o produto acadêmico pode ser obtido em geronlab.com.

Os recursos obtidos por meio das agências de fomento permitiram um tratamento arquitetônico com a reforma do espaço de maneira adequada à população usuária e para o desenvolvimento de pesquisas.

No ano de 2009, o CIPI passou a compor as especialidades da PPC sendo reinaugurado e renomeado homenageando um dos precursores da geriatria no país – o Professor Mario Antônio Sayeg.

O processo de trabalho foi construído a partir do estudo de algumas metodologias e com a seleção de instrumentos de avaliação funcional, capazes de aferir o grau de independência, bem como sugerir comprometimentos nas áreas do humor, da cognição, da nutrição, e do suporte social. A cada ano, o método de trabalho, assim como a AGA, era reavaliado de modo a se tornar cada vez mais robusto e acurado.

No início das atividades, quando a geriatria ainda não estava totalmente consolidada, era lugar comum o entendimento de que a especialidade tinha como único critério de inclusão a idade superior a 65 anos. Diante de total falta de entendimento, alguns mecanismos foram incialmente utilizados, de forma a selecionar aquelas pessoas com importantes síndromes geriátricas e que mais se beneficiariam de uma estrutura multidisciplinar. Para tanto, como estratégia para otimizar o plano terapêutico, eram utilizadas uma triagem funcional e uma consulta geriátrica simplificada antes de encaminhar o indivíduo que chegava ao ambulatório para a realização da AGA.

TRIAGEM FUNCIONAL DO IDOSO (TFI)

Após o refinamento da atenção, a TFI passou a ser denominada como triagem funcional breve (TFB) (Anexo 1): um instrumento que comporta um conjunto de informações composto por um questionário resumido com dados sociodemográficos com as principais morbidades preexistentes. Tais dados eram integrados a uma avaliação composta por questões objetivas. Na dependência dos resultados obtidos neste rastreio, a pessoa em avaliação era submetida à aplicação de outras escalas como as de atividades básicas (Anexo 4) e instrumentais de vida diária (Anexo 5), o Miniexame do Estado Mental (Anexo 6), a Escala de Depressão Geriátrica (Anexo 7) e testes de marcha que podem ser acessados na sessão de avaliação fisioterapêutica. Após a aplicação destes testes, a pessoa era encaminhada para uma consulta simplificada.

CONSULTA GERIÁTRICA SIMPLES (CGS)

Esta avaliação era realizada imediatamente após a TFI. Tratava-se de uma consulta focada nas principais queixas trazidas e nos resultados da avaliação funcional. A partir das decisões tomadas nesta consulta, a pessoa poderia ser encaminhada para uma avaliação mais extensa, denominada Observação Clínica Inicial Multidisciplinar (OCIM).

OBSERVAÇÃO CLÍNICA INICIAL MULTIDISCIPLINAR (OCIM)

Destinada às pessoas idosas que apresentavam indicadores de vulnerabilidade. Tratava-se de uma consulta realizada por meio de uma entrevista semiestruturada por uma equipe mínima composta por assistente social, enfermeiro e médico, que estabeleciam os diagnósticos clínicos, funcionais, cognitivos e apresentam as principais impressões acerca da situação social da pessoa idosa.

Com o passar dos anos e com a consolidação da geriatria como especialidade, bem como a implantação do sistema de regulação do estado para definir o encaminhamento a partir de critérios de elegibilidade pré-definidos, o serviço deixou de atender por demanda espontânea, passando a receber indivíduos referenciados pela unidade reguladora – SISREG.

MODELO ATUAL

Passados 28 anos da sua inauguração, o serviço de geriatria é hoje uma unidade de referência ao atendimento à pessoa idosa no estado do Rio de Janeiro. Seu modelo estrutural não conta mais com uma pré-seleção, visto que a maior parte da população encaminhada apresenta os critérios de elegibilidade para avaliação e acompanhamento no serviço.

Atualmente, o serviço tem cadastrados 600 indivíduos, que contam com assistência multidisciplinar especializada. A maior parte do estafe tem o título de especialista em geriatria e gerontologia emitidos pela Sociedade Brasileira de Geriatria e Gerontologia (SBGG), o que imprime grande qualidade aos processos assistenciais, de ensino e de pesquisa. A seguir, o detalhamento do modelo atualmente utilizado.

Porta de Entrada

A entrada no serviço se dá via SISREG e por encaminhamento dos demais serviços da PPC e do Hospital Universitário Pedro Ernesto (HUPE) para pacientes com os critérios de elegibilidade. A unidade recebe uma listagem com os nomes e datas das consultas pré-agendadas. No dia de sua consulta, o indivíduo é encaminhado para a realização da AGA, que tem a duração média de 1 hora e 40 minutos.

Avaliação Geriátrica Ampla

Para a efetivação da AGA, o processo é divido em etapas. Em um primeiro momento há uma consulta clínica, na qual o médico aplica inicialmente os testes de rastreio:

A) Escala de atividades básicas de vida diária (ABVD) (Anexo 4).
B) Escala de atividades instrumentais de vida diária (AIVD) (Anexo 5).
C) Miniexame do estado mental (MEEM) (Anexo 6).
D) Escala de depressão geriátrica (EDG) (Anexo 7).
E) Miniavaliação nutricional (MAN) (Anexo 54).
F) *Timed get up and go* (TUG) (Anexo 17), e perguntas de rastreio social.

Importa destacar que o instrumental utilizado, neste primeiro momento, é de domínio público, com caráter multidisciplinar e pode ser aplicado por qualquer categoria profissional, desde que treinada para uma utilização padronizada. Para melhor otimização do tempo de consulta, o mesmo profissional, neste caso o médico, dá sequência à anamnese e ao exame físico, detalhados no Capítulo 6.

Concluída esta primeira etapa, é analisada a necessidade de outras avaliações, quais sejam: do serviço social, da fisioterapia, da nutrição, da psicologia, da fonoaudiologia e da neuropsicologia. Cabe aqui ressaltar que, no momento, por questões estruturais, o serviço não conta em sua equipe com o profissional enfermeiro, embora a enfermagem constitua importante seção no processo de avaliação geriátrica ampla.

Conforme a demanda identificada no rastreamento inicial, são agendadas as consultas e entrevistas com os demais profissionais da equipe multidisciplinar. Tais avaliações têm sua dinâmica descrita nas seções específicas por categoria profissional. Todos os instrumentos utilizados encontram-se no Apêndice.

Mecanismos da Prática Multidisciplinar

Prontuário

As unidades de saúde da UERJ contam com um sistema de prontuário eletrônico que integra os registros dos atendimentos do HUPE e das especialidades da PPC. As seções que compõem a AGA assim como os instrumentos utilizados são informatizados e estão acessíveis a toda equipe.

Reuniões de Equipe

Os encontros são realizados semanalmente, às quartas-feiras, das 13 às 15 horas, no formato *on-line* e presencial. As AGAs, depois de transitadas por todos os profissionais, cuja necessidade emerge no momento da consulta clínica, são separadas para a discussão com a equipe multidisciplinar. Este é um momento de tomada de decisões sobre o plano terapêutico singular.

Atividade Acadêmica Teórica

As atividades são realizadas semanalmente, às quartas-feiras, das 15 às 17 horas, no formato *on-line* e presencial. É um momento de troca de informações com palestras, seminários ou clube de revista, respaldados por artigos científicos. Tem caráter multidisciplinar para expandir o aprendizado sobre o fazer profissional de cada categoria.

Intervenção Planejada: a Elaboração do Plano de Cuidados

A AGA é um documento extenso. Na maioria das vezes, vai requerer o envolvimento de quase todos os integrantes da equipe multidisciplinar e, por isso, há que se preparar um plano terapêutico consonante com as possibilidades da pessoa idosa e de sua rede de suporte, levando em consideração as suas limitações.

Após a avaliação, todas as informações coletadas são analisadas e sintetizadas com o objetivo de se identificar os problemas, estabelecer o diagnóstico e estabelecer a intervenção apropriada. Como toda intervenção requer um planejamento adequado e um conjunto de metas, é elaborado um plano de cuidados. Tal plano é elaborado em equipe, objetivando alcançar determinados resultados em um período estipulado.

O plano de cuidados é uma ferramenta importante para assegurar que todos os integrantes da equipe envolvidos naquele caso estão caminhando na mesma direção. Faz parte de um processo de tomada de decisões a partir da análise dos testes realizados, da anamnese clínica, da avaliação de todos os integrantes da equipe, do monitoramento do estado de saúde e da avaliação do progresso das propostas delineadas, conforme as demandas existentes. Isto resulta em um desenho dos resultados que se pretende alcançar. O plano começa a ser elaborado no momento da discussão do caso com todos aqueles que participaram da avaliação. Neste momento, é estabelecido por onde começar e definidas quais são as prioridades.

Atividades e Ensino e Pesquisa na Formação Profissional

As atividades de ensino são direcionadas aos alunos da graduação e pós--graduação lato e *stricto sensu*. No âmbito da graduação, o serviço abriga a disciplina de geriatria da FCM/UERJ e é também um centro de treinamento para os alunos das faculdades de serviço social e psicologia e nutrição da UERJ. Além disso, é um espaço de prática para alunos do curso de especialização em geriatria e gerontologia do Núcleo de Envelhecimento Humano da UERJ, recebendo, para treinamento em serviço, profissionais de diversas categorias interessados em aperfeiçoamento no campo do envelhecimento humano. Por meio de uma parceria com a Pontifícia Universidade Católica – PUC-Rio, é espaço de formação para médicos que fazem a pós-graduação em geriatria, seguindo a mesma carga horária da residência em geriatria.

Nas dependências do serviço de geriatria, também se encontra o Geron-Lab, cujos alunos dos programas da pós-graduação *stricto sensu* desenvolvem seus projetos de pesquisa. Na linha de pesquisa voltada para a adaptação transcultural, parte dos instrumentos utilizados hoje no serviço foi objeto de dissertações de mestrado e teses de doutorado, quais sejam: o miniexame do estado mental, a escala de depressão geriátrica, a miniavaliação nutricional, o questionário de atividades funcionais de Pfeffer, o questionário do informante (IQCODE) e o teste neuropsicológico Cambridge Cognitive Examination (CAMCOG), além de estudos para a definição de pontos de corte para a velocidade de marcha e força de preensão palmar.

CONSIDERAÇÕES FINAIS

O modelo utilizado no serviço de geriatria da UERJ, como clínica especializada na PPC, foi totalmente balizado pelos princípios que norteiam a avaliação geriátrica ampla. Trata-se de modelo totalmente reprodutível em outros ambientes universitários. Ao longo dos anos, a estrutura passou por importantes desafios, como, por exemplo, no período da pandemia de Covid-19. Nesse período, toda a equipe envidou esforços para implantar um sistema de monitoramento por contato telefônico e teleatendimentos para os casos mais complexos. Primando pela excelência na atenção à saúde da pessoa, o estafe médico é completamente composto por geriatras titulados pela SBGG/AMB e parte dos demais componentes da equipe é titulada como especialista em gerontologia pela SBGG. Além disso, todos os profissionais estão em constante processo de educação permanente.

BIBLIOGRAFIA

Adler SL, Bryk E, Cesta TG, McEachen I. Collaboration: The solution to multidisciplinary care- planning. Orthopaedic Nursing. 1995 Mar-Apr;14(2):21-9.

Finch-Guthrie P. Care planning for older adults in health care settings. In: Kane RL, Kane RA, editors. Assessing older persons: Measures, meaning, and practical applications. Oxford: Oxford University Press; 2000.

Lachs MS, Feinstein AR, Cooney LM, Drickamer MA, Marottoli RA, Pannill FC, Tinetti ME. A simple procedure for general screening for functional disability in elderly patients. Annals of Internal Medicine. 1990 Sep;112(9):699-706.

Lourenço RA, Martins CSF, Sanchez MAS, Veras RP. Assistência ambulatorial geriátrica: hierarquização da demanda. Rev Saúde Pública. 2005;39(2).

Sanchez MAS, Lourenço RA. Extensão e saúde. A importância de uma unidade de avaliação geriátrica ampla na recuperação funcional de idosos frágeis. In: Interagir: pensando a extensão. N 1. Rio de Janeiro: UERJ, DEPEXT; 2001.

AVALIAÇÃO GERIÁTRICA AMPLA EM HOSPITAL GERAL

CAPÍTULO 14

Mariangela Perez ▪ Alessandra Ferrarese Barbosa
Roberta Borlido Ribeiro Pinto
Bruna Ribeiro Coutinho Calino

INTRODUÇÃO

As pessoas idosas representam uma grande parcela dos pacientes hospitalizados.

Os portadores de síndromes geriátricas, especialmente aqueles com a síndrome de fragilidade, constituem um grupo de risco para internações frequentes, permanência hospitalar mais prolongada e piores desfechos de saúde, independentemente do motivo da internação. Dados da literatura apontam que, dependendo do método de identificação utilizado, 48 a 80% dos pacientes internados em hospital geral são frágeis.

A fragilidade é consequência da diminuição da reserva fisiológica de vários órgãos e sistemas, relacionada com a idade, que resulta em falha dos mecanismos homeostáticos frente aos eventos estressores. Por conseguinte, pessoas idosas portadoras da síndrome de fragilidade necessitam de um tempo mais prolongado para se recuperar de eventos agudos, têm maior risco de efeitos adversos de medicamentos e de intervenções, maior risco de apresentarem *delirium*, de declínio funcional e de morte durante a internação hospitalar. A hospitalização e a fragilidade estão fortemente associadas, gerando um ciclo negativo, posto que a fragilidade aumenta o risco de internação, que, por sua vez, agrava a fragilidade, resultando em reinternações, perda funcional acelerada e maior dependência.

Vários aspectos contribuem para a complexidade do manejo do paciente idoso hospitalizado, como a multimorbidade, a polifarmácia, os déficits sensoriais, a estrutura da rede de suporte social e presença das síndromes geriátricas. Para atender adequadamente a esse perfil de paciente, faz-se necessária uma abordagem distinta da tradicional, voltada para o diagnóstico e tratamento da doença aguda que motivou a internação. O paciente idoso frágil demanda uma abordagem multidimensional desde a admissão, com o estabelecimento precoce de um plano de cuidado individualizado, até a alta, após um planejamento cuidadoso da desospitalização, visando a minimizar o risco de desfechos negativos na experiência hospitalar.

Para alcançar os objetivos da avaliação multidimensional realizada com paciente hospitalizado, existem basicamente dois modelos assistenciais. O primeiro modelo trata-se de um serviço de geriatria hospitalar que conta com médicos especialistas que acompanham integralmente a pessoa idosa, sendo responsável pela implementação do plano terapêutico. Este modelo demonstra os melhores resultados descritos na literatura por revisões sistemáticas e metanálises. O segundo modelo consiste em um sistema de pareceristas, quando o hospital não dispõe de um serviço de geriatria instalado. Nesse caso, a equipe que assiste o paciente solicita um parecer para o geriatra, que, por sua vez, irá sugerir o plano terapêutico após a avaliação geriátrica ampla. O sucesso desse modelo dependerá do cumprimento das recomendações pela equipe assistente.

CAUSAS DE HOSPITALIZAÇÃO DAS PESSOAS IDOSAS

O envelhecimento populacional implica em uma transição no perfil das causas de hospitalização com predomínio de doenças crônicas não transmissíveis. O conhecimento do perfil epidemiológico das causas mais frequentes possibilita o melhor planejamento de cuidados. Embora existam causas mais prevalentes, frequentemente é a superposição de fatores que culmina na internação do paciente idoso; contudo, raramente o diagnóstico relatado no sumário de alta reflete todos os motivos da hospitalização.

No Brasil, as principais causas de internação hospitalar de pessoas idosas, nos últimos anos, incluem doenças do aparelho circulatório, respiratório e digestivo. Em um levantamento realizado em 2019, avaliando 5.561.986 internações notificadas no sistema DATASUS entre 2010 e 2016, a pneumonia foi a causa principal, seguida de insuficiência cardíaca e acidente vascular encefálico, como mostra o Quadro 14-1.

As quedas também são causas significativas de internações hospitalares entre pessoas idosas, no Brasil, com taxas de morbidade e letalidade crescentes. Em um estudo brasileiro com pessoas idosas institucionalizadas, as principais causas da hospitalização foram: doenças respiratórias (30,3%); hospitalização por quedas e/ou fratura de fêmur (15,2%), doenças do aparelho cardiovascular (13,6%) e doenças do aparelho digestivo (10,6%). O efeito adverso a medicamentos, por sua vez, é um motivo relevante de hospitalização entre os idosos. Estudos mostram uma taxa de admissões hospitalares relacionadas com efeitos adversos em idosos de 16,6% em comparação com 4,1% em pacientes mais jovens.

Quadro 14-1. Causas de hospitalizações notificadas no sistema DATASUS em pessoas idosas, no Brasil, no período entre 2010-2016. Total 5.561.986

Principais causas	%
Pneumonia	28,60
Insuficiência cardíaca	21,29
Acidente vascular encefálico	12,07
Doença pulmonar obstrutiva crônica	10,07
Colelitíase e colicistite	7,48
Septicemia	5,92
Hérnia inguinal	4,95
Diarreia e gastroenterite	3,77
Neoplasia de próstata	2,74
Neoplasia de mama	2,33

Fonte: da Silva AR, Rattes TSR, da Silva MFC, Mota ER, dos Santos EMA, dos Santos KOB, et al. Perfil de morbimortalidade das principais causas de hospitalização entre pessoas idosas no Brasil. Revista de Saúde Coletiva da UEFS;9:218-224.

AVALIAÇÃO GERIÁTRICA AMPLA NO AMBIENTE HOSPITALAR

Idealmente, a realização de uma triagem para a identificação do paciente idoso portador de fragilidade deve ser realizada na porta de entrada do hospital, frequentemente no setor de pronto atendimento. Há diversos instrumentos de triagem propostos para serem aplicados por profissional não especialista. Quando identificado, o paciente frágil ou vulnerável é elegível para a avaliação geriátrica ampla.

A estrutura da avaliação geriátrica ampla em ambiente hospitalar deverá ser desenhada de acordo com os recursos da instituição, não havendo um modelo específico de avaliação para hospital. As diversas dimensões da saúde do paciente idoso deverão ser investigadas com a anamnese, sendo necessário o auxílio de um informante, e a aplicação dos instrumentos usualmente utilizados.

O Quadro 14-2 sumariza as principais dimensões a serem avaliadas durante a internação.

COMPLICAÇÕES DURANTE A HOSPITALIZAÇÃO

A internação da pessoa idosa, embora necessária, representa alto risco para a saúde por meio da combinação de fatores inerentes do próprio paciente, da causa precipitante e de um ambiente hospitalar desafiador.

Quadro 14-2. Dimensões da avaliação multidimensional em ambiente hospitalar

Dimensões	Aspectos específicos	Procedimentos	Recursos
Clínica	Comorbidades	Confirmar diagnósticos	Exames complementares
	Lista de medicamentos	Reconciliação medicamentosa	Assistência farmacêutica
	Presença de medicamentos inapropriados	Desprescrição	Uso de aplicativos de auxílio à desprescrição
	Déficits sensoriais	Avaliar visão e audição	Manter os óculos e aparelho auditivo Iluminação adequada
	Presença de lesões por pressão	Exame físico e escala de Braden (Anexo 14)	Avaliação da enfermagem; estomatoterapia
	Disfagia	Busca ativa	Avaliação da fonoaudiologia
Funcionalidade	ABVDs	Índice de Katz (Anexo 4)	Perguntar para um informante adequado
	AIVDs	Escala de Lawton (Anexo 5)	
Mobilidade	Marcha	Anamnese Observação direta	Avaliação da equipe de fisioterapia
	Equilíbrio		
	Transferências		
	Controle de tronco		
	Uso de dispositivos		
	Histórico de quedas		
Cognição	Pesquisar déficit cognitivo ou demência	Anamnese MEEM (Anexo 6) TFV (Anexo 39) IQCODE (Anexo 44)	Medidas *antidelirium*
Humor	Depressão	Anamnese Entrevista estruturada	Avaliação da equipe de psicologia hospitalar
	Ansiedade		

(Continua.)

Quadro 14-2. *(Cont.)* Dimensões da avaliação multidimensional em ambiente hospitalar

Dimensões	Aspectos específicos	Procedimentos	Recursos
Social	Estrutura familiar	Anamnese	Avaliação do serviço social
	Familiar responsável	Presença de curatela Atenção para sinais de violência contra a pessoa idosa	
	Rede de suporte		
	Suporte financeiro		
	Diretivas antecipadas de vontade		
Nutrição	Emagrecimento	IMC Exames laboratoriais	Avaliação da odontologia hospitalar
	Desnutrição		
	Obesidade		Avaliação da equipe de nutrição

ABVD: atividades básicas de vida diária; AIVD: atividades instrumentais de vida diária; MEEM: miniexame do estado mental; TFV: teste de fluência verbal; IQCODE: informant questionnaire on cognitive decline in the elderly; IMC: índice de massa corpórea.

Essas complicações podem estar presente em até 50% dos pacientes idosos internados, especialmente nos indivíduos que apresentam fragilidade, multimorbidade e/ou polifarmácia.

Em 2019, foi proposto o conceito de "complicações associadas à hospitalização" para descrever problemas que surgem durante a internação hospitalar e que podem implicar em um tempo maior de hospitalização e mortalidade. As condições principais são:

1. Queda:
   As quedas são frequentes em pessoas idosas e podem ocorrer em ambiente hospitalar, causando lesões graves como as fraturas de quadril. Devem receber atenção especial para implementação de medidas preventivas.
2. *Delirium:*
   O *delirium* é uma condição frequente em pacientes idosos hospitalizados, caracterizado por confusão mental aguda e flutuante, podendo-se apresentar como hiperativo, hipoativo ou misto. Dentre os fatores de risco estão a multimorbidade, o comprometimento cognitivo, o declínio funcional, o abuso de álcool, a depressão, os déficits sensoriais e o uso de medicamentos. O *delirium* está associado a piores resultados, incluindo aumento da mortalidade e institucionalização, maior tempo de internação e maior risco de declínio cognitivo a longo prazo.

3. Lesão por pressão:
As lesões por pressão resultam de pressão prolongada ou pressão em conjunto com forças de cisalhamento e/ou em áreas de proeminências ósseas, durante longos períodos de repouso na cama. Pacientes idosos frequentemente apresentam fatores de risco para o desenvolvimento dessas lesões como imobilidade, desnutrição e outras condições de saúde. As lesões por pressão estão associadas a um aumento do risco de mortalidade, ao prolongamento de tempo de internação e aos custos.
É importante que os profissionais documentem as lesões por pressão já na admissão do paciente e utilizem os recursos adequados para classificá-las e tratá-las. Além disso, a prevenção de novas lesões é crucial e os hospitais devem implementar protocolos de enfermagem para prevenção eficaz.
4. Incontinência urinária:
A incontinência urinária é uma complicação frequente, e até metade dos pacientes idosos podem apresentar, pelo menos, um episódio durante a internação, podendo estar associado a maior imobilidade.
5. Perda funcional:
As causas da perda da funcionalidade em idosos hospitalizados são multifatoriais e cumulativas e incluem fatores como a causa da internação; idade avançada; diagnóstico de entrada; situação funcional prévia; repouso no leito; procedimentos médicos; medicamentos; déficit cognitivo; quadro confusional agudo e desnutrição.
O declínio funcional pode acometer até 30 a 60% dos idosos hospitalizados, e está associado a uma condição denominada "incapacidade associada a hospitalização" que tem consequências a curto e longo prazo para pacientes e seus familiares, gerando maior demanda de cuidados intra-hospitalares e domiciliares.

ALTA E O PROCESSO DE DESOSPITALIZAÇÃO

A alta hospitalar não se resume ao ato médico de gerar o sumário de alta e fornecer receitas, ela é a culminância da internação e deve ser executada com segurança. O processo de desospitalização é um componente crítico da transição de cuidado, que é a transferência do paciente entre níveis de atenção. É uma estratégia que tem a finalidade de reduzir reinternações hospitalares e necessita de planejamento e da atuação da equipe multidisciplinar. O processo requer o atendimento às demandas do paciente, observadas na avaliação multidimensional e envolve a articulação com a rede de suporte de cuidados do paciente e a integração com o sistema de saúde. Dada a alta complexidade, o seu planejamento deve ser iniciado no momento da admissão hospitalar e estabelecido de forma coordenada entre os componentes da equipe multiprofissional.

O planejamento de alta hospitalar deve considerar uma avaliação abrangente das condições clínicas, sociais e de cuidado do paciente, respeitando as suas expectativas e de seus familiares. Os principais componentes para o sucesso na transição do cuidado são:

1. Elaboração do plano de alta.
2. Avaliação e comunicação adequada entre os profissionais da equipe multidisciplinar no processo de alta.
3. Comunicação eficaz e efetiva com a equipe que irá assistir o paciente após a alta.
4. Preparação do paciente e do cuidador.
5. Garantia de adesão aos medicamentos e prevenção de duplicidades terapêuticas.
6. Educação do paciente sobre autogestão e autocuidado sempre considerando aspectos culturais, biográficos e decisões pessoais.
7. Acompanhamento pós-alta.

Em resumo, o processo de desospitalização visa a proporcionar a segurança da alta hospitalar, promovendo a continuidade dos cuidados multidisciplinares com foco na recuperação da funcionalidade global do paciente idoso. Além disso, minimiza riscos de desfechos negativos e novas internações hospitalares.

CUIDADO PALIATIVO E FINITUDE

O paciente idoso exige cuidados e atenção durante todo seu processo de vida, mas especialmente diante de uma internação hospitalar, quando suas multimorbidades e a multicomplexidade vêm à tona. As doenças crônicas e incuráveis, como hipertensão, diabetes melito, doença pulmonar obstrutiva crônica, demência e o câncer, podem coexistir e converter o manejo clínico em extremamente complexo, tornando a cura um objetivo improvável na hospitalização. Nesse contexto, os cuidados paliativos constituem um recurso terapêutico importante no manejo do paciente.

A proposta do cuidado paliativo é integrar o conceito de finitude, quando a cura deixa de ser a meta terapêutica, mas o alívio do sofrimento e a possibilidade de uma vivência digna até o fim da vida. Para tanto, a abordagem centrada na pessoa, por meio da avaliação multidimensional é o primeiro passo na construção de um plano de cuidados, permitindo a definição dos alvos terapêuticos. O objetivo passa a ser o alívio dos sintomas, evitando a polifarmácia e a futilidade terapêutica, respeitando a biografia da pessoa, suas preferências, desejos e sua autonomia.

O Quadro 14-3 esquematiza as dimensões que devem ser avaliadas na paciente com doença avançada e incurável.

Quadro 14-3. Avaliação multidimensional do paciente com doença avançada

Dimensões avaliadas no paciente com doenças avançadas e múltiplos sintomas
▪ Histórico médico e estágio da doença ▪ Exame físico geral ▪ Avaliação cognitiva ▪ Síndromes geriátricas ▪ *Performance status* ▪ Funcionalidade ▪ Comorbidades ▪ Estado nutricional ▪ Espiritualidade ▪ Suporte social ▪ Condições culturais e econômica

Vários aspectos dos cuidados paliativos são de extrema importância no contexto da hospitalização do paciente idoso, entre eles:

- O trabalho com uma equipe interdisciplinar:
  - As intervenções realizadas precisam ser adequadas às condições de saúde, às expectativas do paciente e de seus familiares. O papel dessa equipe é, muitas vezes, tornar as decisões mais claras e alinhadas com a compreensão do paciente sobre sua condição e os possíveis desfechos, o que implica lidar com a finitude de forma sensível e transparente.
- A comunicação eficaz entre a equipe de saúde, paciente e familiares:
  - Esse diálogo é crucial para garantir a segurança do cuidado e permitir decisões compartilhadas que respeitem as preferências do paciente. Isso é ainda mais relevante quando lidamos com a finitude, pois muitas vezes as famílias enfrentam a dificuldade de aceitar o estágio terminal do paciente, necessitando de suporte emocional, psicológico e de informações claras e compreensíveis.
- A inclusão dos familiares e cuidadores:
  - Oferecer suporte educacional e emocional para melhorar a adesão ao plano de cuidados, ao mesmo tempo em que se atende às necessidades emocionais e espirituais do complexo paciente-família-cuidador. Este é um ponto essencial para a experiência do paciente, pois a percepção de finitude e a abordagem do fim da vida impactam não apenas o indivíduo, mas todos ao seu redor. O apoio à família torna-se um pilar do cuidado paliativo.

Apesar de seus muitos benefícios, a implementação de cuidados paliativos enfrenta diversos desafios, sendo a falta de pesquisas metodologicamente sólidas sobre esse grupo uma das principais dificuldades. Além disso, há falhas de comunicação, a fragmentação do sistema de saúde e a falta de compreensão clara sobre o papel dos cuidados paliativos. Esses fatores afetam não apenas a tomada de decisão, mas também a prestação e implementação de cuidados coordenados e contínuos, especialmente em contextos sociais complexos, em que a aceitação da finitude é, muitas vezes, vista como um tabu.

Entretanto, atualmente é crescente a atenção que os cuidados paliativos têm recebido, tanto de pacientes quanto de profissionais de saúde. Além disto, inúmeras evidências apontam para os benefícios da integração precoce desse cuidado no plano terapêutico para indivíduos com doenças avançadas. Esse modelo de cuidado se mostra fundamental para lidar com a finitude de maneira digna, mas o método ideal para fornecer cuidados paliativos dependerá das necessidades do paciente e de sua família, bem como dos recursos disponíveis naquele contexto específico.

Portanto, torna-se essencial que, ao assistir pacientes com doenças crônicas e avançadas, o tema da finitude não seja negligenciado. A terminalidade deve ser abordada com sensibilidade e cuidado, garantindo que o paciente viva seus últimos momentos com o máximo de conforto e respeito, e que sua morte, quando chegar, seja encarada não como um fracasso, mas como um processo natural e, quando bem assistido, digno.

RELATO DA EXPERIÊNCIA DE UM SERVIÇO DE GERIATRIA EM UM HOSPITAL GERAL DA REDE PRIVADA

Em 2009, deu-se início a estruturação de um serviço de geriatria em um hospital geral da rede privada da cidade do Rio de Janeiro. Atualmente o hospital conta com 123 leitos, sendo eles distribuídos entre as unidades de internação, semi-intensiva, terapia intensiva (CTI) e unidade pós-operatória. Além da estrutura de internação, há consultórios de diversas especialidades clínicas e cirúrgicas, centro de oncologia e de oftalmologia, centro diagnóstico e unidade de pronto atendimento.

A proposta da criação do serviço de geriatria surgiu da constatação do crescente número de pessoas idosas usuárias da instituição e, portanto, das especificidades dos cuidados de saúde demandadas por elas. O objetivo inicial foi oferecer atendimento ambulatorial por uma equipe formada por médicos geriatras, docentes e médicos em treinamento em geriatria. Dessa forma, constituiu-se o serviço de geriatria, com atendimento ambulatorial realizado por médicos em treinamento, sob a supervisão constante de docentes geriatras, possibilitando a ampla disponibilidade de agendamento. Com o passar dos anos, o serviço passou também a assistir uma parcela dos pacientes idosos hospitalizados; portanto, atualmente, o serviço é composto por atendimento ambulatorial e hospitalar.

ESTRUTURA DE ATENDIMENTO

Ambulatorial

As consultas são agendadas por livre demanda ou por encaminhamento de outra especialidade e têm a duração de 60 minutos.

A avaliação geriátrica ampla (AGA) é realizada pelo médico que faz a triagem inicial, utilizando a Avaliação Funcional Breve (Anexo 1) e seguindo a estrutura de avaliação já descrita no Capítulo 1. O objetivo é que a AGA esteja completa ao final de três consultas. O plano terapêutico é traçado e implementado ao fim da avaliação, e, quando identificada a necessidade da abordagem multiprofissional, faz-se o encaminhamento para o profissional em questão, preferencialmente, credenciado pela operadora de saúde do paciente.

Hospitalar

As pessoas idosas com indicação de hospitalização e que são identificadas como portadoras de síndromes geriátricas na unidade de pronto atendimento ou no CTI são assistidas pelo serviço de geriatria. Na visita hospitalar de admissão pelo geriatra, é realizada a avaliação multidimensional, conforme ilustrado no Quadro 14-2.

O plano terapêutico individualizado é estabelecido por toda a equipe durante o *round* multidisciplinar realizado diariamente. A equipe multidisciplinar é formada por médicos geriatras e em treinamento (em média são sete médicos), enfermeiras, fisioterapeutas, psicólogas, assistente social, fonoaudióloga, e, quando solicitados, farmacêuticos. Os objetivos de *round* são:

- Traçar o plano terapêutico dos pacientes admitidos no dia, discutindo as hipóteses e revendo os diagnósticos, e estabelecendo prioridades e intervenções.
- Acompanhar a evolução do plano terapêutico já implementado nos pacientes em seguimento, estabelecendo mudanças e ajustes sempre que necessário.
- Planejar o processo de desospitalização.
- Avaliar necessidade de conferências familiares.

CONSIDERAÇÕES FINAIS

As pessoas idosas compõem o grupo de risco para hospitalização e internações repetidas, especialmente as portadoras das síndromes geriátricas. Por sua vez, a internação aumenta o risco de fragilização e perda funcional, gerando uma espiral negativa de grande impacto na qualidade de vida do indivíduo.

A avaliação geriátrica ampla é um procedimento necessário para o conhecimento das comorbidades, do estado funcional, cognitivo, do humor e do suporte social do paciente para que, com um plano de cuidados individualizado, as principais complicações nesse grupo possam ser prevenidas. Ademais, auxilia o processo de desospitalização, bem como definem a indicação de cuidados de fim de vida, evitando iatrogenias e ajudando a proporcionar conforto e dignidade nesse momento da vida.

BIBLIOGRAFIA

Alcântara AMS. Desospitalização de pacientes idosos - dependentes em serviço de emergência: subsídios para orientação multiprofissional de alta. 2012. 129 f. Dissertação (Mestrado Profissional em Ensino em Ciências da Saúde) - Escola Paulista de Enfermagem, Universidade Federal de São Paulo, São Paulo, 2012.

Baxter CT, Offord NJ. Frailty on the acute medical take. Clin Med (Lond). 2022 Jul;22(4):298-301.

Bourmorck D, Pétré B, de Saint-Hubert M, De Brauwer I. Is palliative care a utopia for older patients with organ failure, dementia or frailty? A qualitative study through the prism of emergency department admission. I. BMC. 2024;24(1):773.

Carroll C, Ruder L, Miklosovic C, et al. Early palliative care for the geriatric patient with cancer. Clin Geriatr Med. 2023;39(3):437-48.

Checa-López M, Costa-Grille A, Álvarez-Bustos A, Carnicero-Carreño JA, Sinclair A, Scuteri A, et al. Effectiveness of a randomized intervention by a geriatric team in frail hospital inpatients in non-geriatric settings: FRAILCLINIC project. J Cachexia Sarcopenia Muscle. 2024 Feb;15(1):361-9.

Costa MF. Transição do cuidado da pessoa idosa internada para o domicílio: implementação de melhores práticas. Revista Brasileira de Enfermagem. 2020;73(suppl. 3):e20200187.

da Silva AR, Rattes TSR, da Silva MFC, Mota ER, dos Santo EMA, dos Santos KOB, et al. Perfil de morbimortalidade das principais causas de hospitalização entre pessoas idosas no Brasil. Revista de Saúde Coletiva da UEFS;9:218-24.

Umegaki, Hiroyuki. Hospital-associated complications in frail older adults. Nagoya Journal of Medical Science. 2024;86:181-8. Disponível em: https://doi.org/10.18999/nagjms.86.2.181. Acesso em 5 nov. 2024.

Wesorick DH, Flanders SA, Hall KE, Blaum CS. Acute hospital care. In: Sanahan J, Edmonson KG, editors. Hazzard's geriatric medicine and gerontology. United States of America: The McGraw-Jill Companies; 2017. Cap 16.

ANEXOS

INTRODUÇÃO

Maria Angélica Sanchez
Irene de Freitas Henriques Moreira
Flávia Moura Malini Drumond ▪ Adriane Gama
Janaína Santos Nascimento ▪ Glaucia Cristina de Campos
Priscilla Alfradique de Souza

Esta parte tem o objetivo de apresentar informações mais detalhadas sobre os instrumentos utilizados por cada área profissional no processo da avaliação geriátrica ampla. Entretanto, os instrumentos que são comercializados terão, apenas, algumas pequenas informações. Parte dos instrumentos podem ser baixados, diretamente do *site* geronlab.com local em que também estão disponíveis as publicações que apresentam informações concisas sobre as análises psicométricas daqueles que passaram pelo processo de adaptação transcultural para uso na população brasileira. Aqui estarão em anexos os instrumentos citados pelos autores nos capítulos concernentes às avaliações pela equipe multidisciplinar.

AVALIAÇÃO INICIAL

Anexo 1 ▪ Avaliação Funcional Breve

Em 1990, Lachs *et al.* elaboraram um instrumento para ser incorporado à rotina de consultas de médicos norte-americanos e, em 2005, Lourenço *et al.* propõem seu uso em unidades ambulatoriais da atenção básica, ambulatórios gerais e especializados ou em consultórios privados.

Trata-se de um instrumento composto por 11 itens que comportam perguntas, aferições antropométricas e testes de desempenho para que se possa avaliar as áreas mais comumente comprometidas na pessoa idosa, quais sejam: visão, audição, membros superiores e inferiores, continência urinária, nutrição, cognição e afeto, atividades da vida diária, ambiente domiciliar e suporte social.

Áreas de teste	Procedimento	Resultado anormal
1. Visão	Testar a visão com cartão de Jaeger enquanto o(a) paciente usa lentes corretoras (se aplicável) (Anexo 2)	Não lê melhor que 20/40
2. Audição	Sussurrar a pergunta "qual é o seu nome?" em cada ouvido, com a face do examinador fora da visão direta do paciente (Anexo 3)	Não responde
3. Incontinência urinária	Perguntar: "No último ano, o(a) senhor(a) perdeu urina e molhou roupas íntimas sem querer?". "Isso aconteceu em, pelo menos, 6 dias separados?"	Sim à 2ª pergunta
4. AVD/AIVD	Perguntar: "O(a) senhor(a) pode levantar-se da cama sem ajuda? Pode vestir-se sozinho(a)? Pode preparar suas refeições? Pode fazer compras sozinho(a)?"	Não a qualquer pergunta

(Continua.)

Áreas de teste	Procedimento	Resultado anormal
5. Braço	Pedir: "Toque a nuca com ambas as mãos"; "pegue a colher".	Não consegue um ou outro
6. Perna	Observar o(a) paciente após pedir: "Levante-se da cadeira, ande 3 metros, retorne e sente-se". Tempo de percurso: _____	Não anda, levanta ou faz o percurso em t > 12 s
7. Nutrição	Peso: ___ kg Alt.: ___ IMC: ___ kg/m²	IMC < 22 kg/m²
8. Estado mental	Memorize as palavras: carro, vaso, bola. Pedir para repetir depois de 1 min	Não repetir uma das palavras
9. Depressão	Perguntar: "O(a) senhor(a) sente-se muitas vezes triste ou deprimido(a)?"	Sim
10. Ambiente no domicílio	Perguntar: "O(a) senhor(a) tem dificuldades em subir/descer escadas em seu domicílio? Tem banheira ou tapete solto? Há algum lugar na sua casa com pouca iluminação?"	Sim a qualquer pergunta
11. Apoio social	Perguntar: "O(a) senhor(a) tem familiares, amigos ou vizinhos com quem possa contar em caso de doença ou emergência?"	Ninguém

Fonte: Geronlab.com

Anexo 2 ▪ Cartão de Jaeger

O Cartão de Jaeger é um instrumento simples para avaliar inicialmente a perda visual. Para utilizá-lo, o paciente deverá estar sentado em uma cadeira de frente para o avaliador. O avaliador segura o cartão (Fig. 1) com 35 cm de distância da pessoa, testando cada olho e, em seguida, ambos juntos. O limite considerado normal é 20/40. Importante destacar que se a pessoa relata fazer uso de óculos, o teste deve ser realizado com o paciente usando seus óculos. Caso ele use e não tenha levado para a consulta, o teste não deverá ser realizado. O limite considerado normal é 20/40. Em caso de anormalidade, encaminhar o paciente para exame oftalmológico.

ANEXO 3 ▪ TESTE DO SUSSURRO

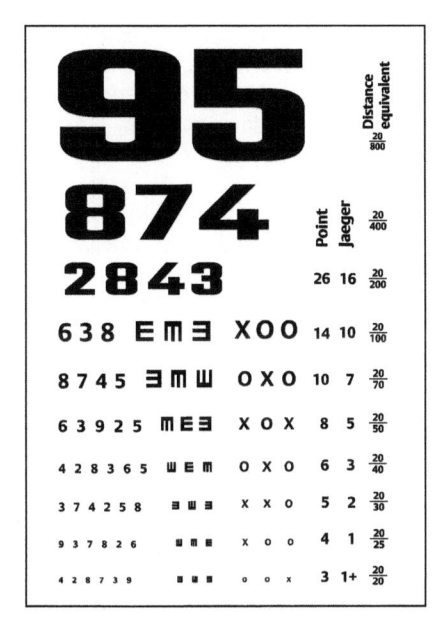

Fig. 1. Cartão de Jaeger.

Anexo 3 ▪ Teste do Sussurro

Trata-se de um teste simples de acuidade auditiva. Para a realizá-lo, o examinador deve-se posicionar fora do campo visual da pessoa em avaliação, com uma distância aproximada de 35 cm e "sussurrar", apenas uma vez em cada ouvido uma pergunta simples, por exemplo: "qual é seu nome" (Fig. 2).

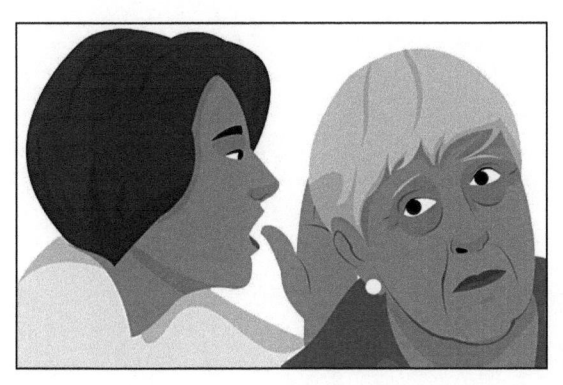

Fig. 2. Ilustração sobre a forma de realizar o teste do sussurro. (Fonte: https://repocursos.unasus.ufma.br/provab_20142/modulo_10/und2/15.html)

A ausência de resposta significa que o avaliado não ouviu. Caso o teste esteja sendo realizado por um médico, é importante avaliar, em seguida, o conduto auditivo para verificar se há presença de cerume. Na dependência do resultado, é importante a avaliação pelo serviço de otorrinolaringologia.

BIBLIOGRAFIA

Lachs MS, Feinstein AR, Cooney LM Jr, Drickamer MA, Marottoli RA, Pannill FC, et al. A simple procedure for general screening for functional disability in elderly patients. Annals of Internal Medicine. 1990;112:699-706.

Lourenço RA, Martins CSF, Sanchez MAS, Veras RP. Assistência ambulatorial geriátrica: hierarquização da demanda. Rev Saúde Pública. 2005.

INSTRUMENTOS INICIAIS DE RASTREIO

Ao concluir a avaliação funcional breve (AFB), na dependência dos resultados, ainda da fase inicial da avaliação, o indivíduo é submetido a aferição da capacidade funcional com outros instrumentos. Tais instrumentos são de rápido e fácil utilização. Porém, o treinamento da equipe para a padronização de uso é fundamental.

Anexo 4 ▪ Atividades Básicas de Vida Diária

Para a avaliação das atividades básicas, o instrumento mais utilizado é a escala de Katz, que avalia como a pessoa idosa realiza o autocuidado no dia a dia. O instrumento apresentado passou pelo processo de adaptação transcultural por Lino *et al.*, 2008.

A aplicação desse instrumento é feita em dois momentos: no primeiro, as perguntas são feitas ao idoso; depois, a seu acompanhante. Esse procedimento é feito porque há casos em que a percepção do paciente sobre si mesmo, está alterada, por isso importante ter a confirmação do acompanhante. É importante aplicar no paciente idoso. Contudo, cabe realizar também com o acompanhante para conhecer a sua percepção sobre o desempenho da pessoa em avaliação. O escore varia de zero a seis. O resultado zero significa que o indivíduo é considerado independente. Quanto maior a pontuação, maior é o grau de dependência para a realização de atividades básicas.

Escala de avaliação das atividades básicas de vida diária de Katz (ABVD)

Área de funcionamento	Independente/dependente	
	Paciente	Acomp.
Tomar banho (leito, banheira ou chuveiro) ( ) Não recebe ajuda (entra e sai da banheira sozinho, se este for o modo habitual de tomar banho) ( ) Recebe ajuda para lavar apenas uma parte do corpo (como, por exemplo, as costas ou uma perna) ( ) Recebe ajuda para lavar mais de uma parte do corpo, ou não toma banho sozinho	(I) (I) (D)	(I) (I) (D)
Vestir-se (pega roupa, inclusive peças íntimas, nos armários e gavetas, e manuseia fecho, inclusive os de órteses e próteses, quando forem utilizadas) ( ) Pega as roupas e veste-se completamente, sem ajuda ( ) Pega as roupas e veste-se sem ajuda, exceto para amarrar os sapatos ( ) Recebe ajuda para pegar as roupas ou vestir-se, ou permanece parcial ou completamente sem roupa	(I) (I) (D)	(I) (I) (D)
Uso do vaso sanitário (ida ao banheiro ou local equivalente para evacuar e urinar; higiene íntima e arrumação das roupas) ( ) Vai ao banheiro ou lugar equivalente, limpa-se, ajeita as roupas sem ajuda (pode ser com objetos para apoio, como bengala, andador ou cadeira de rodas, e pode usar comadre ou urinol à noite, esvaziando-o de manhã) ( ) Recebe ajuda para ir ao banheiro ou local equivalente, ou para limpar-se ou para ajeitar as roupas após evacuação ou micção, ou para usar a comadre ou urinol à noite ( ) Não vai ao banheiro ou equivalente para eliminação fisiológicas	(I) (D) (D)	(I) (D) (D)
Transferências ( ) Deita-se e sai da cama, senta-se e levanta-se da cadeira sem ajuda (pode estar usando objeto para apoio, como bengala, andador) ( ) Deita-se e sai da cama e/ou senta-se e levanta-se da cadeira com ajuda ( ) Não sai da cama	(I) (D) (D)	(I) (D) (D)

(Continua.)

(Cont.) **Escala de avaliação das atividades básicas de vida diária de Katz (ABVD)**

Área de funcionamento	Independente/dependente	
	Paciente	Acomp.
Continência ( ) Controla inteiramente a micção e a evacuação ( ) Tem "acidentes" ocasionais ( ) Necessita de ajuda para manter o controle da micção e evacuação; usa cateter ou é incontinente	(I) (D) (D)	(I) (D) (D)
Alimentação ( ) Alimenta-se sem ajuda ( ) Alimenta-se sozinho, mas recebe ajuda para cortar carne ou passar manteiga no pão ( ) Recebe ajuda para alimentar-se, ou é alimentado parcialmente ou completamente pelo uso de cateteres ou fluídos intravenosos	(I) (I) (D)	(I) (I) (D)

I: Independente, D: dependente.
Escore: 0: independente em todas as seis funções; 1: independente em cinco funções e dependente em uma função; 2: independente em quatro funções e dependente em duas funções; 3: independente em três funções e dependente em três funções; 4: independente em duas funções e dependente em quatro funções; 5: independente em uma função e dependente em cinco funções; 6: dependente em todas as seis funções.
Fonte: geronlab.com

Anexo 5 ▪ Atividades Instrumentais de Vida Diária

Escala criada por Lawton & Brody, em 1969, para avaliar sete atividades instrumentais de vida diária. As opções de respostas variam de 1 a 3. A opção 1 indica que o paciente é totalmente dependente de alguém para a executar a atividade. A opção 2 indica que o paciente necessita de ajuda parcial para a atividade, e a opção 3 demonstra total independência do paciente para a realização da atividade. O escore final é obtido a partir do somatório das respostas, que pode variar de 7 a 21. Quanto maior a pontuação, maior é o grau de independência para a realização das atividades instrumentais. O instrumento não passou pelo processo de adaptação transcultural para a população brasileira. Tampouco foram encontradas análises psicométricas do instrumento original. No entanto, é uma das escalas mais utilizadas no Brasil.

Itens/opções	Pac.	Acomp.
1. Telefone		
• Capaz de ver os números, discar, receber e fazer ligações sem ajuda	(3)	(3)
• Capaz de responder o telefone, mas necessita de um telefone especial ou de ajuda para encontrar os números ou para discar	(2)	(2)
• Completamente incapaz no uso do telefone	(1)	(1)
2. Viagens		
• Capaz de dirigir seu próprio carro ou viajar sozinho de ônibus ou táxi	(3)	(3)
• Capaz de viajar, exclusivamente acompanhado	(2)	(2)
• Completamente incapaz de viajar	(1)	(1)
3. Compras		
• Capaz de fazer compras, se fornecido transporte	(3)	(3)
• Capaz de fazer compras, exclusivamente acompanhado	(2)	(2)
• Completamente incapaz de fazer compras	(1)	(1)
4. Preparo de refeições		
• Capaz de planejar e cozinhar refeições completas	(3)	(3)
• Capaz de preparar pequenas refeições, mas incapaz de cozinhar refeições completas sozinho	(2)	(2)
• Completamente incapaz de preparar qualquer refeição	(1)	(1)
5. Trabalho doméstico		
• Capaz de realizar trabalho doméstico pesado (como esfregar o chão)	(3)	(3)
• Capaz de realizar trabalho doméstico leve, mas necessita de ajuda nas tarefas pesadas	(2)	(2)
• Completamente incapaz de realizar qualquer trabalho doméstico	(1)	(1)
6. Medicações		
• Capaz de tomar os remédios na dose certa e na hora certa	(3)	(3)
• Capaz de tomar remédios, mas necessita de lembretes ou de alguém que os prepare	(2)	(2)
• Completamente incapaz de tomar remédios sozinho	(1)	(1)
7. Dinheiro		
• Capaz de administrar necessidades de compra, preencher cheques e pagar contas	(3)	(3)
• Capaz de administrar necessidades de compra diária, mas necessita de ajuda com cheques e no pagamento de contas	(2)	(2)
• Completamente incapaz de administrar dinheiro	(1)	(1)
Total		

Fonte: geronlab.com

Anexo 6 • Miniexame do Estado Mental (MEEM)

O MEEM é um instrumento amplamente utilizado para rastreio cognitivo. É de fácil aplicação, durando em torno de cinco a dez minutos e não requer material específico. A sua função é rastrear possíveis déficits cognitivos, sendo assim, faz apenas uma avaliação superficial de domínios cognitivos, como: orientação (temporal e espacial), memória (registro e evocação), cálculo, atenção, linguagem (nomeação, repetição, compreensão e escrita) e habilidade visuoespacial. Não é utilizado para fazer diagnóstico, mas pode indicar as funções cognitivas que devem ser mais bem avaliadas. Existem normas para a aplicação na população brasileira. A pontuação máxima é de 30 pontos. Ponto de corte para analfabetos = 18/19 e para aqueles com instrução escolar = 24/25.

Instrução:

- "O(a) Sr(a) tem algum problema com a sua memória? Eu posso fazer algumas perguntas a respeito de sua memória?"

    Em seguida serão feitas as 19 perguntas. O teste apresenta algumas palavras em negrito, que indicam que as mesmas devem ser lidas alto, clara e lentamente pelo examinador. Certifique-se que o examinado compreendeu as instruções. No final de algumas perguntas existem palavras entre parênteses que podem ser substituições para as perguntas. Caso o examinado acerte a questão, marque um ponto. Caso erre, marque 0.

Pontuação:

- No fim do teste some todos os pontos dados a cada item. Esta soma indicará o escore total do MEEM.

    Interpretação dos resultados:

- Para indivíduos não alfabetizados o escore é de, no mínimo, 19 pontos, e valores abaixo deste devem ser considerados como um indicativo distúrbio cognitivo. Para indivíduos com um ano ou mais de escolaridade a pontuação menor ou igual a 23 é indicativo de distúrbio cognitivo.

Orientação no tempo	Resposta	Escore	
Em que ano nós estamos?		0	1
Em que estação do ano nós estamos?		0	1

(Continua.)

(Cont.)

Orientação no espaço	Resposta	Escore
Em que mês nós estamos?		0 1
Em que dia da semana nós estamos?		0 1
Em que dia do mês nós estamos?		0 1
Onde nós estamos agora		
Em que estado nós estamos?		0 1
Em que cidade nós estamos?		0 1
Em que bairro nós estamos? (parte da cidade ou rua próxima)		0 1
O que é este prédio em que estamos? (nome, tipo ou função)		0 1
Em que andar nós estamos?		0 1
Registro		
Agora, preste atenção. Eu vou dizer três palavras e o(a) Sr(a) vai repeti-las quando eu terminar. Memorize-as, pois eu vou perguntar por elas, novamente, dentro de alguns minutos. Certo? As palavras são: **REAL** [pausa], **MALA** [pausa], **CASA** [pausa]. Agora, repita as palavras para mim [Permita 5 tentativas, mas pontue apenas a primeira.]		
REAL		0 1
MALA		0 1
CASA		0 1
ATENÇÃO E CÁLCULO [Série de 7] **Agora eu gostaria que o(a) Sr(a) subtraísse 7 de 100 e do resultado subtraísse 7. Então, continue subtraindo 7 de cada resposta até eu mandar parar. Entendeu?** [pausa] **Vamos começar: quanto é 100 menos 7?** Dê 1 ponto para cada acerto. Se não atingir o escore máximo, peça: **Soletre a palavra MUNDO**. Corrija os erros de soletração e então peça: **Agora, soletre a palavra MUNDO de trás para frente** (O-D-N-U-M) [Dê 1 ponto para cada letra na posição correta. Considere o maior resultado.]	[93] [86] [79]____ [72]____ [65]____ Soma do Cálculo __ __ __ __ __ O D N U M Soma do Mundo	0 1 0 1 0 1 0 1 0 1 Pontuar _____ somente o maior

(Continua.)

(Cont.)

MEMÓRIA DE EVOCAÇÃO Peça: **Quais são as 3 palavras que eu pedi que o(a) Sr(a) memorizasse?** [Não forneça pistas.]		
REAL	0	1
MALA	0	1
CASA	0	1
LINGUAGEM: Aponte o lápis e o relógio e pergunte: **O que é isto?** (lápis) **O que é isto?** (relógio)	0 0	1 1
Agora eu vou pedir para o Sr(a) repetir o que eu vou dizer. Certo? Então repita: "NEM AQUI, NEM ALI, NEM LÁ"	0	1
Agora ouça com atenção porque eu vou pedir para o(a) Sr(a) fazer uma tarefa. [pausa] **Preste atenção, pois eu só vou falar uma vez.** [pausa] **Pegue este papel com a mão direita** [pausa], **com as duas mãos dobre-o ao meio uma vez** [pausa] **e em seguida jogue-o no chão** • Pegar com a mão direita • Dobrar ao meio • Jogar no chão		
Por favor, leia isto e faça o que está escrito no papel. Mostre ao examinado a folha com o comando: FECHE OS OLHOS	0	1
Peça: **Por favor, escreva uma sentença.** Se o paciente não responder, peça: **Escreva sobre o tempo.** [Coloque na frente do paciente um pedaço de papel em branco e lápis ou caneta.]	0	1
Peça: **Por favor, copie este desenho.** [Apresente a folha com os pentágonos que se intersecionam.]	0	1
Total		

Pontos de corte: analfabetos: 18/19; anos de estudo ≥ 1: 23/24.
Fonte: geronlab.com

FRASE
Frase: _____

Anexo 7 ▪ Escala de Depressão Geriátrica (Versão Resumida) (EDG)

Para o rastreio do humor, é recomendado o uso da EDG. Apesar da existência de uma versão completa composta por 30 itens, a mais utilizada é a versão reduzida que conta com quinze itens, que estão associados aos sintomas da depressão, direta ou indiretamente, e tem como finalidade detectar casos possíveis de depressão.

Instrução:

- Todas as perguntas devem ser respondidas com "sim" ou "não", não sendo cabível qualquer outra opção de resposta. Caso o examinando demonstre estar indeciso sobre a resposta, o entrevistador deve levá-lo a refletir sobre qual das respostas é mais adequada. Inicie dizendo: "Vou lhe fazer algumas perguntas para saber como o(a) Sr(a) vem se sentindo na última semana".

Pontuação:

- Quando a resposta do examinando for igual a que está entre parênteses, dê 1 ponto. Caso a resposta seja diferente, pontue 0. No final some os pontos.

Interpretação:

- Observe que a soma será o escore total. Se este estiver entre 0 e 5, será considerado normal. A partir de 5 pontos, faz-se necessária uma análise mais detalhada, pois é um escore indicativo de depressão.

Importante:

- Este instrumento não deve ser aplicado em indivíduos que apresentem escore menor que 13 para o MEEM, pois, com tal resultado, demonstram incapacidade de compreensão das perguntas.

Perguntas	N ou S	O ou 1
1. O(a) Sr(a) está basicamente satisfeito(a) com sua vida? (Não)		
2. O(a) Sr(a) deixou muitos de seus interesses e atividades? (Sim)		
3. O(a) Sr(a) sente que sua vida está vazia? (Sim)		
4. O(a) Sr(a) se aborrece com frequência? (Sim)		
5. O(a) Sr(a) sente-se de bom humor a maior parte do tempo? (Não)		
6. O(a) Sr(a) tem medo de que algum mal vá lhe acontecer? (Sim)		
7. O(a) Sr(a) sente-se feliz a maior parte do tempo? (Não)		
8. O(a) Sr(a) sente que sua situação não tem saída? (Sim)		
9. O(a) Sr(a) prefere ficar em casa a sair e fazer coisas novas? (Sim)		
10. O(a) Sr(a) sente-se com mais problemas de memória do que a maioria? (Sim)		
11. O(a) Sr(a) acha maravilhoso estar vivo(a)? (Não)		
12. O(a) Sr(a) sente-se um(a) inútil nas atuais circunstâncias? (Sim)		
13. O(a) Sr(a) sente-se cheio(a) de energia? (Não)		
14. O(a) Sr(a) acha que sua situação é sem esperança? (Sim)		
15. O(a) Sr(a) sente que a maioria das pessoas está melhor que o(a) Sr(a)? (Sim)		
Total		

Fonte: geronlab.com

BIBLIOGRAFIA

Lawton MP, Brody EM. Assessment of older people: self-maintaining and instrumental activities of daily living. Gerontologist. 1969;9:179-86.

Lino VT, Pereira SR, Camacho LA, Ribeiro Filho ST, Buksman S. [Cross-cultural adaptation of the Independence in Activities of Daily Living Index (Katz Index)]. Reports in Public Health. 2008;24(1):103-12.

Lourenço RA, Veras RP. Mini-Exame do Estado Mental: características psicométricas em idosos ambulatoriais. Revista de Saúde Pública (Impresso), São Paulo, SP. 2006;40:712-19.

Paradela EMP, Lopes CS, Lourenço RA. Adaptação para o português do Cambridge Cognitive Examination-Revised aplicado em um ambulatório público de geriatria. Cadernos de Saúde Pública (ENSP. Impresso). 2009;25:2562-70. Instrumentos de avaliação social.

INSTRUMENTOS DE AVALIAÇÃO SOCIAL

Anexo 8 ▪ APGAR da Família

O APGAR da família é uma ferramenta elaborada por Smilkstein, em 1978, para avaliar a percepção de suporte que um indivíduo tem de sua família. Trata-se de uma sigla para as seguintes dimensões: adaptação (*adaptability*), companheirismo (*partnership*), desenvolvimento (*growth*), afetividade (*affection*), capacidade resolutiva (*resolve*).

Em 1982, Smilkstein *et al.* estudaram as propriedades psicométricas do questionário, estabelecendo pontos de corte que variam de 0 a 10 pontos, conforme a satisfação que o indivíduo tem com sua família.

Duarte *et al.* submeteram o instrumento ao processo de adaptação transcultural para a língua portuguesa falada no Brasil. As autoras optaram por manter a sigla APGAR, conforme a versão original, o instrumento tem cinco itens com três opções de respostas, sendo elas:

- Sempre = 2.
- Algumas vezes = 1.
- Nunca = 0.

O resultado é obtido a partir da soma de todos os itens. Os escores finais podem ser interpretados como:

- 07 a 10 = boa funcionalidade familiar.
- 5 a 6 = moderada disfunção familiar.
- 0 a 4 = elevada disfunção familiar.

Itens	Sempre	Algumas vezes	Nunca
1) Estou satisfeito(a), pois posso recorrer a minha a minha família em busca de ajuda quando alguma coisa está me incomodando ou preocupando.			
2) Estou satisfeito(a) com a maneira pela qual minha família e eu conversamos e compartilhamos os problemas.			
3) Estou satisfeito(a) com a maneira como minha família aceita e apoia meus desejos de iniciar ou buscar novas atividades e procurar novos caminhos ou direções.			
4) Estou satisfeito(a) com a maneira pela qual minha família demonstra afeição e reage às minhas emoções, como raiva, mágoa ou amor.			
5) Estou satisfeito(a) com a maneira pela qual minha família e eu compartilhamos o tempo juntos.			
Total			

Fonte: geronlab.com

Anexo 9 ▪ Medical Outcomes Study – Social Suport Scale (MOS-SSS)

O MOS-SSS é um questionário multidimensional que foi desenvolvido para avaliar a percepção da pessoa em relação à rede que lhe destina suporte tem a os aspectos material, informacional, afetivo, emocional e interação social positiva. O instrumento foi desenvolvido por Sherbourne e Stewart, em 1991, e foi submetido ao processo de adaptação transcultural para a população brasileira por Griep *et al.*, em 2005.

Em 2016, Zanini *et al.* analisaram a estrutura fatorial da escala e ajustaram o modelo composto por quatro fatores: apoio emocional/informacional, interação social, apoio material e apoio afetivo com cinco opções de respostas para cada uma das dimensões, quais sejam: nunca (0); raramente (1); às vezes (2); quase sempre (3) e sempre (4).

Instrução: Por favor, responda as perguntas abaixo, dizendo: Se você precisar, com que frequência conta com alguém...	NUNCA	RARAMENTE	ÀS VEZES	QUASE SEMPRE	SEMPRE
1. Que o ajude, se ficar de cama?					
2. Para levá-lo ao médico?					
3. Para ajudá-lo nas tarefas diárias, se ficar doente?					
4. Para preparar suas refeições, se você não puder prepará-las?					
5. Que demonstre amor e afeto por você?					
6. Que lhe dê um abraço?					
7. Que você ame e que faça você se sentir querido?					
8. Para ouvi-lo quando você precisar falar?					
9. Em quem confiar ou para falar de você ou sobre seus problemas?					
10. Para compartilhar suas preocupações e medos mais íntimos?					
11. Que compreenda seus problemas?					
12. Para dar bons conselhos em situações de crise?					
13. Para dar informações que o ajude a compreender uma determinada situação?					
14. De quem você realmente quer conselhos?					
15. Para dar sugestões de como lidar com um problema pessoal?					
16. Com quem fazer coisas agradáveis?					
17. Com quem distrair a cabeça?					
18. Com quem relaxar?					
19. Para se divertir junto?					

Fonte: geronlab.com

Anexo 10 ▪ Escala de Sobrecarga do Cuidador

A escala de sobrecarga decorrente do cuidado – a *Burden Interview* – é um instrumento amplamente utilizado mundialmente. Foi desenvolvida por Zarit, em 1980, e, por isso, comumente conhecida com escala de Zarit. Em 2002, teve a versão brasileira validada por Scazufca.

ANEXO 10 • ESCALA DE SOBRECARGA DO CUIDADOR

Trata-se de um instrumento composto por 22 itens com quatro opções de respostas que avaliam a sobrecarga objetiva e subjetiva relatada por um cuidador de pessoa idosa dependente. Até o item 21, as opções de resposta apresentam-se como:

- 0 = nunca.
- 1 = raramente.
- 2 = às vezes.
- 3 = quase sempre.
- 4 = sempre.

No item 22, as opções apresentam-se da seguinte forma:

- 0 = nada.
- 1 = muito pouco.
- 2 = um pouco.

O resultado é obtido a partir da soma de todos os itens, variando de 0 a 88 pontos, com escores divididos em:

- 0 a 20 = sem sobrecarga.
- 21 a 40 = sobrecarga leve a moderada.
- 41 a 60 = sobrecarga moderada a elevada.
- 61 a 80 = altos níveis de sobrecarga.

1. O(a) Sr/Sra sente que S* pede mais ajuda do que ele(ela) necessita?
2. O(a) Sr/Sra sente que por causa do tempo que o(a) Sr/Sra gasta com S*, o(a) Sr/Sra não tem tempo suficiente para si mesmo(a)?
3. O(a) Sr/Sra sente-se estressado(a) entre cuidar de S* e suas outras responsabilidades com a família e o trabalho?
4. O(a) Sr/Sra sente-se envergonhado(a) com o comportamento de S*?
5. O(a) Sr/Sra sente-se irritado(a) quando S* está por perto?
6. O(a) Sr/Sra sente que S* afeta negativamente seus relacionamentos com outros membros da família ou amigos?
7. O(a) Sr/Sra sente receio pelo futuro de S*?
8. O(a) Sr/Sra sente que S* depende do(a) Sr(a)?
9. O(a) Sr/Sra sente-se tenso(a) quando S* está por perto?

(Continua.)

(Continuação.)

10. O(a) Sr/Sra sente que sua saúde foi afetada por causa de seu envolvimento com S*?	
11. O(a) Sr/Sra sente que o(a) Sr/Sra não tem tanta privacidade como gostaria por causa de S*?	
12. O(a) Sr/Sra sente que sua vida social tem sido prejudicada porque o(a) Sr/Sra está cuidando de S*?	
13. O(a) Sr/Sra não se sente à vontade de ter visitas em casa por causa de S*?	
14. O(a) Sr/Sra sente que S* espera que o(a) Sr/Sra cuide dele/dela, com o(a) se o Sr/Sra fosse a única pessoa de quem ele/ela pode depender?	
15. O(a) Sr/Sra sente que não tem dinheiro suficiente para cuidar de S*, somando-se as suas outras despesas?	
16. O(a) Sr/Sra sente que será capaz de cuidar de S* por mais tempo?	
17. O(a) Sr/Sra sente que perdeu o controle de sua vida desde a doença de S*?	
18. O(a) Sr/Sra gostaria de simplesmente deixar que outra pessoa cuidasse de S*?	
19. O(a) Sr/Sra sente-se em dúvida sobre o que fazer por S*?	
20. O(a) Sr/Sra sente que poderia estar fazendo mais por S*?	
21. O(a) Sr/Sra sente que poderia cuidar melhor de S*?	
22. De uma maneira geral, quanto o(a) Sr/Sra se sente sobrecarregado(a) por cuidar de S*?	
Total	

Fonte: geronlab.com

Anexo 11 • Escala de Rastreio de Violência

O *Caregiver Abuse Screen in Elderly* (CASE) é um questionário breve para ajudar a se identificar a perpetração de violência interpessoal contra pessoas idosas. Foi desenvolvido no Canadá. Em 2007, Paixão Junior *et al.* submeteram o questionário ao processo de adaptação transcultural para a população brasileira. É composto por oito itens que abarcam, de forma sutil, a dimensão da violência física, psicossocial, financeira e a negligência, porém não sugere atos violentos.

Sendo a pessoa que ajuda ou cuida, por favor, responda sim ou não às seguintes perguntas

1. O(a) Sr(a), às vezes, encontra dificuldade em fazer com que (__) controle sua irritação ou agressividade?
2. O(a) Sr(a), muitas vezes, sente-se forçado(a) a agir contra sua própria natureza ou a fazer coisas que lhe desagradam?
3. O(a) Sr(a) acha difícil controlar o comportamento de (__)?
4. O(a) Sr(a), às vezes, sente-se forçado(a) a ser bruto(a) com (__)?
5. O(a) Sr(a), às vezes, sente que não consegue fazer o que é realmente necessário ou o que deve ser feito para (__)?
6. O(a) Sr(a), muitas vezes, acha que tem de rejeitar ou ignorar (__)?
7. O(a) Sr(a), muitas vezes, sente-se tão cansado(a) e exausto(a) que não consegue dar conta das necessidades de (__)?
8. O(a) Sr(a), muitas vezes, acha que tem de gritar com (__)?

Fonte: geronlab.com

BIBLIOGRAFIA

Duarte YAO. Tradução, adaptação transcultural e validação do "Family APGAR." In: Duarte YAO, Domingues MAR. Família, rede de suporte social e idosos: Instrumentos de avaliação. São Paulo: Blucher; 2020. 244 p.

Griep RH, Chor D, Faerstein E, Werneck GL, Lopes CS. Validade de construto de escala de apoio social do Medical Outcomes Study (adaptada para o português no Estudo Pró-Saúde). Cad Saúde Pública. 2005;21(3):703-14.

Smilkstein G. The family APGAR: a proposal for a family function test and its use by physicians. J Fam Pract. 1978;6(6):1231-9.

Smilkstein G, Ashworth C, Montano D. Validity and reability of the Family APGAR as a test of family function. J Fam Pract. 1982;15(2):303-11.

Scazufca M. Brazilian version of the Burden Interview Scale for the assessment of burden of care in carers of people with mental illnesses. Rev Bras Psiquiatr. 2002;24(1):12-7.

Zanini DS, Peixoto EM. Social Support Scale (MOS-SSS): Analysis of the psychometric properties via item response theory. Paideia (Ribeirão Preto). 2016;26(65):359-68.

Zanini DS, Peixoto EM, Nakano TC. Escala de Apoio Social (MOS-SSS): Proposta de normatização com referência nos itens. Trends in Psychology/Temas em Psicologia. 2018 Mar;26(1):387-99.

Zarit SH, Reever KE, Bach-Peterson J. Relatives of impaired elderly: correlates of feelings to burden. Gerontologist. 1980;20:649-55.

AVALIAÇÃO DE ENFERMAGEM

Anexo 12 ▪ Escala AUFA

A escala de avaliação do uso de fraldas e produtos absorventes (escala AUFA) é uma escala criada por duas enfermeiras brasileiras, Bitencourt e Santana (2021), para a população adulta e idosa. Ela possui duas atribuições. Na primeira, ela se destina à avaliação do risco de dermatite associada à incontinência, e, na segunda, à indicação do uso de produtos absorventes.
Avaliam seis fatores:

1. Preferências do paciente/cuidador.
2. Condições da pele.
3. Envelhecimento da pele.
4. Capacidade cognitiva.
5. Capacidade motora.
6. Incontinência.

A escala AUFA possui escores entre 1 e 3 para cada um dos itens, sendo o resultado do escore final a soma dos pontos. Para avaliação da indicação do uso de fraldas e absorventes, tem-se os escores:

- < 11 pontos – sem indicação no uso de absorventes ou fraldas.
- ≥ 11 e < 14 pontos – indicação de uso de absorventes.
- ≥ 14 pontos – indicação de uso de fraldas.
- < 17 pontos – risco menor de DAI.
- ≥ 17 pontos – risco maior de DAI.

Variáveis	Descrição
Produto	1) Fraldas com tamanho de acordo, formato anatômico e protetor cutâneo 2) Fraldas com tamanho inadequado e protetor cutâneo de escolha 3) Produto/fraldas adaptados e ausência de protetor cutâneo
Número de trocas	1) Seis ou mais trocas diárias 2) Quatro a cinco trocas diárias 3) Menos de quatro trocas diárias
Integridade da pele	1) Íntegra 2) Hiperemia em genitália, glúteo, coxas e/ou parte superior do abdome 3) Lesão ulcerada em genitália, glúteo, coxas e/ou parte superior do abdome
Envelhecimento da pele	1) Elasticidade preservada 2) Turgor pouco diminuído 3) Turgor muito diminuído
Capacidade cognitiva	1) Preservada 2) Queixa subjetiva de memória 3) Queixa objetiva de memória
Capacidade motora	1) Independente para atividades de vida diária 2) Parcialmente dependente para atividades de vida diária 3) Dependente para atividades de vida diária
Incontinência	1) Incontinência urinária leve 2) Incontinência urinária moderada 3) Incontinência urinária grave
Soma	Até 7 – Baixo Risco; 8 – 14 – Risco Moderado; 15 – 21 – Alto Risco

Fonte: Bitencourt GR, Santana RF. Evaluation scale for the use of adult diapers and absorbent products: methodological study. Online Braz J Nurs [Internet]. 2021 Mês[cited 2024 Nov 1];20:e20216466

Anexo 13 ▪ Escala de Bristol

A escala de Bristol para Consistência de Fezes (EBCF – *Bristol Stool Form Scale*) é usada na descrição de fezes e na interpretação da velocidade do trânsito intestinal. A EBCF foi desenvolvida e validada por Kenneth W. Heaton e S. J. Lewis em 1997, posteriormente traduzida e validada para o espanhol em 2009 e, em 2012, para o português. A escala busca avaliar, de maneira descritiva, o conteúdo fecal em sua forma e consistência, utilizando representações gráficas para sete tipos de fezes.

Didaticamente construída, a EBCF apresenta imagens que ilustram cada um dos tipos de fezes, juntamente a descrições relativas à forma e à consistência, com exemplos facilmente reconhecíveis. A escala é facilmente aplicada e, desta forma, o paciente necessita selecionar o tipo que mais se assemelha a suas próprias fezes, de acordo com figura, a descrição da consistência e da forma.

De acordo com um dos sete tipos, é realizada a avaliação subjetiva do trânsito intestinal, sendo necessária uma avaliação clínica conjunta para confirmação.

- Tipos 1 e 2: ritmo intestinal lento, característico de constipação.
- Tipos 3 e 4: consideradas fezes normais, embora o tipo 3 represente um trânsito mais lento, com fezes com rachadas, enquanto o tipo 4 é considerado o ideal dentro da normalidade.
- Tipos 5, 6 e 7: ritmo intestinal rápido, sendo os tipos 6 e 7 considerados mais acelerados com potencial quadro diarreico (fezes líquidas ≥ 3 vezes ao dia).

Escala de Bristol

Tipo 1	Pequenos fragmentos duros, semelhantes a nozes
Tipo 2	Em forma de salsicha, mas com grumos
Tipo 3	Em forma de salsicha, com fissuras à superfície
Tipo 4	Em forma de salsicha ou cobra (mais finas), mas suaves e macias
Tipo 5	Fezes fragmentadas, mas com pedaços com contornos bem-definidos e macias
Tipo 6	Em pedaços esfarrapados
Tipo 7	Líquidas

Fonte: https://haru.med.br/o-que-o-formato-das-fezes-indica/

Anexo 14 • Escala de Braden

A escala de Braden foi inicialmente publicada em 1987, nos Estados Unidos, e validada para a cultura brasileira, em 1999, por Paranhos e Santos. Tem como objetivo avaliar o risco para desenvolvimento de lesão por pressão. Desde então, ela tem sido amplamente aplicada em várias instituições brasileiras de saúde.

Esta escala consiste em seis subescalas: percepção sensorial, umidade, atividade, mobilidade, nutrição, e fricção e cisalhamento. O escore total pode variar entre 6 a 23 pontos, em que, quanto maior a pontuação, menor o risco. Para tal, os pacientes são classificados com os seguintes escores: risco muito alto (escores iguais ou menores a 9 pontos), risco alto (escores de 10 a 12 pontos), risco moderado (escores de 13 a 14 pontos), baixo risco (escores de 15 a 18 pontos) e sem risco (escores de 19 a 23 pontos).

Escala de Braden

Avaliação
Sem risco: 19 a 23 pontos
Médio risco: 15 a 18 pontos
Risco moderado: 13 a 14 pontos
Alto risco: 10 a 12 pontos
Altíssimo risco: 6 a 9 pontos

Descrição	1	2	3	4
Percepção sensorial	Totalmente limitada	Muito limitada	Levemente limitada	Nenhuma limitação
Umidade	Completamente molhado	Muito molhado	Ocasionalmente molhado	Raramente molhado
Atividade	Acamado	Confinado a cadeira	Anda ocasionalmente	Anda frequentemente
Mobilidade	Totalmente imóvel	Bastante limitada	Levemente limitada	Não apresenta limitações
Nutrição	Muito pobre	Provavelmente inadequada	Adequada	Excelente
Fricção e cisalhamento	Problema	Problema em potencial	Nenhum problema	

Fonte: Ministério da Saúde, 2011.

Anexo 15 ▪ Classificação ISTAP

O sistema de classificação *International Skin Tear Advisory Panel* (ISTAP) busca observações simples e objetivas para classificar as lesões por fricção. Este sistema de classificação ISTAP foi traduzido e validado no Brasil, em 2018, por Silva *et al.*

O sistema de classificação ISTAP é dividido em três tipos que avançam em termos de perda cutânea. São eles:

- *Tipo 1*: lesão por fricção sem perda de pele. Neste, as bordas podem ser reposicionadas para cobrir o leito da lesão.
- *Tipo 2*: lesão por fricção com perda de retalho cutâneo parcial, em que o retalho cutâneo não consegue ser reposicionado para cobertura do leito da lesão.
- *Tipo 3*: lesão por fricção com perda total do retalho cutâneo. Apresenta ausência de retalho cutâneo para reposicionamento e consequente exposição completa da lesão.

Anexo 16 ▪ Escala Doloplus

A escala Doloplus foi criada pelo francês Bernard Wary, em 1993, para ser aplicada em pessoas idosas não comunicantes verbalmente, inicialmente composta por 15 itens. Entre 1995 e 1999, após validação clínica, a escala foi reduzida para 10 itens, sendo denominada Doloplus 2. Em 2006, ela foi adaptada transculturalmente e validada para a população portuguesa.

A Doloplus 2, escala de avaliação comportamental para idosos que apresentam perturbações na comunicação verbal, é constituída por um formulário de observação com 10 itens. Tais itens são divididos em três subgrupos: repercussão somática (queixas somáticas, posições antálgicas em repouso, proteção de zonas dolorosas, expressão facial e sono), repercussão psicomotora (higiene e/ou vestir e movimento) e repercussão psicossocial (comunicação, vida social e alterações do comportamento).

Para a avaliação dos itens, cada um é classificado com uma pontuação de 0 a 3, totalizando uma pontuação de 0 a 30. O resultado indica a presença de dor quando a pontuação é igual ou superior a 5 em 30. Todos os itens devem ser avaliados, mas não é necessário obter respostas para todos eles. A pontuação é principalmente baseada na avaliação dos itens somáticos, já que a pontuação desse subgrupo é a mais indicativa da presença de dor.

ANEXO 15 • CLASSIFICAÇÃO ISTAP

Escala Doloplus – Avaliação Comportamental da Dor na Pessoa Idosa

Apelido:	Nome próprio:		Datas			
Serviço:						
Observação comportamental						
Repercussão somática						
1. Queixas somáticas	• Ausência de queixas • Queixas apenas quando há solicitação • Queixas espontâneas ocasionais • Queixas espontâneas contínuas		0 1 2 3	0 1 2 3	0 1 2 3	0 1 2 3
2. Posições antálgicas em repouso	• Ausência de posição antálgica • O indivíduo evita certas posições de forma ocasional • Posição antálgica permanente e eficaz • Posição antálgica permanente ineficaz		0 1 2 3	0 1 2 3	0 1 2 3	0 1 2 3
3. Proteção de zonas dolorosas	• Ausência de proteção • Proteção quando há solicitação, não impedindo o prosseguimento do exame ou dos cuidados • Proteção quando há solicitação, impedindo qualquer exame ou cuidados • Proteção em repouso, na ausência de qualquer solicitação		0 1 2 3	0 1 2 3	0 1 2 3	0 1 2 3
4. Expressão facial	• Mímica habitual • Mímica que parece exprimir dor quando há solicitação • Mímica que parece exprimir dor na ausência de qualquer solicitação • Mímica inexpressiva em permanência e de forma não habitual (átona, rígida, olhar vazio)		0 1 2 3	0 1 2 3	0 1 2 3	0 1 2 3
5. Sono	• Sono habitual • Dificuldade em adormecer • Despertar frequente (agitação motora) • Insônia com repercussão nas fases de despertar		0 1 2 3	0 1 2 3	0 1 2 3	0 1 2 3

(Continua.)

(Cont.)

Repercussão psicomotora					
6. Higiene e/ou vestir	• Capacidades habituais conservadas	0	0	0	0
	• Capacidades habituais pouco diminuídas (com precaução, mas completas)	1	1	1	1
	• Capacidades habituais muito diminuídas, higiene e/ou vestir difíceis e parciais	2	2	2	2
	• Higiene e/ou vestir impossíveis; o doente exprime a sua oposição a qualquer tentativa	3	3	3	3
7. Movimento	• Capacidades habituais conservadas	0	0	0	0
	• Capacidades habituais ativas limitadas (o doente evita certos movimentos, diminui o seu perímetro de marcha)	1	1	1	1
	• Capacidades habituais ativas e passivas limitadas (mesmo com ajuda, o doente diminui os seus movimentos)	2	2	2	2
	• Movimento impossível; qualquer mobilização suscita oposição	3	3	3	3
Repercussão psicossocial					
8. Comunicação	• Sem alterações	0	0	0	0
	• Intensificada (o indivíduo chama atenção de modo não habitual)	1	1	1	1
	• Diminuída (o indivíduo isola-se)	2	2	2	2
	• Ausência ou recusa de qualquer comunicação	3	3	3	3
9. Vida social	• Participação habitual nas diferentes atividades (refeições, atividades recreativas, *ateliers* terapêuticos etc.)	0	0	0	0
	• Participação nas diferentes atividades apenas quando há solicitação	1	1	1	1
	• Recusa parcial de participação nas diferentes atividades	2	2	2	2
	• Recusa de qualquer tipo de vida social	3	3	3	3
10. Alterações de comportamento	• Comportamento habitual	0	0	0	0
	• Alterações do comportamento quando há solicitação e repetidas	1	1	1	1
	• Alterações do comportamento quando há solicitação e permanentes	2	2	2	2
	• Alterações do comportamento permanentes (sem qualquer solicitação)	3	3	3	3
Pontuação					

Fonte: http://www.doloplus.fr/index.php

BIBLIOGRAFIA

Araújo FSF; Di Piero KC; Cardinelli CC. Aplicação da escala de avaliação do uso de fraldas em uma clínica médica de um hospital universitário. Estima - Braz J Enterostomal Ther. 2021;19:e2221.

Ayello EA, Braden B. How and why to do pressure ulcer risk assessment. Adv Skin & Wound Care. 2002;15(3):125-33.

Bitencourt GR, Santana RF. Evaluation scale for the use of adult diapers and absorbent products: methodological study. Online Braz J Nurs [Internet]. 2021 Mês[cited 2024 Nov 1];20:e20216466. Disponível em: https://doi.org/10.17665/1676-4285.20216466Evaluation. Acesso em 3 nov 2024.

Bitencourt GR. Validação da escala de produtos absorventes. Rio de Janeiro. Tese [Doutorado em Ciências do Cuidado em Saúde] Universidade Federal Fluminense; 2019.

Le Blanc K. Melhores práticas 2018. Recomendações de melhores práticas prevenção. Gerenciamento do cuidado de lesões por fricção em pele envelhecida. Wounds Int [Internet]. 2018;24. Disponível em: www.woundsinternational.com. Acesso em 3 nov 2024.

Martinez AP, Azevedo GR. Tradução, adaptação cultural e validação da Bristol Stool Form Scale para a população brasileira. Rev Latino-Am Enfermagem [Internet]. 2012 Maio-Jun ;20(3):[7 telas]. Disponível em: https://www.scielo.br/j/rlae/a/vDBpwytKNhBsLbzyYkPygFq/?format=pdf&lang=pt. Acesso em 18 nov. 2024.

Paranhos WY, Santos VLCG. Avaliação de risco para úlceras de pressão por meio da Escala de Braden, na língua portuguesa. Rev Esc Enferm USP. 1999;33:191-206.

SANTOS, et al. Tempo de trânsito intestinal de indivíduos portadores de síndrome metabólica pela escala de Bristol. Rev Ciênc Méd Biol, Salvador. 2017 Set/Dez;16(3):338-43.

Serpa LF, Santos VLCG, Campanili TCGF, Queiroz M. Validade preditiva da Escala de Braden para o risco de desenvolvimento de úlcera por pressão em pacientes críticos. Rev Latino-Am Enfermagem [Internet]. 2011 Jan-Fev;19(1):[08 telas]. Disponível em https://www.scielo.br/j/rlae/a/pvfjgRw3q844YGt4LHMqNpQ/?format=pdf&lang=pt#:~:text=A%20escala%20de%20Braden%20foi,v%C3%A1rias%20institui%C3%A7%C3%B5es%20brasileiras%20de%20sa%C3%BAde. Acesso em 17 nov. 2024.

The Doloplus web-site. Disponível em: http://www.doloplus.fr/index.php. Acesso em 3 nov 2024.

Wary B. Plaidoyer pour l'évaluation de la douleur chez les sujets âgés. Gérontologie et société. 1996;78:83-94.

Silva CVB, Campanili TCGF, LeBlanc K, Baranoski S, Santos VLCG. Adaptação cultural e validade de conteúdo do ISTAP Skin Tear Classification para o português no Brasil. Estima - Braz J Enterostomal Ther. 2018;16:e2618.

AVALIAÇÃO FISIOTERAPÊUTICA

Anexo 17 ▪ Timed Up and Go (TGUG)

O teste consiste em levantar-se de uma cadeira, caminhar em linha reta por 3 metros, virar, caminhar de volta e sentar-se novamente. O idoso é instruído a realizar o teste o mais rápido que conseguir, sem correr. O terapeuta deve estar atento não apenas ao tempo, mas também na qualidade do movimento realizado. Estar ao lado do paciente, devido ao risco de queda.

Pontuação:
- Até 10 segundos considerado normal.
- Entre 10,01 e 20 segundos considera-se normal para idosos frágeis ou com deficiência, os quais tendem a ser independentes na maioria das atividades de vida diária.
- Acima de 20,01 segundos gastos para a realização da tarefa, é necessária avaliação mais detalhada do indivíduo para verificar o grau de comprometimento funcional.

Ponto de corte de acordo com a idade:

- 60 a 69 anos = 9 segundos.
- 70 a 79 anos = 9,1 a 10,2 segundos.
- 80 a 99 anos = 10,3 a 12,7 segundos.

Anexo 18 ▪ Escala de Autoeficácia de Quedas (FES-I-BR)

A Escala de Autoeficácia de Quedas (FES-I-BR) mensura o medo de cair na realização de 16 atividades do cotidiano. Possui pontuação que é graduada de 1 a 4, em que 1 não está preocupado e 4 está extremamente preocupado em cair ao realizar determinada atividade. O escore total é de 64 pontos. A pontuação 23 ou mais pontos indica medo de cair.

ANEXO 18 ▪ ESCALA DE AUTOEFICÁCIA DE QUEDAS (FES-I-BR)

	Atividades	Não estou preocupado	Um pouco preocupado	Moderadamente preocupado	Muito preocupado
1	Limpar a casa (p. ex., esfregar, varrer, aspirar)	1	2	3	4
2	Vestir-se ou despir-se	1	2	3	4
3	Preparar refeições diárias	1	2	3	4
4	Tomar banho (banheira, chuveiro)	1	2	3	4
5	Ir às compras	1	2	3	4
6	Sentar-se ou levantar-se da cadeira	1	2	3	4
7	Subir ou descer escadas	1	2	3	4
8	Andar pela vizinhança	1	2	3	4
9	Alcançar algum objeto acima da sua cabeça ou no chão	1	2	3	4
10	Atender ao telefone antes que pare de tocar	1	2	3	4
11	Andar em superfícies escorregadias (molhadas ou enceradas)	1	2	3	4
12	Visitar um amigo ou parente	1	2	3	4
13	Andar em um local onde haja multidão	1	2	3	4
14	Andar em superfícies irregulares (chão com pedras, piso malconservado ou sem asfalto)	1	2	3	4
15	Subir ou descer uma rampa	1	2	3	4
16	Sair para eventos sociais (atividades religiosas, encontros familiares, reunião do clube)	1	2	3	4

Anexo 19 • Ponto de Corte da Força de Preensão Manual

Sexo	IMC (kg/m²)	FPM (kgf)
Masculino	≤ 22,40	16,8
	22,40 < IMC ≤ 25,51	23,3
	25,51 < IMC ≤ 28,33	23,3
	> 28,33	23,4
Feminino	≤ 24,12	13,3
	24,12 < IMC ≤ 26,92	14
	26,92 < IMC ≤ 30,26	14
	> 30,26	14,7

Anexo 20 • Escala Visual de Dor

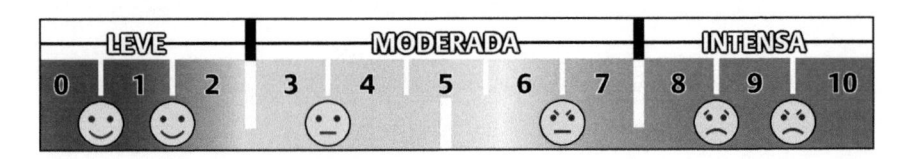

LEVE | MODERADA | INTENSA
0 | 1 | 2 | 3 | 4 | 5 | 6 | 7 | 8 | 9 | 10

Anexo 21 • Escala de Faces

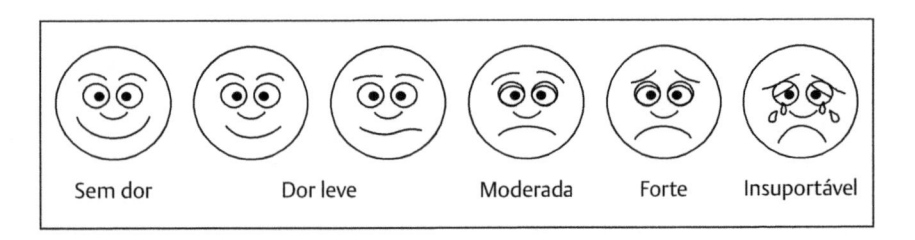

Sem dor | Dor leve | Moderada | Forte | Insuportável

Anexo 22 • Questionário de Dor McGill (Br-MPQ)

O questionário de dor McGill (MPQ) foi elaborado em 1975, por Melzack, na Universidade McGill, em Montreal, Canadá, com o objetivo de fornecer medidas qualitativas de dor. Avalia as qualidades sensoriais, afetivas, temporais e miscelânea da dor. Já foi validado para o Brasil, inclusive para idosos.

ANEXO 22 • QUESTIONÁRIO DE DOR MCGILL (BR-MPQ)

Para cada conjunto de palavras abaixo, escolha apenas 1 que melhor descreve a sua dor. Não é preciso escolher palavras em todos os quadros.

Algumas palavras que eu vou ler descrevem a sua dor atual? Diga-me quais as palavras que descrevem melhor a sua dor. Escolha somente uma palavra de cada grupo, a mais adequada para a descrição da sua dor.

01	02	03	04
( ) que vai e vem ( ) que pulsa ( ) latejante ( ) em pancadas	( ) que salta aqui e ali ( ) que se espalha em círculos ( ) que irradia	( ) pica como uma agulhada ( ) é como uma fisgada ( ) como uma pontada de faca ( ) perfura como uma broca	( ) que corta como uma navalha ( ) que dilacera a carne

05	06	07	08
( ) como um beliscão ( ) em pressão ( ) como uma mordida ( ) em câimbra/cólica ( ) que esmaga	( ) que repuxa ( ) que arranca ( ) que parte ao meio	( ) que esquenta ( ) que queima como água quente ( ) que queima como fogo	( ) que coça ( ) em formigamento ( ) ardida ( ) como uma ferroada

09	10	11	12
( ) amortecida ( ) adormecida	( ) sensível ( ) dolorida ( ) como um machucado ( ) pesada	( ) que cansa ( ) que enfraquece ( ) fatigante ( ) que consome	( ) de suar frio ( ) que dá ânsia de vômito

13	14	15	16
( ) assustadora ( ) horrível ( ) tenebrosa	( ) castigante ( ) torturante ( ) de matar	( ) chata ( ) que perturba ( ) que dá nervoso ( ) irritante ( ) de chorar	( ) leve ( ) incômoda ( ) miserável ( ) angustiante ( ) inaguentável

17	18	19	20
( ) que prende ( ) que imobiliza ( ) que paralisa	( ) que cresce e diminui ( ) espeta como uma lança ( ) que rasga a pele	( ) fria ( ) gelada ( ) que congela	( ) que dá falta de ar ( ) que deixa tenso(a) ( ) cruel

Número de descritores:
Sensorial – 1 – 10   Afetivo – 11 – 15   Avaliativo – 16   Miscelânea – 17 – 20
Total – 1 – 20

Anexo 23 ▪ Short Physical Performance Battery (SPPB)

Equilíbrio

Pés juntos ( )
- Manteve por 10 s (1)
- Não manteve por 10 s (0)
- Não tentou (0)

Semitandem ( )
- Manteve por 10 s (1)
- Não manteve por 10 s (0)
- Não tentou (0)

Tandem ( )
- Manteve por 10 s (2)
- Não manteve por 3 a 9,99 s (1)
- Manteve por menos de 3 s (0)
- Não tentou (0)

Resultado do teste ( )

Velocidade de marcha (VM/4 metros)

Tentativas ( ) 1 tentativa (1) 2 tentativas (2)
Tempo: _____ s   **Velocidade:** _____ m/s
- Não conseguiu/recusou caminhar (0) Não consegue
- Se tempo > 8,70 s (1) ≤ 0,46 m/s
- Se tempo for 6,21 a 8,70 (2) > 0,46 m/s a 0,64 m/s
- Se tempo for 4,82 a 6,20 (3) > 0,64 m/s a 0,83 m/s
- Se o tempo for < 4,82 (4) >0,83 m/s

Resultado do teste ( )
Apoios ( ) nenhum (0) bengala (1) outro (2)

Teste sentar-se e levantar

Pré-teste: levantou sem usar os braços ( ) (1) Sim   (2) Não

Resultado do teste ( )
- Não conseguiu levantar-se 5× ou tempo teste > 60 s (0)
- Tempo de teste 16,70 s ou mais (1)
- Se o tempo de teste for 13,70 a 16,69 s (2)
- Se o tempo de teste for 11,20 a 13,69 s (3)
- Se o tempo de teste for 11,19 s ou menos (4)

Pontuação completa para SPPB

Pontuação Total do Teste de Equilíbrio:_____ pontos
Pontuação do Teste de Velocidade de Marcha:_____ pontos
Pontuação do Teste Sentar-se e Levantar:_____ pontos
Pontuação Total:_____ pontos (some os pontos acima)

Classificação do desempenho por pontuação

0 a 3 pontos = incapacidade ou desempenho muito ruim
4 a 6 pontos = baixo desempenho
7 a 9 pontos = moderado desempenho
10 a 12 pontos = bom desempenho

Anexo 24 ▪ Escala de Equilíbrio de Berg

Instrumento criado (1989) e validado (1992) por Berg, e adaptado transculturalmente para o Brasil por Miyamoto em 2004. Esta escala tem por objetivo determinar o desempenho funcional do equilíbrio postural por meio de 14 tarefas que envolvem o equilíbrio estático e dinâmico. A avaliação é feita por meio de observação, e a pontuação varia de 0-4, podendo ter um escore total de 56 pontos. De acordo com Shumway-Cook e Woollacott, na amplitude de 56 a 54 pontos, cada ponto a menos é associado a um aumento de 3 a 4% no risco de quedas; de 54 a 46 pontos, a alteração de um ponto é associada a um aumento de 6 a 8%; e, abaixo de 36 pontos, o risco de quedas é quase de 100%.

Tarefas	Pontuação
1. Posição sentada para posição de pé. **Instruções:** Por favor, levante-se. Tente não usar as suas mãos como suporte	(4) Capaz de se levantar sem utilizar as mãos e estabilizar-se de forma independente (3) Capaz de se levantar de forma independente utilizando as mãos (2) Capaz de se levantar utilizando as mãos após diversas tentativas (1) Necessita de ajuda mínima para se levantar ou estabilizar (0) Necessita de ajuda moderada ou máxima para se levantar
2. Permanecer em pé sem apoio. **Instruções:** Por favor, fique em pé durante 2 minutos	(4) Capaz de permanecer em pé com segurança por 2 minutos (3) Capaz de permanecer em pé por 2 minutos com supervisão (2) Capaz de permanecer em pé por 30 segundos sem apoio (1) Necessita de várias tentativas para permanecer em pé por 30 segundos sem apoio (0) Incapaz de permanecer em pé por 30 segundos sem apoio

Obs.: Se for capaz de permanecer em pé por 2 minutos sem apoio, registre o número total de pontos no item número 3 e continue com o item número 4

(Continua.)

(Cont.)

3. Permanecer sentado sem apoio nas costas, mas com os pés apoiados no chão ou num banquinho. **Instruções:** Por favor, fique sentado sem apoiar as costas com os braços cruzados por 2 minutos	(4) Capaz de permanecer sentado com segurança e com firmeza por 2 minutos (3) Capaz de permanecer sentado por 2 minutos sob supervisão (2) Capaz de permanecer sentado por 30 segundos (1) Capaz de permanecer sentado por 10 segundos (0) Incapaz de permanecer sentado sem apoio durante 10 segundos
4. Posição de pé para posição sentada. **Instruções:** Por favor, sente-se	(4) Senta-se com segurança com uso mínimo das mãos (3) Controla a descida utilizando as mãos (2) Utiliza a parte posterior das pernas contra a cadeira para controlar a descida (1) Senta-se de forma independente, mas tem descida sem controle (0) Necessita de ajuda para sentar-se
5. Transferências. **Instruções:** Arrume as cadeiras perpendicularmente ou uma de frente para a outra para uma transferência em pivô. Por favor, transferir-se de uma cadeira com apoio de braço para uma cadeira sem apoio de braço, e vice-versa	(4) Capaz de se transferir com segurança com uso mínimo das mãos (3) Capaz de se transferir com segurança com o uso das mãos (2) Capaz de se transferir seguindo orientações verbais com/ou supervisão (1) Necessita de uma pessoa para ajudar (0) Necessita de duas pessoas para ajudar ou supervisionar para realizar a tarefa com segurança
6. Permanecer em pé sem apoio com os olhos fechados. **Instruções:** Por favor, fique em pé e feche os olhos por 10 segundos	(4) Capaz de permanecer em pé por 10 segundos com segurança (3) Capaz de permanecer em pé por 10 segundos com supervisão (2) Capaz de permanecer em pé por 3 segundos (1) Incapaz de permanecer com os olhos fechados durante 3 segundos, mas mantém-se em pé (0) Necessita de ajuda para não cair
7. Permanecer em pé sem apoio com os pés juntos. **Instruções:** Por favor, junte seus pés e fique em pé sem se apoiar	(4) Capaz de posicionar os pés juntos de forma independente e permanecer por 1 minuto com segurança (3) Capaz de posicionar os pés juntos de forma independente e permanecer por 1 minuto com supervisão (2) Capaz de posicionar os pés juntos de forma independente e permanecer por 30 segundos (1) Necessita de ajuda para se posicionar, mas é capaz de permanecer com os pés juntos durante 15 segundos (0) Necessita de ajuda para se posicionar e é incapaz de permanecer nessa posição por 15 segundos

(Continua.)

(Cont.)

8. Alcançar à frente com o braço estendido permanecendo em pé (Teste do Alcance Funcional). **Instruções:** Levante o braço a 90°. Estique os dedos e tente alcançar à frente o mais longe possível. (A medida registrada é a distância que os dedos conseguem alcançar a inclinação)	(4) Pode avançar à frente mais que 25 cm com segurança (3) Pode avançar à frente mais que 12,5 cm com segurança (2) Pode avançar à frente mais que 5 cm com segurança (1) Pode avançar à frente, mas necessita de supervisão (0) Perde o equilíbrio na tentativa, ou necessita de apoio externo
9. Pegar um objeto do chão a partir de uma posição em pé. **Instruções:** Por favor, pegue o objeto que está na frente dos seus pés	(4) Capaz de pegar o objeto com facilidade e segurança (3) Capaz de pegar o objeto, mas necessita de supervisão (2) Incapaz de pegá-lo, mas se estica até ficar a 2-5 cm do objeto e mantém o equilíbrio de forma independente (1) Incapaz de pegá-lo, necessitando de supervisão enquanto está tentando (0) Incapaz de fazer, ou necessita de ajuda para não perder o equilíbrio ou cair
10. Virar-se e olhar para trás por cima dos ombros direito e esquerdo enquanto permanece em pé. **Instruções:** Por favor, vire-se para olhar diretamente atrás de você por cima do seu ombro esquerdo sem tirar os pés do chão. Faça o mesmo por cima do ombro direito	(4) Olha para trás de ambos os lados com uma boa distribuição de peso (3) Olha para trás somente de um lado; o lado contrário demonstra menor distribuição do peso (2) Vira somente para os lados, mas mantém o equilíbrio (1) Necessita de supervisão para virar (0) Necessita de ajuda para não perder o equilíbrio ou cair
11. Girar 360°. **Instruções:** Por favor, gire sobre si mesmo (cronometrar). Faça uma pausa. Gire em sentido contrário	(4) Capaz de girar 360° com segurança em 4 segundos ou menos (3) Capaz de girar 360° com segurança somente para um lado em 4 segundos ou menos (2) Capaz de girar 360° com segurança, mas lentamente (1) Necessita de supervisão próxima ou orientações verbais (0) Necessita de ajuda enquanto gira

(Continua.)

(Cont.)

12. Posicionar os pés alternadamente no degrau/banquinho enquanto permanece em pé sem apoio. **Instruções:** Por favor, toque cada pé alternadamente no degrau/banquinho (cronometrar). Continue até que cada pé tenha tocado o degrau/banquinho quatro vezes	(4) Capaz de permanecer em pé de forma independente e com segurança completando 8 movimentos em 20 segundos (3) Capaz de permanecer em pé de forma independente e completar 8 movimentos em mais de 20 segundos (2) Capaz de completar 4 movimentos sem ajuda (1) Capaz de completar mais que 2 movimentos com o mínimo de ajuda (0) Incapaz de fazer ou necessita de ajuda para não cair	
13. Permanecer em pé sem apoio com um pé à frente. **Instruções:** Coloque um pé à frente do outro na mesma linha. Se achar que não irá conseguir, coloque o pé um pouco mais à frente do outro e levemente para o lado	(4) Capaz de colocar um pé imediatamente à frente do outro de forma independente e permanecer por 30 segundos (3) Capaz de colocar um pé um pouco mais à frente do outro e levemente para o lado de forma independente e permanecer por 30 segundos (2) Capaz de dar um pequeno passo de forma independente e permanecer por 30 segundos (1) Necessita de ajuda para dar o passo, porém permanece por 15 segundos (0) Perde o equilíbrio ao tentar dar um passo ou ficar de pé	
14. Permanecer em pé sobre uma perna. **Instruções:** Fique em pé sobre uma perna o máximo que puder sem se segurar (cronometrar)	(4) Capaz de levantar uma perna de forma independente e permanecer por mais que 10 segundos (3) Capaz de levantar uma perna de forma independente e permanecer por 5-10 segundos (2) Capaz de levantar uma perna de forma independente e permanecer por 3-4 segundos (1) Tenta levantar uma perna, mas é incapaz de permanecer por 3 segundos, embora permaneça em pé de forma independente (0) Incapaz de fazer ou necessita de ajuda para não cair	
Total		

Anexo 25 ▪ Performance Oriented Mobility Assessment (POMA II)

A POMA II foi desenvolvida por Tinetti, em 1986, e estudada, no Brasil, por Ishizuka, em 2008. Na versão brasileira, apresentou boa confiabilidade, validade concorrente e divergente, e moderada validade preditiva, especificidade e sensibilidade. O ponto de corte de 46 pontos apresentou uma especificidade de 66% e sensibilidade de 61% para a ocorrência de quedas.

Instruções para a Avaliação da Mobilidade pelo Desempenho (POMA II – Versão Brasileira).

Na avaliação da mobilidade, o examinador aplica e pontua uma série de testes de desempenho de vários movimentos e tarefas. Esta avaliação tem sido indicada para pessoas idosas da comunidade para avaliar a efetividade e a segurança da sua mobilidade nas atividades da vida diária.

Estes testes são indicados para ambientes informais como a residência. A padronização e consistência nas instruções e observações são vitais. O examinador deve aplicar os testes seguindo o protocolo e instruções.

Para cada movimento, será descrita a posição do examinador, do sujeito, as instruções a serem dadas, observações a serem feitas e critérios para a pontuação de cada tarefa. Por razões de segurança, é importante que ambos, examinador e sujeito, sigam as instruções de posicionamento.

É importante que o examinador se certifique que o sujeito entende as instruções. O ideal é que as instruções sejam simples e que o examinador mostre a tarefa antes de pedir para o sujeito fazê-la. Ao encorajar o sujeito a executar cada tarefa, enfatize que ele não precisa realizá-la, caso não se sinta em condições. Se uma tarefa não é desempenhada adequadamente e você sente que o sujeito não entendeu as instruções, demonstre novamente e deixe-o tentar outra vez.

Os materiais necessários para realizar esta avaliação são: cadeira sem braços, cronômetro digital, cama ou sofá e fita métrica de metal (trena).

Segurança: para todas as tarefas, o examinador precisa estar alerta para a possibilidade de o sujeito perder o equilíbrio. Durante todo o período da avaliação, o examinador deverá estar posicionado como descrito: manter o cronômetro pendurado no pescoço de forma que possa largá-lo facilmente para ajudar o sujeito. Se o sujeito começar a cair, pegue-o pelos braços ou pela cintura e dê apoio até o chão. Isso reduzirá o risco de ambos se machucarem. Se o examinador apoiar o sujeito no chão, é importante ajudar o paciente, primeiro a ajoelhar-se ou a ficar de quatro para depois colocar em uma cadeira. Ajude-o a levantar-se, segurando-o abaixo dos braços. Não tente levantar sozinho o sujeito do chão.

Orientações iniciais ao sujeito:

A avaliação da mobilidade será iniciada da seguinte forma: "Agora eu gostaria que o(a) sr.(a) fizesse vários tipos de movimentos e atividades. Primeiro, eu descreverei e mostrarei cada movimento para o(a) sr.(a). Por favor, tente fazer cada movimento e eu te acompanharei em cada um deles. Mas se o(a) sr.(a) não se sentir seguro(a) para realizar algum movimento, avise-me e nós iremos para o próximo. Você tem alguma dúvida, antes de começarmos?"

Recusas:

Para todos os testes de mobilidade, se o sujeito se recusar a realizar qualquer movimento, por qualquer razão, pontue 0.

	Atividades – equilíbrio	Pontuação
1	Sentando-se	(0) Incapaz de sentar-se sem ajuda ou cai na cadeira (retrocede, aparenta insegurança) ou senta-se fora do meio da cadeira (1) É capaz, mas não entra nos critérios de 0 ou 2 (2) Senta-se em um movimento suave e seguro e termina colocando o quadril no fundo da cadeira e as coxas alinhadas no centro da cadeira
2	Equilíbrio sentado	(0) Inclina-se acentuadamente para o lado ou frente ou começa a escorregar da cadeira (1) Inclina-se ligeiramente ou apresenta uma pequena distância do quadril para o fundo da cadeira (2) Está acomodado em posição vertical e estável
3	Levantando-se	(0) É incapaz de levantar-se da cadeira sem ajuda ou começa a perder o equilíbrio, ou realiza mais de três tentativas (1) É capaz de levantar-se, mas realiza três tentativas (2) É capaz de levantar-se com uma ou duas tentativas
4	Equilíbrio imediato em postura de pé	(0) Está instável, demonstrado pelo cambalear, movimento dos pés, oscilação de tronco, e apoia-se em objetos ou início de queda (1) Está estável, mas usa andador ou bengala para o movimento, ou dá poucos passos, mas é capaz de manter-se sem se apoiar em um objeto (2) Parece estável sem se apoiar em um objeto
5	Equilíbrio em pé, com os pés lado a lado	(0) É incapaz ou reluta em fazer o movimento, ou sai da posição antes de 3,99 segundos (1) É capaz de manter a postura por 4,01 a 9,99 segundos, ou usa bengala, andador ou outro apoio (2) É capaz de ficar de pé com os pés juntos sem se apoiar por 10 segundos

(Continua.)

(Cont.)

6	Teste de equilíbrio compensatório	(0) Começa a cair (1) Dá dois ou mais passos para trás (2) Dá menos de dois passos para trás e mantêm-se estável
7	Apoio na perna direita	(0) É incapaz de tentar, agarra qualquer objeto ou coloca o pé antes de 3 segundos (1) É capaz de manter-se em pé 3,01 a 4,99 segundos (2) É capaz de manter-se na posição por 5 segundos
8	Apoio na perna esquerda	(0) É incapaz de tentar, agarra qualquer objeto ou coloca o pé antes de 3 segundos (1) É capaz de manter-se em pé 3,01 a 4,99 segundos (2) É capaz de manter-se na posição por 5 segundos
9	Posição em *semi tandem*	(0) É incapaz de manter a posição, começa a cair ou fica na posição por 3,99 segundos ou menos (1) É capaz, mas mantém a posição (sem mover os pés) por 4 ou 9,99 segundos (2) É capaz de manter a posição (sem mover os pés) por 10 segundos
10	Posição em *tandem*	(0) É incapaz de manter a posição, começa a cair ou fica na posição por 3,99 segundos ou menos (1) é capaz, mas mantém a posição (sem mover os pés) por 4 ou 9,99 segundos (2) É capaz de manter a posição (sem mover os pés) por 10 segundos
11	Curvando-se	(0) É incapaz ou não se dispõe a tentar (exceto em cirurgia recente de catarata), incapaz de levantar-se sem ajuda ou ultrapassa a contagem de 10 segundos (1) É capaz, mas realiza mais de uma tentativa para se levantar em menos de 10 segundos (qualquer impulso do corpo ou dos braços é considerado tentativa) (2) É capaz de abaixar-se e levantar-se em uma tentativa e em menos de 10 segundos (sofreu cirurgia de catarata) (este item não será incluído na pontuação total)
12	Posição na ponta dos pés	(0) É incapaz ou apoia-se em um objeto antes de 3 segundos (1) É capaz e não se apoia em um objeto, mas um calcanhar toca no chão antes dos 3 segundos (2) É capaz de manter posição por 3 segundos
13	Posição nos calcanhares	(0) É incapaz ou apoia-se em um objeto antes de 3 segundos (1) É capaz e não se apoia em um objeto, mas toca no chão antes dos 3 segundos (2) É capaz de manter posição por 3 segundos

(Continua.)

(Cont.)

	Atividades de Transferências	Pontuação
14	De pé para sentado	(0) É incapaz de fazer este movimento sem sua ajuda, joga-se na cama, cai de costas ou cai para os lados, ou senta-se próximo da borda da cama/sofá (1) É capaz de fazer o movimento sem cair ou sentar-se próximo da borda da cama, mas o movimento não é suave ou estável para justificar uma pontuação de 2 (2) É capaz de sentar-se na cama/sofá em movimento suave e seguro e termina com seu quadril longe da borda da cama/sofá
15	De sentado para deitado	(0) É incapaz de deitar-se sem ajuda (incluindo pernas) ou fica próximo da borda da cama, ou realiza mais de 3 tentativas (1) É capaz de deitar-se sem ajuda e não se deita próximo da borda da cama, porém realiza mais de 3 tentativas (2) Realiza em 1 ou 2 tentativas e não se deita na borda da cama
16	De deitado para sentado	(0) É incapaz de passar da posição deitada para sentada sem ajuda ou realiza mais de 3 tentativas (p. ex., cai de costas ou não consegue pôr as pernas para fora), ou fica próximo da borda da cama ou do sofá, ou escorrega para fora (1) É capaz de passar da posição deitada para sentada, mas realiza 3 tentativas (p. ex., cai ou tem dificuldade em colocar as pernas para fora) (2) É capaz de passar da posição deitada para sentada em 1 ou 2 tentativas e não fica próximo da borda da cama ou do sofá
17	De sentado para de pé	(0) É incapaz de se levantar da cama/sofá sem ajuda ou começa a perder o equilíbrio, ou realiza mais de 3 tentativas (1) É capaz de levantar-se, mas realiza 3 tentativas (2) É capaz de levantar-se com 1 ou 2 tentativas
	Atividades de marcha (chão sem carpete)	Pontuação
1	Início	(0) Há qualquer hesitação ou o sujeito realiza mais de uma tentativa para começar a andar (1) Começa a andar em 1 tentativa e não hesita
2	Trajetória	(0) Dois ou mais movimentos do pé desviam mais de 15 cm da trajetória (1) Não se encaixa no critério de 0 ou 2 (2) Caminha em linha reta
3	Passos em falso	(0) Perde o equilíbrio, quase cai, ou tem mais de 2 passos em falsos ou tropeços (1) Um ou 2 passos em falso ou tropeços (2) Não apresenta nenhum passo em falso nem tropeça

(Continua.)

(Cont.)

4	Dar a volta	(0) Quase cai ou mostra-se muito instável (1) Não se encaixar no critério 0 ou 2 (2) Mostra-se estável e seguro
	Chão sem carpete	**Pontuação**
5	Marcha com obstáculos	(0) Começa a cair a qualquer momento durante o percurso, ou é incapaz de passar ou contornar qualquer um dos obstáculos, ou tem mais de 2 passos perdidos (1) É capaz de ultrapassar sobre todos os obstáculos, mas mostra instabilidade ou hesitação, ou realiza 1 ou 2 passos em falso (2) É capaz de ultrapassar sobre os 4 obstáculos, sem qualquer passo em falso ou instabilidade
	Marcha no carpete ou solo	**Pontuação**
1	Início	(0) Há qualquer hesitação ou o sujeito realiza mais de uma tentativa para começar a andar (1) começa a andar em 1 tentativa e não hesita
2	Trajetória	(0) dois ou mais movimentos do pé desviam mais de 15 cm da trajetória (1) não se encaixa no critério de 0 ou 2 (2) caminha em linha reta
3	Passos em falso	(0) perde o equilíbrio, quase cai, ou tem mais de 2 passos em falsos ou tropeços (1) Um ou 2 passos em falso ou tropeços (2) Não apresenta nenhum passo em falso nem tropeça
4	Dar a volta	(0) Quase cai ou mostra-se muito instável (1) Não se encaixar no critério 0 ou 2 (2) Mostra-se estável e seguro
5	Marcha com obstáculos	(0) Começa a cair a qualquer momento durante o percurso, ou é incapaz de passar ou contornar qualquer um dos obstáculos, ou tem mais de 2 passos perdidos (1) é capaz de ultrapassar sobre todos os obstáculos, mas mostra instabilidade ou hesitação, ou realiza 1 ou 2 passos em falso (2) é capaz de ultrapassar sobre os 4 obstáculos, sem qualquer passo em falso ou instabilidade

Anexo 26 ▪ Índice de Marcha Dinâmica (DGI)

O DGI foi desenvolvido, em 1997, por Shumway-Cook *et al.* para avaliar a estabilidade funcional de idosos durante atividades de marcha e o risco de quedas. São 8 itens, que incluem andar 15,2 m, andar com mudanças de velocidade, com mudanças na posição vertical e horizontal da cabeça, virar em pivô, passar por cima e desviar de obstáculos, além de subir e descer escadas. Cada item possui 4 opções de resposta, sendo 24 pontos o escore total. Escores mais altos demonstram maior mobilidade funcional e estabilidade.

DGI – Quarta Versão Brasileira

1. Marcha em superfície plana____

Instruções: Ande em sua velocidade normal. Daqui até a próxima marca (6 metros)
Classificação: Marque a menor categoria que se aplica
(3) Normal: Anda 6 metros, sem dispositivos de auxílio, em boa velocidade, sem evidência de desequilíbrio, marcha em padrão normal
(2) Comprometimento leve: Anda 6 metros, velocidade lenta, marcha com mínimos desvios, ou utiliza dispositivos de auxílio à marcha
(1) Comprometimento moderado: Anda 6 metros, velocidade lenta, marcha em padrão anormal, evidência de desequilíbrio
(0) Comprometimento grave: Não consegue andar 6 metros sem auxílio, grandes desvios da marcha ou desequilíbrio

2. Mudança de velocidade da marcha____

Instruções: Comece andando no seu passo normal (1,5 metros), quando eu falar "rápido", ande o mais rápido que você puder (1,5 metros). Quando eu falar "devagar", ande o mais devagar que você puder (1,5 metros)
Classificação: Marque a menor categoria que se aplica
(3) Normal: É capaz de alterar a velocidade da marcha sem perda de equilíbrio ou desvios. Mostra diferença significativa na marcha entre as velocidades normal, rápido e devagar
(2) Comprometimento leve: É capaz de mudar de velocidade, mas apresenta discretos desvios da marcha, ou não tem desvios, mas não consegue mudar significativamente a velocidade da marcha, ou utiliza um dispositivo de auxílio à marcha
(1) Comprometimento moderado: Só realiza pequenos ajustes na velocidade da marcha, ou consegue mudar a velocidade com importantes desvios na marcha, ou muda de velocidade e perde o equilíbrio, mas consegue recuperá-lo e continuar andando
(0) Comprometimento grave: Não consegue mudar de velocidade, ou perde o equilíbrio e procura apoio na parede, ou necessita ser amparado

(Continua.)

(Cont.)

3. Marcha com movimentos horizontais (rotação) da cabeça_____

Instruções: Comece andando no seu passo normal. Quando eu disser "olhe para a direita", vire a cabeça para o lado direito e continue andando para frente até que eu diga "olhe para a esquerda", então vire a cabeça para o lado esquerdo e continue andando. Quando eu disser "olhe para a frente", continue andando e volte a olhar para frente
Classificação: Marque a menor categoria que se aplica
(3) Normal: Realiza as rotações da cabeça suavemente, sem alteração da marcha
(2) Comprometimento leve: Realiza as rotações da cabeça suavemente, com leve alteração da velocidade da marcha, ou seja, com mínima alteração da progressão da marcha, ou utiliza dispositivo de auxílio à marcha
(1) Comprometimento moderado: Realiza as rotações da cabeça com moderada alteração da velocidade da marcha, diminui a velocidade ou cambaleia, mas se recupera e consegue continuar a andar
(0) Comprometimento grave: Realiza a tarefa com grave distúrbio da marcha, ou seja, cambaleando para fora do trajeto (cerca de 38 cm), perde o equilíbrio, para, procura apoio na parede, ou precisa ser amparado

4. Marcha com movimentos verticais (rotação) da cabeça_____

Instruções: Comece andando no seu passo normal. Quando eu disser "olhe para cima", levante a cabeça e olhe para cima. Continue andando para frente até que eu diga "olhe para baixo", então incline a cabeça para baixo e continue andando. Quando eu disser "olhe para frente", continue andando e volte a olhar para frente
Classificação: Marque a menor categoria que se aplica
(3) Normal: Realiza as rotações da cabeça sem alteração da marcha
(2) Comprometimento leve: Realiza a tarefa com leve alteração da velocidade da marcha, ou seja, com mínima alteração da progressão da marcha, ou utiliza dispositivo de auxílio à marcha
(1) Comprometimento moderado: Realiza a tarefa com moderada alteração da velocidade da marcha, diminui a velocidade, ou cambaleia, mas se recupera e consegue continuar a andar
(0) Comprometimento grave: Realiza a tarefa com grave distúrbio da marcha, ou seja, cambaleando para fora do trajeto (cerca de 38 cm), perde o equilíbrio, para, procura apoio na parede, ou precisa ser amparado

(Continua.)

(Cont.)

5. Marcha e giro sobre o próprio eixo corporal (pivô)____

Instruções: Comece andando no seu passo normal. Quando eu disser "vire-se e pare", vire-se o mais rápido que puder para a direção oposta e permaneça parado de frente para (este ponto) seu ponto de partida
Classificação: Marque a menor categoria que se aplica
(3) Normal: gira o corpo com segurança em até 3 segundos e para rapidamente sem perder o equilíbrio
(2) Comprometimento leve: Gira o corpo com segurança em um tempo maior que 3 segundos e para, sem perder o equilíbrio
(1) Comprometimento moderado: Gira lentamente, precisa dar vários passos pequenos até recuperar o equilíbrio após girar o corpo e parar, ou precisa de dicas verbais
(0) Comprometimento grave: Não consegue girar o corpo com segurança, perde o equilíbrio, precisa de ajuda para virar-se e parar

6. Passar por cima de obstáculo____

Instruções: Comece andando em sua velocidade normal. Quando chegar à caixa de sapatos, passe por cima dela, não a contorne, e continue andando
Classificação: Marque a menor pontuação que se aplica
(3) Normal: É capaz de passar por cima da caixa sem alterar a velocidade da marcha, não há evidência de desequilíbrio
(2) Comprometimento leve: É capaz de passar por cima da caixa, mas precisa diminuir a velocidade da marcha e ajustar os passos para conseguir ultrapassar a caixa com segurança
(1) Comprometimento moderado: É capaz de passar por cima da caixa, mas precisa parar e depois transpor o obstáculo. Pode precisa de dicas verbais
(0) Comprometimento grave: Não consegue realizar a tarefa sem ajuda

7. Contornar obstáculos____

Instruções: Comece andando na sua velocidade normal e contorne os cones. Quando chegar no primeiro cone (cerca de 1,8 metros), contorne-o pela direita, continue andando e passe pelo meio deles, ao chegar no segundo cone (cerca de 1,8 m depois do primeiro), contorne-o pela esquerda
Classificação: Marque a menor categoria que se aplica
(3) Normal: É capaz de contornar os cones com segurança, sem alteração da velocidade da marcha. Não há evidência de desequilíbrio
(2) Comprometimento leve: É capaz de contornar ambos os cones, mas precisa diminuir o ritmo da marcha e ajustar os passos para não bater nos cones
(1) Comprometimento moderado: É capaz de contornar os cones sem bater neles, mas precisa diminuir significativamente a velocidade da marcha para realizar a tarefa, ou precisa de dicas verbais
(0) Comprometimento grave: É incapaz de contornar os cones; bate em um deles ou em ambos, ou precisa ser amparado

(Continua.)

(Cont.)

8. Subir e descer degraus _____

Instruções: Suba estas escadas como você faria em sua casa (ou seja, usando o corrimão, se necessário). Quando chegar ao topo, vire-se e desça
Classificação: Marque a menor categoria que se aplica
(3) Normal: Alterna os pés, não usa o corrimão
(2) Comprometimento leve: Alterna os pés, mas precisa usar o corrimão
(1) Comprometimento moderado: Coloca os dois pés em cada degrau; precisa usar o corrimão
(0) Comprometimento grave: Não consegue realizar a tarefa com segurança

Anexo 27 ▪ MiniBESTest

Horak *et al.* desenvolveram o Balance Evaluation System Test (BESTest) para auxiliar na identificação do sistema que pode ser responsável pela alteração do equilíbrio apresentado, de modo a guiar o tratamento. A escala contém 27 itens, com um total de 36 tarefas. Avalia seis sistemas: restrições biomecânicas, limites de estabilidade, transições e ajustes posturais antecipatórios, respostas posturais à perturbação, orientação sensorial e estabilidade na marcha.

Por ser um teste bastante longo, foi criada a versão reduzida, o MiniBESTest, com 14 itens extraídos da versão longa, com aplicação mais rápida e útil para o rastreio dos déficits no equilíbrio dinâmico.

Instruções:
Os indivíduos devem ser testados com sapatos sem salto ou sem sapatos e sem meias. Se precisar de um dispositivo de auxílio para um item, pontue aquele item em uma categoria mais baixa. Se precisar de assistência física para completar um item, pontue na categoria mais baixa (0) para aquele item.

Pontuação

De sentado para ficar de pé

(2) Normal: Passa para posição de pé sem a ajuda das mãos e estabiliza-se independentemente
(1) Moderado: Passa para posição de pé na primeira tentativa COM o uso das mãos
(0) Grave: Impossível levantar-se de uma cadeira sem assistência – OU – várias tentativas com uso das mãos

Ficar na ponta dos pés

(2) Normal: Estável por 3 s com altura máxima
(1) Moderado: Calcanhares levantados, mas não na amplitude máxima (menor que quando segurando com as mãos) OU instabilidade notável por 3 s
(0) Grave: ≤ 3 s

De pé em uma perna

Esquerda	Direita
Tempo (em segundos) Tentativa 1:_____ Tentativa 2:_____ (2) Normal: 20 s (1) Moderado: < 20 s (0) Grave: Incapaz	Tempo (em segundos) Tentativa 1:_____ Tentativa 2:_____ (2) Normal: 20 s (1) Moderado: < 20 s (0) Grave: Incapaz

Correção com passo compensatório – para frente

(2) Normal: Recupera independentemente com passo único e amplo (segundo passo para realinhamento é permitido)
(1) Moderado: Mais de um passo usado para recuperar o equilíbrio
(0) Nenhum passo, OU cairia se não fosse pego, OU cai espontaneamente

Correção com passo compensatório – para trás

(2) Normal: Recupera independentemente com passo único e amplo
(1) Moderado: Mais de um passo usado para recuperar o equilíbrio
(0) Grave: Nenhum passo, ou cairia se não fosse pego, ou cai espontaneamente

Correção com passo compensatório – lateral

Esquerda	Direita
(2) Normal: Recupera independentemente com um passo (cruzado ou lateral permitido) (1) Moderado: Muitos passos para recuperar o equilíbrio (0) Grave: Cai, ou não consegue dar um passo	(2) Normal: Recupera independentemente com um passo (cruzado ou lateral permitido) (1) Moderado: Muitos passos para recuperar o equilíbrio (0) Grave: Cai, ou não consegue dar um passo

(Continua.)

(Cont.)

Olhos abertos, superfície firme (pés juntos) (Tempo em segundos_____)

(2) Normal: 30 s
(1) Moderado: < 30 s
(0) Grave: Incapaz

Olhos fechados, superfície de espuma (pés juntos) (Tempo em segundos: ___)

(2) Normal: 30 s
(1) Moderado: < 30 s
(0) Grave: Incapaz

Inclinação – olhos fechados (Tempo em segundos: _____)

(2) Normal: Fica de pé independentemente 30 s e alinha-se com a gravidade
(1) Moderado: Fica de pé independentemente < 30 s ou alinha-se com a superfície
(0) Grave: Incapaz de ficar de pé >10 s ou não tenta ficar de pé independentemente

Mudança na velocidade da marcha

(2) Normal: Muda a velocidade da marcha significativamente SEM desequilíbrio
(1) Moderado: Incapaz de mudar velocidade da marcha OU desequilíbrio
(0) Grave: Incapaz de atingir mudança significativa da velocidade E sinais de desequilíbrio

Andar com viradas de cabeça – horizontal

(2) Normal: realiza viradas de cabeça sem mudança na velocidade da marcha e bom equilíbrio
(1) Moderado: realiza viradas de cabeça com redução da velocidade da marcha
(0) Grave: realiza viradas de cabeça com desequilíbrio

Andar e girar sobre o eixo

(2) Normal: Gira com pés próximos, RÁPIDO (≤ 3 passos) com bom equilíbrio
(1) Moderado: Gira com pés próximos, DEVAGAR (≥ 4 passos) com bom equilíbrio
(0) Grave: Não consegue girar com pés próximos em qualquer velocidade sem desequilíbrio

Passar sobre obstáculos

(2) Normal: capaz de passar sobre as caixas com mudança mínima na velocidade e com bom equilíbrio
(1) Moderado: passa sobre as caixas, porém as toca ou demonstra cautela com redução da velocidade da marcha
(0) Grave: não consegue passar sobre as caixas ou hesita, ou contorna

"Get up & go" cronometrado (ITUG) com dupla tarefa

(2) Normal: Nenhuma mudança notável entre sentado e de pé na contagem regressiva, e nenhuma mudança na velocidade da marcha no TUG
(1) Moderado: A tarefa dupla afeta a contagem ou a marcha
(0) Grave: Para de contar enquanto anda OU para de andar enquanto conta

BIBLIOGRAFIA

Berg KO, Wood-Dauphinne SL, Willians JT, Maki B. Measuring balance in the elderly: validation of instrument. Can J Public Health. 1992;83:7-11.

Camargos FFO. FES-I-BRASIL: Adaptação transcultural e avaliação das propriedades psicométricas da Falls Efficacy Scale – International em idosos brasileiros. Rev Bras Fisioter, São Carlos. 2010;14(3):237-43.

De Castro SM, Perracini MR, Ganança FF. Versão brasileira do Dynamic Gait Index. Ver Bras Otorrinolaringol. 2006;72(6):817-25.

Horak FB, Wrisley DM, Frank J. The Balance Evaluation Systems Test (BESTest) to differentiate balance deficits. Phys Ther. 2009;89(5):484-98.

Maia AC, Rodrigues-de-Paula F, Magalhães LC, Teixeira RLL. Adaptação transcultural e análise das propriedades psicométricas do Balance Evaluation System Test e do MiniBESTest em idosos e indivíduos com doença de Parkinson: aplicação do modelo Rasch. Braz J Phys Ther. 2013;17(3):195-217.

Myiamoto ST, Lombardi JI, Berg KO, Ramos IR, Natour J. Brazilian version of the Berg Balance Scale. Braz J Med Biol Res. 2004;37(8):1411-21.

Nakano MM. Versão Brasileira da Short Physical Performance Battery – SPPB: Adaptação cultural e estudo da confiabilidade. Campinas. Dissertação [Mestrado] – Faculdade de Educação, Universidade Estadual de Campinas; 2007.

Podsiadlo D, Richardson S. The Timed "UP & GO": a test of basic functional mobility for frail elderly persons. J Am Geriatr Soc. 1991;39(2):142-8.

Thorbahn LDB, Newton RA. Use of the Berg Balance Test to predict falls in elderly persons. Physical Therapy. 1996;76:576-85.

INSTRUMENTOS DE AVALIAÇÃO NEUROPSICOLÓGICA

Anexo 28 ▪ Montreal Cognitive Assessment (MoCA)

A MoCA é um instrumento de rastreio cognitivo, desenvolvido para detectar Transtorno Neurocognitivo Leve. É rápido, sensível e de fácil aplicação. Está validado e possui normatização para uso na população brasileira. A MoCA-BR é composta de doze tarefas distribuídas em oito sessões que avaliam funções visuoespaciais e funções executivas, nomeação, memória, atenção, linguagem, abstração, evocação tardia e orientação. O tempo de aplicação é de aproximadamente 10 minutos. Para obter a pontuação total, deve-se somar a pontuação obtida para cada item, totalizando 30 pontos. Deve ser adicionado 1 ponto a pontuação total menor que 30 para sujeitos de nível educacional menor ou igual a 12 anos. Disponível em www.mocatest.org. Notas de corte para a população brasileira:

- Para diagnóstico de demência (por escolaridade):
  - Analfabetos: ≤ 8; 1-4 anos: ≤ 15; 5-8 anos: ≤ 16; 9-11 anos: ≤ 19; ≥ 12 anos: ≤ 21.
- Para diagnóstico de comprometimento cognitivo sem demência (por escolaridade):
  - Analfabetos: ≤ 11; 1-4 anos: ≤ 17; 5-8 anos: ≤ 19; 9-11 anos: ≤ 19; ≥12 anos: ≤ 21.

Montreal Cognitive Assessment (MoCA) – Versão Experimental Brasileira

Nome: _____
Escolaridade: _____
Sexo: _____

Data de nascimento: __/__/__
Data de avaliação: __/__/__
Idade: _____

Visuoespacial/executiva

(trail: E-Fim, 5, D, 1-Início, A, B, 4, 2, 3, C)

[ ]

[cubo] [ ]

Desenhar um RELÓGIO (onze horas e dez minutos) – (3 pontos)

Contorno   Números   Ponteiros   Pontos

Nomeação

[ ]   [ ]   [ ]

Memória	Leia a lista de palavras. O sujeito deve repeti-la, faça duas tentativas. Evocar após 5 minutos	Rosto	Veludo	Igreja	Margarida	Vermelho	Sem pontuação
	1ª tentativa						
	2ª tentativa						

ANEXO 28 ▪ MONTREAL COGNITIVE ASSESSMENT (MOCA)

Atenção	Leia a sequência de números (1 número por segundo)	O sujeito deve repetir a sequência em ordem direta [ ] 21854 O sujeito deve repetir a sequência em ordem indireta [ ] 742	___/2
	Leia a série de letras. O sujeito deve bater com a mão (na mesa) cada vez que ouvir a letra "A". Não se atribuem pontos ≥ 2 erros [ ] F B A C M N A A J K L B A F A K D E A A A J A M O F A A B		___/1
	Subtração de 7 começando com 100 [ ] 93 [ ] 86 [ ] 79 [ ] 72 [ ] 65 4 ou 5 subtrações corretas: 3 pontos; 2 ou 3 correta: 2 pontos; 1 correta: 1 ponto; 0 correto: 0 ponto		___/3
Linguagem	Repetir: Eu somente sei que é João quem será ajudado hoje [ ]	O gato sempre se esconde embaixo do sofá quando o cachorro está na sala [ ]	___/2
Fluência verbal	Dizer o maior número possível de palavras que comecem pela letra F (1 minuto)	[ ] ____ (N ≥ 11 palavras	___/1
Abstração	Semelhança p. ex., entre banana e laranja = fruta	[ ] Trem – bicicleta [ ] Relógio – régua	___/2
Evocação tardia	Deve recordar as palavras SEM PISTAS	Rosto [ ] Veludo [ ] Igreja [ ] Margarida [ ] Vermelho [ ]	___/5
Opcional	Pista de categoria Pista de múltipla escolha		Pontuação apenas para evocação, SEM PISTAS
Orientação	[ ] Dia do mês [ ] Mês [ ] Ano [ ] Dia da semana [ ] Lugar [ ] Cidade		___/6
Total			___/30
Adicionar 1 ponto se ≤ 12 anos de escolaridade			

©Z. Nasreddine MD www.mocatest.org
Versão experimental brasileira: Ana Luísa Rosas Sarmento, Paulo Henrique Ferreira Bertolucci, José Roberto Wajman
UNIFESP-SP 2007
Fonte: Adaptada da versão experimental brasileira: Ana Luísa Rosas Sarmento, Paulo Henrique Ferreira Bertolucci, José Roberto Wajman.

Anexo 29 • Bateria Breve de Rastreio Cognitivo (BBRC)

A BBRC foi desenvolvida pelo Grupo de Neurologia Cognitiva e do Comportamento (GNCC) HC-FCMUSP. A BBRC é composta da nomeação e memorização de dez elementos em preto e branco comuns. O instrumento inclui o teste de Fluência Verbal categoria animais e o teste do Desenho do Relógio. Oferece, assim, medidas de linguagem, aprendizagem, retenção de informação visuoverbal, funções executivas e praxia. Os resultados dessa bateria são mais influenciados pela idade do que pela educação. Notas de corte sugeridas para a população brasileira:

- Teste de memória de figuras:
  - Memória incidental: ≤ 4.
  - Memória Imediata: ≤ 6.
  - Aprendizado: ≤ 6.
  - Memória tardia: ≤ 5.
  - Reconhecimento: ≤ 7.
- Fluência verbal semântica (animais) por escolaridade:
  - Analfabetos: ≤ 8; 1-7 anos: ≤ 11; ≥ 8 anos: ≤ 12.

Anexo 30 • CAMCOG-R – Seção B do Cambridge Mental Disorders of The Elderly Examination

O CAMCOG-R é a seção B do CAMDEX-R (Cambridge Examination for Mental Disorders of the Elderly Revised).

É uma entrevista estruturada para o diagnóstico de doenças neuropsiquiátricas relativas ao envelhecimento, principalmente o diagnóstico de demência em estágios iniciais. Trata-se de um teste neuropsicológico com o objetivo de detectar déficits cognitivos específicos para cumprir com os critérios operacionais de diagnóstico segundo o DSMIII-R. Para tal, foram incluídas no CAMCOG-R, além dos 19 itens do MEEM, questões que se referem à percepção e ao pensamento abstrato. Neste teste são avaliadas as seguintes áreas da cognição: orientação, linguagem, memória, atenção, cálculo, praxias, pensamento abstrato, percepção e funções executivas. O CAMCOG consiste em 60 itens com escore máximo de 107 pontos. Existe uma versão adaptada e validada para o português do CAMCOG-R.

Anexo 31 • ADAS-COG

O ADAS-Cog é composto por uma seção cognitiva e uma não cognitiva. A seção cognitiva avalia as seguintes funções: linguagem, memória e reconhecimento, praxias, orientação e habilidades visuoespaciais. A parte não cognitiva investiga possíveis alterações de comportamento e de humor. O tempo gasto para sua aplicação é de aproximadamente 45 minutos e a pontuação é feita a partir dos erros; desta forma, quanto maior a pontuação, maior o comprometimento cognitivo. Esta bateria é amplamente utilizada em pesquisa, principalmente em ensaios clínicos com novos medicamentos. Existe uma versão adaptada para o português que já foi testada na nossa população, mostrando-se útil para identificar indivíduos em estágios iniciais de demência.

Anexo 32 • Bateria do CERAD

Esta bateria foi criada na tentativa de uniformizar os aspectos referentes aos testes neuropsicológicos utilizados como exames complementares para o diagnóstico de doença de Alzheimer. Assim como existia uma necessidade de padronizar os critérios de diagnóstico, também foi preciso fazer o mesmo em relação à avaliação neuropsicológica, pois cada centro de pesquisa utilizava testes diferentes.

Esta é mais ampla do que um teste de rastreio, sendo capaz de detectar demência em fase inicial. A bateria não é muito extensa, com tempo de aplicação de aproximadamente 30 minutos. Ela inclui uma avaliação de memória (fixação, evocação e reconhecimento), linguagem (nomeação e fluência verbal), praxia (cópia de desenhos geométricos), função executiva (teste de trilhas), além do MEEM. Existe uma versão adaptada para o português, que já foi testada em nossa população e mostrou-se útil para o diagnóstico de demência em fase inicial.

Anexo 33 • Exame Cognitivo de Addenbrooke – Versão Revisada – ACE-R

O ACE-R foi desenvolvido no *Medical Research Cognition and Brain Sciences Unit*, em Cambridge, Inglaterra, no final de 1990, como uma bateria de testes simples para beira de leitos, projetado para detectar demência leve e diferenciar a Doença de Alzheimer de Demência Frontotemporal. O ACE original incluía o MEEM (Folstein, 1975) juntamente com itens fronto-executivos e visuoespaciais. Trata-se de uma avaliação cognitiva breve. Avalia funcionamento cognitivo global e domínios específicos, como: orientação e atenção, memória, fluência verbal, linguagem e habilidade visuoespacial. A pontuação pode ser feita para cada domínio específico, para o escore total e para o MEEM. Foram combinados 26 componentes originais para produzir cinco subescores, cada um representando um domínio cognitivo específico, totalizando 100 pontos: atenção/orientação (18 pontos), memória (26 pontos), fluência (14 pontos), linguagem (26 pontos) e função visuoespacial (16 pontos). Quanto maior a pontuação, melhor o desempenho do sujeito. O tempo de aplicação é de 12 a 20 minutos. Foi traduzido e adaptado para a nossa população.

BIBLIOGRAFIA

Memória CM, Yassuda MS, Nakano EY, Forlenza OV. Brief screening for mild cognitive impairment: validation of the Brazilian version of the Montreal cognitive assessment. Int J Geriatr Psychiatry. 2013;28(1):34-40.

Moreira IFH, Bezerra AB, Sudo F, Alves GS, Ericeira-Valente L, Tiel C, et. al. CAMCOG - valores das subescalas em idosos normais com níveis diferentes de escolaridade. Aspectos preliminares. Rev Bras Neurologia. 2013 Jan-Mar;49(1).

Paradela EMP, Lopes CS, Lourenco RA. Reliability of the Brazilian version of the Cambridge Cognitive Examination Revised CAMCOG-R. Arquivos de Neuro-Psiquiatria (Impresso). 2009;67:439-44.

Paradela EMP, Lourenço RA, Veras RP. Validação da escala de depressão geriátrica em um ambulatório geral. Revista de Saúde Pública (Impresso). 2005;39:918-23.

BATERIAS FIXAS DE USO EXCLUSIVO DO PSICÓLOGO

Anexo 34 ▪ WAIS-III – Wechsler Adult Intelligence Scale – Third Edition

Trata-se de uma escala de inteligência amplamente utilizada na prática clínica para avaliar a capacidade cognitiva global de indivíduos adultos e auxiliar no diagnóstico de distúrbios cognitivos. É composta por várias subescalas ou subtestes que avaliam diferentes habilidades cognitivas, como inteligência verbal, inteligência perceptual, memória operacional, compreensão verbal, velocidade de processamento e organização perceptual. Esta bateria fornece uma pontuação de Quociente de Inteligência (QI) que indica o desempenho do indivíduo em relação à média da população. A WAIS-III teve suas normas atualizadas, no ano de 2020, para a população brasileira.

Anexo 35 ▪ WASI – Escala Wechsler Abreviada de Inteligência

Trata-se de um instrumento breve de avaliação da inteligência, aplicável a crianças de 6 anos a idosos de 89 anos de idade. Fornece informações sobre os QIs Total, de Execução e Verbal a partir de quatro subtestes (Vocabulário, Cubos, Semelhanças e Raciocínio Matricial), em um curto espaço de tempo. A escala ainda fornece a possibilidade de avaliação do QI Total com apenas dois subtestes (Vocabulário e Raciocínio Matricial). É uma medida breve de inteligência com propriedades psicométricas confiáveis para ser utilizada em contextos clínicos e de pesquisa. A WASI constitui uma forma rápida de estimar o funcionamento cognitivo geral, verbal e não verbal do indivíduo e possui normas atualizadas para a população brasileira.

TESTES COMPLEMENTARES COM NORMAS ATUALIZADAS PARA A POPULAÇÃO BRASILEIRA

Com o objetivo de avaliar domínios cognitivos específicos podem ser incluídos outros testes cognitivos numa avaliação neuropsicológica, como baterias de avaliação de linguagem, habilidades visuais-espaciais e visuoconstrutivas, memória, atenção e funções executivas. Para avaliação da memória devem ser utilizados testes que contemplem a memória verbal e visuoespacial de recuperação imediata e de recuperação tardia.

Anexo 36 ▪ Teste de Aprendizagem Auditivo-Verbal de Rey (RAVLT)

O RAVLT é amplamente utilizado como medida de memória verbal. Avalia a codificação, o armazenamento e a recuperação de informações, envolvendo a repetição de uma lista com 15 substantivos de forma sequencial.

Anexo 37 ▪ Figura Complexa de Rey (FCR)

O teste de FCR é composto de duas figuras, A e B, cada uma utilizada para idades específicas. A figura A pode ser aplicada dos 5 anos aos 88 anos de idade, e a figura B destina-se às idades de 4 a 7 anos. Trata-se de um teste muito utilizado por investigar diversas habilidades cognitivas, como a memória episódica visual de evocação tardia, visuoconstrução, planejamento e organização.

Anexo 38 ▪ Teste de Nomeação de Boston (TNB)

Teste composto por 60 figuras em preto e branco, ordenadas de acordo com o tipo de figura apresentada em relação a frequência de ocorrência na língua portuguesa. É solicitado que o avaliando nomeie as figuras, e, caso seja observada dificuldade, são fornecidas pistas semânticas primeiramente e, se necessário, pistas fonêmicas. A pontuação será fornecida de acordo com o número de figuras nomeadas corretamente espontaneamente ou a partir das pistas semânticas.

Anexo 39 ▪ Testes de Fluência Verbal Semântica e Fonêmica

No teste de fluência semântica é solicitado que o avaliando gere palavras por um minuto de acordo com uma categoria. A categoria mais utilizada é a animais.

O teste de fluência verbal fonêmica requer a busca de palavras que iniciem com uma determinada letra no caso da fluência fonêmica, e as letras mais utilizadas são F, A e S. É dado um minuto para cada letra.

Material: As tarefas de fluência verbal requerem apenas folha de papel e lápis para anotar as respostas, e cronômetro para marcar o tempo da tarefa.

Tempo de aplicação: será dado um minuto para cada tarefa.

CATEGORIA SEMÂNTICA – ANIMAIS

Instrução: "Você terá um minuto para falar o máximo de nomes de animais possíveis (qualquer bicho). Pode começar." Certifique-se que o examinado compreendeu as instruções e dispare o cronômetro. Anote todas as respostas.

Pontuação: dê um ponto para cada nome de animal dito, não considere repetições e, também, gêneros regulares (gato/gata, leão, leoa...), neste caso dê apenas um ponto e desconsidere o outro gênero. Para gêneros irregulares (vaca/boi, cavalo/égua) dê um ponto para cada gênero.

Interpretação dos resultados: Analfabetos sem declínio cognitivo conseguem evocar pelo menos nove animais. Indivíduos com 1-7 anos de escolaridade, um mínimo de 12, e aqueles com 8 anos ou mais de escolaridades, um mínimo de 13 animais.

CATEGORIA FONÊMICA – FAZ

Instrução: "Você terá um minuto para falar palavras iniciadas pela letra F, porém não pode falar nomes próprios (nome de pessoa, país, time de futebol)." Certifique-se que o avaliando compreendeu e diga: "Pode começar" (dispare o cronômetro e comece a anotar). Repita a instrução para a letra A e, depois, para a letra S. Desta forma o avaliando terá um minuto para produzir palavras iniciadas por F, depois um minuto para a letra A e um minuto para a letra S.

Pontuação: Será dado um ponto para cada palavra que esteja de acordo com as instruções, desconsiderando nomes próprios e repetições.

Interpretação dos resultados: Consultar Campanholo KR, *et al.*, Impact of sociodemographic variables on executive functions. Dement. Neuropshychology, São Paulo. 2017 Mar;11(1):62-8.

Anexo 40 ▪ O Teste de Trilhas A e B

Este teste tem como objetivo avaliar a flexibilidade cognitiva, habilidade que é componente das funções executivas. Também demanda habilidades de atenção, rastreio visuomotor e velocidade de processamento. O tempo de aplicação é de 10 minutos aproximadamente. É composto de duas partes e, antes de cada uma delas, é oferecida a instrução e realizado um treino.

Na parte A, solicita-se ao avaliando que ligue números de 1 a 25, na ordem crescente, o mais rápido possível sem retirar o lápis do papel e, na parte B, solicita-se que ligue números e letras alternadamente (1 para A, A para 2, 2 para B, sucessivamente), também sem retirar o lápis do papel. O desempenho é mensurado por meio do tempo para cumprir cada tarefa.

Anexo 41 ▪ Stroop Test

O Stroop Test tem como objetivo avaliar as funções executivas. Tem várias versões, mas todas consistem em inibir a leitura da palavra (resposta automática) em detrimento da cor da letra (resposta controlada). Esta inibição voluntária é chamada de efeito Stroop. É composto de três pranchas que são apresentadas separadamente. Na primeira, é solicitado que o avaliando diga o nome das cores (verde, rosa, azul e marrom). Na segunda prancha, é solicitado que diga o nome das cores das palavras, que não estão associadas a nome de cores (cada, nunca, tudo, hoje). Na terceira, também é solicitado que diga o nome das cores das palavras, sendo que são os nomes de cores impressas numa das quatro cores utilizadas (verde, rosa, azul e marrom). O desempenho é mensurado por meio do tempo para cumprir cada tarefa.

Anexo 42 ▪ Teste do Desenho do Relógio (TDR)

Para avaliação das habilidades visuoconstrutivas e visuoespaciais pode ser utilizado o teste do Desenho do Relógio (TDR), entre outros. Este é amplamente utilizado no ambiente clínico e de pesquisa e faz parte de algumas baterias de avaliação cognitiva. É rápido, de fácil aplicação e dispensa material impresso. É solicitado ao avaliando para desenhar um relógio numa folha em branco, que inclua os números e indicado um horário específico. A correção do TDR considera a soma da pontuação obtida de acordo com o critério normativo utilizado.

É importante lembrar que os testes neuropsicológicos não avaliam um único domínio específico, e são organizados desta forma, muitas vezes, por questões didáticas. É importante sempre considerar fatores que podem interferir nos resultados e as limitações do método utilizado.

Material: A tarefa do TDR requer apenas folha de papel em branco e lápis para ser entregue ao examinando mediante as instruções apresentadas.

Tempo de aplicação: Não há tempo limite, mas a aplicação dura em torno de 5 minutos, podendo ultrapassar em função do comprometimento do examinando.

Instrução: No método de desenho livre, é solicitado ao examinando que desenhe um relógio a mão livre incluindo números e um horário determinado.

Instruções: "Abaixo, temos o mostrador de um relógio. Gostaria que o(a) Sr.(a) colocasse os números dentro dele". Aguarde o sujeito terminar a tarefa e diga o seguinte: "Por favor, agora indique o horário 8h20 (oito horas e vinte minutos)." Certifique-se sempre que o paciente compreendeu as instruções antes de dar início à tarefa.

Pontuação: Utilize a máscara. Posicione-a de modo que uma das linhas fique colocada a partir do centro do círculo até o número 12; caso o 12 tenha sido omitido, proceda da mesma maneira utilizando como base o 1. Desta forma as oito fatias da máscara estarão posicionadas sobre o relógio, para que possa ser pontuado. Será dado um ponto para o posicionamento correto dos seguintes números: 1, 2, 4, 5, 7, 8, 10 e 11 (será pontuado o número que estiver até a sua metade incluída no oitavo correspondente). Um ponto será dado para o ponteiro pequeno indicando o 08 e um ponto será dado para o ponteiro grande indicando o 20. Total máximo de pontos = 10. A Figura 1 representa o primeiro círculo para a realização da tarefa e a Figura 2 representa a máscara utilizada para pontuar os quadrantes.

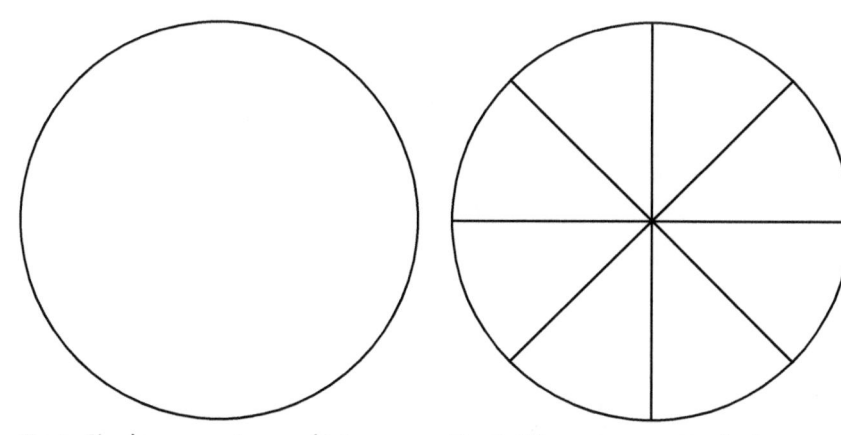

Fig. 1. Círculo para pontuar o relógio e marcar as horas.

Fig. 2. Máscara para pontuação dos quadrantes.

INSTRUMENTOS COMPLEMENTARES

Anexo 43 ▪ Functional Activities Questionnaire (FAQ) – Questionário de Atividades Funcionais de Pfeffer

O Questionário de atividades funcionais é um instrumento que pode ser aplicado em algum familiar ou pessoa que conheça o desempenho do indivíduo em avaliação. Ele serve para avaliar o grau de independência para o desempenho em dez atividades de vida diária, como preencher cheques, lidar com documentos, fazer compras, ter passatempo, executar tarefas domésticas simples e envolver-se com assuntos atuais. Cada opção de resposta apresenta um valor (a = 3; b = 2; c = 1; d = 0 e = 1; f = 0). O resultado varia de 0 a 30. O resultado é obtido a partir da soma dos itens, e quanto maior a pontuação, maior o nível de incapacidade para realizar as tarefas. Foi submetido ao processo de adaptação transcultural para uso no Brasil, por Sanchez et al., em 2011. O tempo médio de aplicação é de sete minutos.

Interpretação: Quanto menor a pontuação maior é o grau de independência. O ponto de corte utilizado com maior frequência como indicador de incapacidade funcional é > 5 pontos, como indicador de dependência funcional para atividades instrumentais de vida diária.

Instruções para Aplicação
Leia o Texto Abaixo e Não Pule Nenhuma Pergunta
Agora eu farei algumas perguntas sobre a capacidade do(a) Sr(a) (Nome do Idoso) para realizar atividades diárias. Para cada atividade, por favor, preste atenção nas opções de resposta, então escolha a que melhor descreve a habilidade atual do(a) Sr(a). Atualmente o(a) Sr(a) (Nome do Idoso) ... (Faça a pergunta exatamente como está escrita.)
Nas questões (1), (2), (3), (5) e (6):

- Caso o entrevistado responda SIM, leia as opções B, C e D (enfatizando com OU entre as opções de resposta).
- Caso o entrevistado responda NÃO, leia a opção A seguida de OU NUNCA FEZ ESSAS ATIVIDADES.

- Caso ele responda que NUNCA FEZ ESSA ATIVIDADE, leia as opções E e F.

Na questão (4)

- Caso o entrevistado responda SIM, leia as opções B, C e D (enfatizando com OU entre as opções de resposta).
- Caso o entrevistado responda NÃO, leia as opções A, E e F.

Na questão (7)

- Caso o entrevistado responda SIM, leia as opções B, C e D (enfatizando com OU entre as opções de resposta).
- Caso o entrevistado responda NÃO, leia a opção A seguida de OU NUNCA PRESTOU MUITA ATENÇÃO.
- Caso ele responda que NUNCA PRESTOU MUITA ATENÇÃO, leia as opções E e F.

Na questão (8)

- Caso o entrevistado responda SIM, leia as opções B, C e D (enfatizando com OU entre as opções de resposta).
- Caso o entrevistado responda NÃO, leia a opção A seguida de OU NUNCA PRESTOU MUITA ATENÇÃO OU NUNCA LEU OU ASSISTIU TV.
- Caso ele responda que NUNCA PRESTOU MUITA ATENÇÃO, leia as opções E e F.

Na questão (9)

- Caso o entrevistado responda SIM, leia as opções B, C e D (enfatizando com OU entre as opções de resposta).
- Caso o entrevistado responda NÃO, leia a opção A seguida de OU NUNCA TEVE QUE LIDAR COM ESSAS COISAS NO PASSADO.
- Caso ele responda que NUNCA TEVE QUE LIDAR COM ESSAS COISAS NO PASSADO, leia as opções E e F.

Na questão (10)

- Caso o entrevistado responda SIM, leia as opções B, C e D (enfatizando com OU entre as opções de resposta).
- Caso o entrevistado responda NÃO, leia a opção A seguida de OU NUNCA TEVE QUE SAIR SOZINHO, MUITAS VEZES, NO PASSADO.
- Caso ele responda que NUNCA TEVE QUE SAIR SOZINHO, MUITAS VEZES, NO PASSADO, leia as opções E e F.

Itens	Opções de resposta					
	A	B	C	D	E	F
1. Preenche cheques, paga contas, verifica o saldo no talão de cheque, controla as necessidades financeiras?	Atualmente alguém passou a fazer algumas ou todas estas atividades pelo idoso	Precisa ser lembrado ou requer ajuda de outras pessoas	Realiza as atividades sem nenhum auxílio, porém com mais dificuldade ou com pior resultado	Realiza as atividades sem nenhum lembrete ou ajuda	Nunca fez e teria dificuldade para começar a fazer agora	Não fazia regularmente, mas poderia fazer agora, com um pouco de treinamento, se fosse necessário
2. Faz seguro (de vida, de carro, de casa), lida com negócios ou documentos, faz imposto de renda?	Atualmente alguém que não fazia passou a fazer estas atividades pelo idoso, sempre ou quase sempre	Precisa ser lembrado com mais frequência ou necessita ce mais ajuda de outras pessoas do que no passado	Realiza as atividades sem lembretes ou ajuda, porém com mais dificuldade ou com pior resultado do que no passado	Realiza as atividades sem nenhum lembrete ou ajuda	Nunca fez e teria dificuldade para começar a fazer agora, mesmo com treinamento	Não fazia regularmente, mas poderia fazer agora, se fosse necessário
3. Compra roupas, utilidades domésticas e artigos de mercearia sozinho(a)?	Atualmente alguém passou a fazer algumas ou todas estas atividades pelo idoso	Precisa ser lembrado ou necessita ajuda de outras pessoas	Realiza as atividades sem nenhum lembrete ou auxílio, porém com mais dificuldade ou pior resultado	Realiza as atividades sem nenhum lembrete ou ajuda	Nunca fez e teria dificuldade para começar a fazer agora	Não fazia regularmente, mas poderia fazer agora, se fosse necessário

ANEXO 43 ▪ FUNCTIONAL ACTIVITIES QUESTIONNAIRE (FAQ)

4. Joga baralho, xadrez, faz palavras cruzadas, trabalhos manuais ou tem algum outro passatempo?	Fazia, mas atualmente não faz ou faz raramente com grande dificuldade	Precisa de ajuda frequente	Realiza sem ajuda, porém com mais dificuldade do que antes	Realiza as atividades sem nenhuma ajuda	Nunca fez e teria dificuldade para começar a fazer agora	Não fazia regularmente, mas poderia fazer agora, se fosse necessário
5. Esquenta água, faz café ou chá, e desliga o fogão?	Atualmente alguém passou a fazer algumas ou todas estas atividades pelo idoso	Precisa de ajuda ou tem problemas frequentes	Realiza as atividades sem ajuda, mas, às vezes, tem problemas	Realiza as atividades sem nenhuma ajuda	Nunca fez e teria dificuldade para começar a fazer agora	Não fazia regularmente, mas poderia fazer agora, se fosse necessário
6. Prepara uma refeição completa?	Atualmente alguém passou a fazer estas atividades pelo idoso	Precisa de ajuda ou tem problemas frequentes	Realiza sem ajuda, porém com mais dificuldade do que antes	Realiza a atividade sem nenhuma ajuda	Nunca fez e teria dificuldade para começar a fazer agora, mesmo com um pouco de treinamento	Não fazia regularmente, mas poderia fazer agora, se fosse necessário
7. Acompanha os eventos atuais no bairro ou nacionalmente?	Não presta atenção ou não se lembra das notícias	Tem alguma ideia sobre grandes acontecimentos	Presta menos atenção ou tem menor conhecimento dos fatos do que antes	Tem tanto conhecimento hoje quanto no passado	Nunca prestou muita atenção nos eventos atuais e acharia muito difícil começar agora	Nunca prestou muita atenção, mas poderia fazer agora

(Continua.)

(Cont.)

Itens	Opções de resposta					
	A	B	C	D	E	F
8. Presta atenção, entende e comenta novelas, jornais ou revistas?	Não lembra, ou se confunde com o que viu ou leu	Entende a ideia geral enquanto assiste ou lê, mas não lembra depois; não entende o assunto ou não tem opinião	Menor atenção ou menos memória do que antes, maior dificuldade de entender uma piada, o que antes era feito rapidamente	Entende tão rápido como antes	Nunca prestou muita atenção ou comentou sobre a TV, nunca leu muito e provavelmente teria muita dificuldade de começar agora	Nunca leu ou assistiu muito à TV, mas poderia fazer normalmente como qualquer pessoa se tentasse
9. Lembra-se de compromissos, tarefas domésticas, medicações ou eventos familiares?	Outra pessoa passou a fazer isto pelo idoso	Tem de ser lembrado algumas vezes (mais do que antes ou mais do que a maioria das pessoas)	Lembra sozinho, mas depende de lembretes, calendários ou agendas	Lembra-se dos compromissos tão bem como antes	Nunca teve que se preocupar com compromissos, eventos familiares e medicações, e provavelmente teria muita dificuldade de começar agora	Nunca teve de lidar com essas coisas no passado, mas poderia fazer normalmente como qualquer pessoa se tentasse
10. Sai do bairro, dirige, anda, pega ou troca de ônibus, trem ou avião?	Atualmente não faz mais sozinho(a) ou alguém passou a acompanhá-lo(a) nessas atividades	Consegue se locomover pela vizinhança, mas se perde ao sair dela	Tem mais problemas do que antes (p. ex., às vezes se perde)	Se desloca tão bem quanto antes	Raramente fazia essas atividades sozinho(a) e teria alguma dificuldade de fazer agora	Nunca teve que sair sozinho muitas vezes no passado, mas poderia fazer agora se fosse necessário

Fonte: geronlab.com

Folha de Respostas para o Questionário de Atividades Funcionais de Pfeffer

PR1- Preenche cheques, paga contas, verifica o saldo no talão de cheque, controla as necessidades financeiras?

a) Atualmente alguém passou a fazer algumas ou todas estas atividades pelo idoso

b) Precisa ser lembrado ou requer ajuda de outras pessoas

c) Realiza as atividades sem nenhum lembrete ou auxílio, porém com mais dificuldade ou com pior resultado

d) Realiza as atividades sem nenhum lembrete ou ajuda

e) Nunca fez e teria dificuldade para começar a fazer agora

f) Não fazia regularmente, mas poderia fazer agora, com um pouco de treinamento, se fosse necessário

PR2- Faz seguro (de vida, de carro, de casa), lida com negócios ou documentos, faz imposto de renda?

a) Atualmente alguém que não fazia passou a fazer estas atividades pelo idoso, sempre ou quase sempre

b) Precisa ser lembrado com mais frequência ou necessita de mais ajuda de outras pessoas do que no passado

c) Realiza as atividades sem lembretes ou ajuda, porém com mais dificuldade ou com pior resultado do que no passado

d) Realiza as atividades sem nenhum lembrete ou ajuda

e) Nunca fez e teria dificuldade para começar a fazer agora, mesmo com treinamento

f) Não fazia regularmente, mas poderia fazer agora, se fosse necessário

PR3- Compra roupas, utilidades domésticas e artigos de mercearia sozinho(a)?

a) Atualmente alguém passou a fazer algumas ou todas estas atividades pelo idoso

b) Precisa ser lembrado ou necessita ajuda de outras pessoas

c) Realiza as atividades sem nenhum lembrete ou auxílio, porém com mais dificuldade ou pior resultado

d) Realiza as atividades sem nenhum lembrete ou ajuda

e) Nunca fez e teria dificuldade para começar a fazer agora

f) Não fazia regularmente, mas poderia fazer agora, se fosse necessário

(Continua.)

(Cont.)

PR4- Joga baralho, xadrez, faz palavras cruzadas, trabalhos manuais ou tem algum outro passatempo?
a) Fazia, mas atualmente não faz ou faz raramente com grande dificuldade
b) Precisa de ajuda frequente
c) Realiza sem ajuda, porém com mais dificuldade do que antes
d) Realiza as atividades sem nenhuma ajuda
e) Nunca fez e teria dificuldade para começar a fazer agora
f) Não fazia regularmente, mas poderia fazer agora, se fosse necessário
PR5- Esquenta água, faz café ou chá, e desliga o fogão?
a) Atualmente alguém passou a fazer algumas ou todas estas atividades pelo idoso
b) Precisa de ajuda ou tem problemas frequentes
c) Realiza as atividades sem ajuda, mas, às vezes, tem problemas
d) Realiza as atividades sem nenhuma ajuda
e) Nunca fez e teria dificuldade para começar a fazer agora
f) Não fazia regularmente, mas poderia fazer agora, se fosse necessário
PR6- Prepara uma refeição completa?
a) Atualmente alguém passou a fazer estas atividades pelo idoso
b) Precisa de ajuda ou tem problemas frequentes
c) Realiza sem ajuda, porém com mais dificuldade do que antes
d) Realiza a atividade sem nenhuma ajuda
e) Nunca fez e teria dificuldade para começar a fazer agora, mesmo com um pouco de treinamento
f) Não fazia regularmente, mas poderia fazer agora, se fosse necessário
PR7- Acompanha os eventos atuais no bairro ou nacionalmente
a) Não presta atenção ou não lembra das notícias
b) Tem alguma ideia sobre grandes acontecimentos
c) Presta menos atenção ou tem menor conhecimento dos fatos do que antes
d) Tem tanto conhecimento hoje quanto no passado
e) Nunca prestou muita atenção nos eventos atuais e acharia muito difícil começar agora

(Continua.)

(Cont.)

f) Nunca prestou muita atenção, mas poderia fazer agora
PR8- Presta atenção, entende e comenta novelas, jornais ou revistas?
a) Não lembra, ou se confunde com o que viu ou leu
b) Entende a ideia geral enquanto assiste ou lê, mas não se lembra depois; não entende o assunto ou não tem opinião
c) Menor atenção ou menos memória do que antes, maior dificuldade de entender uma piada, o que antes era feito rapidamente
d) Entende tão rápido como antes
e) Nunca prestou muita atenção ou comentou sobre a TV, nunca leu muito e provavelmente teria muita dificuldade de começar agora
f) Nunca leu ou assistiu muito à TV, mas poderia fazer normalmente como qualquer pessoa se tentasse
PR9- Lembra de compromissos, tarefas domésticas, medicações ou eventos familiares?
a) Outra pessoa passou a fazer isto pelo idoso
b) Tem de ser lembrado algumas vezes (mais do que antes ou mais do que a maioria das pessoas)
c) Lembra sozinho, mas depende de lembretes, calendários ou agendas
d) Lembra dos compromissos tão bem como antes
e) Nunca teve que se preocupar com compromissos, eventos familiares e medicações, e provavelmente teria muita dificuldade de começar agora
f) Nunca teve de lidar com essas coisas no passado, mas poderia fazer normalmente como qualquer pessoa se tentasse
PR10- Sai do bairro, dirige, anda, pega ou troca de ônibus, trem ou avião?
a) Atualmente não faz mais sozinho(a) ou alguém passou a acompanhá-lo(a) nessas atividades
b) Consegue locomover-se pela vizinhança, mas se perde ao sair dela
c) Tem mais problemas do que antes (p. ex., às vezes se perde)
d) Desloca-se tão bem quanto antes
e) Raramente fazia essas atividades sozinho(a) e teria alguma dificuldade de fazer agora
f) Nunca teve que sair sozinho, muitas vezes, no passado, mas poderia fazer agora se fosse necessário
Total

Fonte: geronlab.com

Anexo 44 ▪ Informant Questionnaire on Cognitive Decline in the Elderly – BR

Trata-se de um questionário que se baseia no relato de um informante que conviva com a pessoa idosa, pelo menos, por 10 anos. O objetivo é comparar o desempenho atual da pessoa em avaliação com o seu desempenho há dez anos. Estas escalas verificam a presença de declínio cognitivo e dimensionam a gravidade destes em relação ao nível de funcionamento pré-mórbido.

O *Informant Questionnaire on Cognitive Decline in the Elderly* (IQCODE) é um questionário para detecção do declínio cognitivo com base no relato do informante, composto por 26 itens, organizados em uma escala Likert, com cinco opções:

- 1 – muito melhor.
- 2 – um pouco melhor.
- 3 – não houve mudança.
- 4 – um pouco pior.
- 5 – muito pior.

O resultado é obtido pela soma ponderada dos itens, dividindo-os pelo total de itens da escala e o escore varia de um a cinco. Escores acima de três sugerem início de alteração. A versão original do instrumento foi submetida ao processo de adaptação transcultural, e o ponto de corte de melhor acurácia sugestivo de declínio cognitivo foi 3,52.

1. Lembrar de rostos de parentes e amigos	1	2	3	4	5
2. Lembrar dos nomes de parentes e amigos	1	2	3	4	5
3. Lembrar de fatos relacionados com parentes e amigos como, por exemplo: suas profissões, aniversários e endereços	1	2	3	4	5
4. Lembrar de acontecimentos recentes (coisas que aconteceram nos últimos 3 meses)	1	2	3	4	5
5. Lembrar-se de conversas depois de poucos dias (conversas que aconteceram nos últimos três dias)	1	2	3	4	5
6. No meio de uma conversa, esquecer o que ele(a) queria dizer	1	2	3	4	5
7. Lembrar do próprio endereço e telefone	1	2	3	4	5

(Continua.)

(Cont.)

8. Saber o dia o mês em que estamos	1	2	3	4	5
9. Lembrar onde as coisas são geralmente guardadas (p. ex., as roupas e os talheres)	1	2	3	4	5
10. Lembrar onde encontrar coisas que foram guardadas em lugares diferentes daqueles em que costuma guardar (p. ex., os óculos, as chaves, o dinheiro)	1	2	3	4	5
11. Adaptar-se a qualquer mudança no dia a dia	1	2		4	5
12. Saber utilizar aparelhos domésticos (p. ex., liquidificador, ferro elétrico, fogão, gás)	1	2	3	4	5
13. Aprender a utilizar um novo aparelho existente na casa (algum aparelho novo que tenha comprado recentemente)	1	2	3	4	5
14. Aprender coisas novas em geral	1	2	3	4	5
15. Lembrar das coisas que aconteceram na juventude (p. ex., em que trabalhou quando era jovem)	1	2	3	4	5
16. Lembrar de coisas que ele (a) aprendeu na juventude	1	2	3		5
17. Entender o significado de palavras pouco utilizadas	1	2		4	5
18. Entender o que é escrito em revistas e jornais	1	2	3	4	5
19. Acompanhar histórias em livros ou em programas de televisão (p. ex., acompanhar uma novela entendendo a história do início ao fim)	1	2		4	5
20. Escrever uma carta para amigos ou com fins profissionais	1	2	3	4	5
21. Conhecer importantes fatos históricos	1	2		4	5
22. Tomar decisões no dia a dia	1	2	3	4	5
23. Lidar com dinheiro para as compras	1	2	3	4	5
24. Lidar com assuntos financeiros, por exemplo: aposentadoria e conta bancária	1	2	3	4	5
25. Lidar com outros cálculos do dia a dia, por exemplo: quantidade de comida a comprar, há quanto tempo não recebe visitas de parentes ou amigos	1	2	3	4	5
26. Usar sua inteligência para compreender e pensar sobre o que está acontecendo	1	2	3	4	5

Fonte: gerolanb.com

BIBLIOGRAFIA

Carvalho VA, Caramelli P. Brazilian adaptation of the Addenbrooke's Cognitive Examination-Revised. Dementia & Neuropsychologia. 2007;2: 212-16.

Bertolucci PHF, Okamoto IH, Toniolo Neto J, Ramos LR, Brucki SMD. Desempenho da população brasileira na bateria neuropsicológica do Consortium to Establish a Registry for Alzheimer's Disease (CERAD). Revista de Psiquiatria Clínica. 1998;25(2):80-3.

Campanholo KR, Romão MA, Machado MAR, Serrao VT, Coutinho DGC, Benute GRG, et al. Performance of an adult Brazilian Sample on the Trail Making Test and Stroop Test. Dement Neuropshycology, São Paulo. 2014 Mar;8(1):26-31.

Campanholo KR, Boa INF, Hodroj FCDSA, Guerra GRB, Miotto EC, de Lucia MCS. Impact of sociodemographic variables on executive functions. Dement Neuropshychology, São Paulo. 2017 Mar;11(1):62-8.

De Paula JJ, Malloy-Diniz LF. Teste de aprendizagem auditivo-verbal de Rey. São Paulo: Vetor Editora; 2018.

Lourenco RA, Ribeiro-Filho ST, Moreira IFH, Paradela EMP, Miranda AS. The Clock Drawing Test: performance among elderly with low educational level. Revista Brasileira de Psiquiatria, São Paulo, 1999. Impresso. 2008;30:309-15.

Miolo. Revisão das normas brasileiras da Escala de Inteligência Wechsler para adultos (WAIS III). 2020.

Miotto EC, Sato J, Lucia MC, Camargo CH, Scaff M. Desenvolvimento de uma versão adaptada do Boston Naming Test para falantes de português. Rev Bras Psiquiatr [conectados]. 2010; 32(3):279-82. Epub 30 de abril de 2010.

Nitrini R, Caramelli P, Porto CS, Charchat-Fichman H, Formigoni AP, Carthery-Goulart MT, et al. Brief cognitive battery in the diagnosis of Mild Alzheimer's disease in subjects with medium and high levels of education. Dement Neuropsychol. 2007;1(1):32-6.

Oliveira MS, Rigoni MS. Figuras complexas de Rey: Teste de cópia e de reprodução de memória de figuras geométricas complexas. São Paulo: Casa do Psicólogo; 2010.

Paradela EMP, Lourenço RA, Veras RP. Validação da escala de depressão geriátrica em um ambulatório geral. Revista de Saúde Pública (Impresso). 2005;39:918-23.

Pfeffer RI, Kurosaki TT, Harrah CH, Jr., Chance JM, Filos S. Measurement of functional activities in older adults in the community. J Gerontol. 1982;37(3):323-9.

Sanchez MAS, Correa PCR, Lourenco RA. Adaptação transcultural do "Questionário de Atividades Funcionais - FAQ" para uso no Brasil. Dement Neropsicol, São Paulo. 2011 Dez;5(4):322-27.

Sanchez MAS, Lourenço RA. Informant Questionnaire on Cognitive Decline in the Elderly (IQCODE): adaptação transcultural para uso no Brasil. Cadernos de Saúde Pública (ENSP. Impresso). 2009;25:1455-65.

Sarmento ARL, Bertolucci PHF, Wajman JR. Montreal Cognitive Assessment (MOCA): versão experimental brasileira. [acesso em 13 set 2010]. São Paulo: Universidade Federal de São Paulo; 2007.

Schultz RR, Siviero MO. The cognitive subscale of the "Alzheimer's Disease Assessment Scale" in a Brazilian sample. Braz J of Medical and Biological Research. 2001;34:1295-302.

Trentini CM, Yates DB, Heck VS. Escala Wechsler Abreviada de Inteligência (WASI). Manual técnico. São Paulo: Casa do Psicólogo; 2014.

AVALIAÇÃO FONOAUDIOLÓGICA PROTOCOLOS – CLÍNICOS APLICADOS

Anexo 45 ▪ Protocolo Fonoaudiológico de Avaliação do Risco para Disfagia (PARD)

O Protocolo Fonoaudiológico de Avaliação do Risco para Disfagia (PARD) é uma ferramenta desenvolvida para auxiliar fonoaudiólogos na avaliação eficaz da disfagia. Esta condição, caracterizada pela dificuldade de deglutição, requer uma abordagem precisa e sistemática para seu diagnóstico e tratamento.

Fundamentado em extensa pesquisa literária, o PARD foca na identificação de alterações na dinâmica da deglutição, detectando sinais de penetração laríngea ou aspiração laringotraqueal.

O protocolo também visa classificar a gravidade da disfagia e sugerir condutas apropriadas. Ele é dividido em três componentes: teste de deglutição de líquidos (água), teste de deglutição de alimentos pastosos e classificação do grau de disfagia com recomendações de condutas.

O uso do PARD é vital para uma avaliação abrangente da disfagia, permitindo intervenções mais efetivas.

Nível I	Deglutição NORMAL
Nível II	Deglutição FUNCIONAL
Nível III	Disfagia orofaríngea LEVE
Nível IV	Disfagia orofaríngea de LEVE a MODERADA
Nível V	Disfagia orofaríngea MODERADA
Nível VI	Disfagia orofaríngea de MODERADA a GRAVE
Nível VII	Disfagia orofaríngea GRAVE
Conduta	Via alternativa de alimentação ( )
	Terapia fonoaudiológica ( )
	Alimentação via oral assistida pelo fonoaudiólogo ( )

Adaptado de Padovani AR, Moraes DP, Mangili LD, Andrade CRF de. Protocolo fonoaudiológico de avaliação do risco para disfagia (PARD). Rev Soc Bras Fonoaudiol. 2007Jul;12(3):199-205.

Anexo 46 ▪ Functional Oral Intake Scale (FOIS)

Os testes de rastreio são essenciais para identificar precocemente problemas de fala, audição e deglutição na população idosa, permitindo intervenções fonoaudiológicas oportunas. Com o envelhecimento, essas dificuldades tornam-se mais comuns e podem impactar significativamente a qualidade de vida dos idosos. A detecção e o tratamento precoces dessas condições por meio de avaliação fonoaudiológica detalhada contribuem para a melhoria da comunicação, alimentação, segurança e independência dos idosos. Ademais, ajudam a prevenir complicações mais graves, reforçando a importância do rastreamento como uma medida preventiva crucial na promoção da saúde e bem-estar.

A FOIS é uma ferramenta utilizada por fonoaudiólogos para avaliar e classificar a ingestão oral de alimentos e líquidos em pacientes com disfagia, uma condição que dificulta a deglutição.

A escala FOIS serve para:

1. *Classificar o nível de ingestão oral*: a escala é usada para determinar em que nível um indivíduo está em termos de sua capacidade de ingestão oral de alimentos e líquidos. Ela ajuda a avaliar se o paciente é capaz de se alimentar por via oral e em que medida.
2. *Monitorar a progressão*: permite aos profissionais acompanharem a evolução ou regressão da capacidade de ingestão oral do paciente ao longo do tempo, o que é crucial para ajustar o tratamento.

3. **Auxiliar na tomada de decisão clínica**: ajudar os profissionais de saúde a tomarem decisões sobre a necessidade de intervenções alimentares, como a introdução de dietas especiais ou o uso de alimentação alternativa (p. ex., via sonda).

A escala FOIS é composta por sete níveis, variando do nível 1, em que o paciente não é capaz de realizar nenhuma ingestão oral, até o nível 7, em que o paciente é capaz de ingerir uma dieta oral sem restrições. Cada nível reflete uma capacidade específica de ingestão oral, considerando aspectos como a necessidade de alimentação não oral, a consistência dos alimentos e a quantidade de alimentação oral possível.

Como é utilizada pelos fonoaudiólogos:

1. *Avaliação inicial*: o fonoaudiólogo utiliza a escala FOIS como parte da avaliação inicial do paciente com disfagia, determinando seu nível de ingestão oral.
2. *Plano de intervenção*: com base no nível identificado, o fonoaudiólogo desenvolve um plano de intervenção personalizado, que pode incluir terapia de deglutição, mudanças na dieta e estratégias para alimentação segura.
3. *Acompanhamento*: durante o tratamento, a escala é utilizada para monitorar o progresso do paciente e ajustar o plano de intervenção conforme necessário.
4. *Comunicação com outros profissionais*: a escala fornece uma linguagem comum que pode ser usada para comunicar o *status* de deglutição do paciente a outros profissionais de saúde envolvidos no cuidado.

Nível 1	Nada por via oral
Nível 2	Dependente de via alternativa e mínima da via oral de algum alimento ou líquido
Nível 3	Dependente de via alternativa com consistente via oral de alimento ou líquido
Nível 4	Via oral total de uma única consistência
Nível 5	Via oral total com múltiplas consistências, porém com necessidade de preparo especial ou compensações
Nível 6	Via oral total com múltiplas consistências, porém sem necessidade de preparo especial ou compensações, porém com restrições alimentares
Nível 7	Via oral total sem restrições

Adaptado de Furkim AM, Sacco ABF. Eficácia da fonoterapia em disfagia neurogênica usando a Escala Funcional de Ingestão por Via Oral (FOIS) como marcador. Revista CEFAC, São Paulo. 2008. https://is.gd/gKACII

Anexo 47 ▪ Rastreamento de Disfagia Orofaríngea em Idosos (RaDI)

Desenvolvido para identificar sintomas de disfagia orofaríngea em idosos, o RaDI é um questionário com base na autoavaliação, fácil de administrar e interpretar. A ferramenta fornece subsídios para o encaminhamento a uma avaliação fonoaudiológica detalhada em pacientes com ou sem queixa de deglutição no momento da realização do rastreamento.

A validação do RaDI seguiu critérios rigorosos, garantindo sua confiabilidade e validade. Composto por nove questões, o questionário demonstrou alta consistência interna e uma boa capacidade de discriminação e convergência. Essas características são fundamentais para assegurar que o RaDI seja um instrumento útil para o rastreamento da disfagia orofaríngea em idosos.

A implementação do RaDI na prática clínica é vital por permitir a identificação rápida e eficiente de indivíduos em risco, facilitando intervenções precoces e evitando complicações. Sua aplicação pode auxiliar na redução de custos de saúde, minimizando a necessidade de intervenções mais complexas e prolongadas, que são frequentemente necessárias em estágios avançados da disfagia. Sendo assim, o RaDI torna-se uma ferramenta estratégica no manejo da saúde dos idosos, promovendo uma melhor qualidade de vida e independência, e deve ser amplamente adotado na prática clínica e em pesquisas geriátricas.

Questões	Não 0	Sim	
		Às vezes 1	Sempre 2
1. Precisa engolir muitas vezes o alimento para fazê-lo descer?			
2. Faz esforço para engolir?			
3. Sente dor ao engolir?			
4. Perdeu peso por ter dificuldade de engolir?	( ) Não 0	( ) Sim 2	
5. Tem pigarro depois de engolir?			
6. Sua voz modifica depois de engolir?			
7. Tem engasgo depois de engolir?			
8. Teve pneumonia depois de algum engasgo?			
9. Sente cansaço depois de comer?			
Pontuação total			

Adaptado de Magalhães Jr VH. Evidências da validade do questionário autorreferido para rastreamento de disfagia orofaríngea em idosos – RaDI. Tese. Doutorado em Saúde Coletiva. Rio Grande do Norte; 2018. https://acesse.one/Radi-HVmagahaesjunior

Anexo 48 ▪ Rastreamento de Alterações Vocais em Idosos (RAVI)

Desenvolvido especificamente para a população idosa, o RAVI é um questionário de autoavaliação destinado a identificar suspeitas de alterações vocais. Seu desenvolvimento foi embasado em evidências de validade com base na estrutura interna, relações com outras variáveis e confiabilidade, tornando-o um instrumento válido e confiável para a detecção epidemiológica de distúrbios vocais em idosos. A facilidade de administração do RAVI, aliada aos seus indicadores satisfatórios de consistência clínica e a um valor de corte definido para a identificação de distúrbios vocais, destaca seu potencial como uma ferramenta de triagem eficaz em pesquisas populacionais e serviços de saúde.

A justificativa para o uso do RAVI está ancorada na necessidade urgente de instrumentos que possam subsidiar a informação demográfica relacionada com condições de saúde vocal em idosos. Com o crescimento rápido deste segmento da população em nível mundial, é imperativo desenvolver estratégias para a prevenção, promoção da saúde vocal e intervenção precoce. Assim, o RAVI não apenas preenche uma lacuna importante na avaliação vocal de idosos ativos, mas também facilita a identificação precoce de indivíduos que possam beneficiar-se de intervenções para melhorar a comunicação, a socialização e, consequentemente, a qualidade de vida. Portanto, a introdução e a adoção do RAVI nos contextos clínicos e de pesquisa representam um passo significativo em direção ao aprimoramento do cuidado vocal e à promoção da saúde e do bem-estar entre os idosos.

Questões	Não (0)	Sim	
		Às vezes (1)	Sempre (2)
Sua voz te incomoda?			
Sua voz desaparece ao longo do dia?			
Sua voz piora ao longo do dia?			
Você tem que se esforçar para produzir sua voz?			
Você sente que sua voz está cansada?			
Você sente que sua garganta está seca?			
Você sente sua garganta coçar?			
Você sente queimação ou irritação na garganta?			
Você sente catarro na garganta?			
Você sente dor na garganta?			
Pontuação total			

Adaptado de Pernambuco LA, Espelt A, Costa EBM, Lima KC. Screening for voice disorders in older adults (Rastreamento de Alterações Vocais em Idosos—RAVI)—Part II: Validity evidence and reliability. Journal of Voice. 2016;30(2):246.e19-246.e27.https://doi.org/10.1016/j.jvoice.2015.04.007

Anexo 49 ▪ International Dysphagia Diet Standardisation Initiative (IDDSI)

O IDDSI foi desenvolvido por um grupo de profissionais de saúde, incluindo nutricionistas, fonoaudiólogos e terapeutas ocupacionais, para criar um sistema universal e multidisciplinar que aborda os diferentes níveis de consistência dos alimentos e bebidas. Isso é essencial para garantir que os pacientes com disfagia recebam uma nutrição segura e adequada (https://iddsi.org/).

A indicação da consistência alimentar adequada à cada paciente seguirá os critérios estabelecidos na avaliação clínica fonoaudiológica. O IDDSI uniformiza a linguagem de toda a categoria de profissionais de saúde.

O sistema do IDDSI consiste em uma escala numérica que varia de 0 a 7, em que cada número corresponde a um nível de consistência diferente para alimentos e bebidas. Por exemplo, o nível 0 representa bebidas extremamente finas, enquanto o nível 7 indica alimentos regulares, firmes. Esta escala é acompanhada por descrições detalhadas e métodos de teste para cada nível, garantindo que profissionais e cuidadores possam facilmente identificar e preparar alimentos apropriados para cada paciente.

Para utilizar o IDDSI, é importante primeiro avaliar o nível de disfagia do paciente, geralmente por meio de uma avaliação conduzida por um fonoaudiólogo ou outro profissional de saúde especializado. Com base nessa avaliação, os alimentos e bebidas são então selecionados e preparados de acordo com o nível de consistência apropriado indicado pela escala IDDSI. Isso pode envolver a adaptação de receitas e a utilização de técnicas específicas para modificar a textura dos alimentos.

ALIMENTOS		
	Nível 7	Normal
Alimentos de Transição	Nível 7	Fácil de mastigar
	Nível 6	Macio e picado
	Nível 5	Moído e úmido
	Nível 4	Pastoso
	Nível 3	Liquidificado

International Dysphagia Diet Standardisation Iniciative (IDDSI).
Fonte: Adaptado de https://iddsi.org/resources/framework-documents – Português – Brasil

BEBIDAS	
Nível 4	Extremamente espessado
Nível 3	Moderadamente espessado
Nível 2	Levemente espessado
Nível 1	Muito levemente espessado
Nível 0	Líquido fino

International Dysphagia Diet Standardisation Iniciative (IDDSI).
Fonte: Adaptado de https://iddsi.org/resources/framework-documents – Português – Brasil

BIBLIOGRAFIA

Cichero JA, Lam P, Steele CM, Hanson B, Chen J, Dantas RO, et al. Development of international terminology and definitions for texture-modified foods and thickened fluids used in dysphagia management: The IDDSI framework. Dysphagia. 2017;32:293-314.

Furkim AM, Sacco ABF. Eficácia da fonoterapia em disfagia neurogênica usando a Escala Funcional de Ingestão por Via Oral (FOIS) como marcador. Revista CEFAC, São Paulo. 2008.

Magalhães Jr VH. Evidências da validade do questionário autorreferido para rastreamento de disfagia orofaríngea em idosos – RaDI. Tese. Doutorado em Saúde Coletiva. Rio Grande do Norte: 2018. https://acesse.one/Radi-HVmagahaesjunior

Padovani AR, Moraes DP, Mangili LD, Andrade CRF de. Protocolo fonoaudiológico de avaliação do risco para disfagia (PARD). Rev Soc Bras Fonoaudiol. 2007Jul;12(3):199-205.

Pernambuco LA, Espelt A, Costa EBM, Lima KC. Screening for voice disorders in older adults (Rastreamento de Alterações Vocais em Idosos—RAVI)—Part II: Validity evidence and reliability. J Voice. 2016;30(2):246.e19-246.e27.

AVALIAÇÃO TERAPÊUTICA OCUPACIONAL

Anexo 50 ▪ Medida de Independência Funcional (MIF)

Há diferentes possibilidades para avaliar a capacidade da pessoa idosa em se engajar em atividades de vida diária, que são aquelas obrigatórias e necessárias para nosso autocuidado. A coleta das informações pode acontecer com a pessoa idosa ou com seu acompanhante.

A versão brasileira da MIF apresenta uma boa equivalência cultural e reprodutibilidade. Ela foi validada no Brasil com pacientes com lesões específicas, e apresentou excelente sensibilidade para as mudanças na independência funcional, o que a torna um importante instrumento para acompanhamento de resultados durante um tratamento de Terapia Ocupacional. Os autores da validação da versão brasileira apontaram, ainda, que a seção cognitiva da MIF é um diferencial dessa avaliação, uma vez que identifica as habilidades do paciente nesse quesito, mas também auxilia o examinador a verificar se essas habilidades são reconhecidas pelos familiares. Além deste público-alvo, a MIF tem sido utilizada em diferentes contextos de atenção à saúde do idoso para mensurar o nível de dependência e/ou qualificar a demanda de cuidado necessário.

No entanto, ressalta-se que, para sua aplicação, torna-se necessária a realização da certificação por parte do profissional.

A MIF é uma escala padronizada de 18 itens, com pontuação de 1 a 7 por item, em que 1 significa "assistência total" e 7 "independência". Ela é composta de duas seções: motora (MIF-m) e cognitiva (MIF-c), com um mínimo de 18 e um máximo de 126 pontos. Quanto maior a pontuação, maior o nível de independência funcional da pessoa idosa e menor a quantidade de cuidados demandados por terceiros. É importante ressaltar que o examinador pode escolher por utilizar os valores da MIF total, MIF-m ou MIF-c. Entretanto, nenhum item pode deixar de ser avaliado. Diante disso, quando a pessoa idosa não pode ser avaliada, atribui-se 1.

MIF-m (total de 91 pontos)

▪ Autocuidado
  • Alimentação
  • Higiene pessoal
  • Banho (lavar o corpo)
  • Vestir metade superior
  • Vestir metade inferior
  • Utilização do vaso sanitário

▪ Controle de esfíncteres
  • Controle vesical
  • Controle intestinal

▪ Transferências
  • Leito, cadeira, cadeira de rodas
  • Vaso sanitário
  • Banheira, chuveiro

▪ Locomoção
  • Marcha, cadeira de rodas
  • Escadas

MIF-c (total de 34 pontos)

▪ Comunicação
  • Compreensão
  • Expressão

▪ Cognição Social
  • Interação social
  • Resolução de problemas
  • Memória

O estabelecimento de metas é um componente vital das intervenções terapêuticas ocupacionais. Nessa direção, a MIF contribui para uma mensuração da funcionalidade de forma detalhada e singularizada, assim como do nível de assistência necessário para cada atividade. Ademais, colabora para criar indicadores e definir metas específicas, realistas, realizáveis e mensuráveis para o que as pessoas idosas desejam alcançar.

Fonte de Informação	1 – paciente, 2 – família, 3 – cuidador, 4 – outro				
Cuidador	1 – não possui, 2 – ajuda não paga, 3 – empregado não pago, 4 – profissional pago, 5 – familiar				
Níveis	7 – Independência completa (em segurança, em tempo normal) 6 – Independência modificada (ajuda técnica)				Sem ajuda
	Dependência modificada 5 – Supervisão 4 – Ajuda mínima (indivíduo ≥ 75%) 3 – Ajuda moderada (indivíduo ≥ 50%) 2 – Ajuda máxima (indivíduo ≥ 25%) 1 – Ajuda total (indivíduo ≥ 10%)					Com ajuda
Avaliação - Data	_|_	_|_	_|_	_|_	_|_
Autocuidados					
A) Alimentação					
B) Higiene pessoal					
C) Banho (lavar o corpo)					
D) Vestir metade superior					
E) Vestir metade inferior					
F) Utilização do vaso sanitário					

(Continua.)

(Cont.)

Controle dos Esfincteres					
G) Controle da urina					
H) Controle das fezes					
Transferências					
I) Leito, cadeira, cadeira de rodas					
J) Vaso sanitário					
k) Banheira, chuveiro					
Locomoção					
L) Marcha/cadeira de rodas	m/c				
M) Escadas					
Comunicação					
N) Compressão	a/v				
O) Expressão	v/n				
Cognição social					
P) Interação social					
Q) Resolução de problemas					
R) Memória					
Total					

Nota: Não deixe nenhum item em branco; se não for possível de ser testado, marque 1

Anexo 51 ▪ Escala de Vivências Afetivas e Sexuais do Idoso (Evasi)

A atividade sexual está dentro do escopo das AVDs e envolve amplas possibilidades de expressão e experiências sexuais consigo mesmo ou com outros. Muitas vezes, essa atividade é negligenciada na prática profissional, propiciando uma barreira para o desempenho.

A EVASI avalia as vivências afetivas e sexuais da pessoa idosa, investigando os sentimentos, comportamentos e atitudes dela em relação a si e ao outro – seu/sua companheiro(a). Ela foi construída e validada no Brasil em 2012. Constitui-se por 38 itens, distribuídos em três dimensões: ato sexual, relações afetivas e adversidades físicas e sociais. Trata-se de uma escala tipo Likert, sendo cinco opções de resposta: nunca, raramente, às vezes, frequentemente e sempre. Não há ponto de corte estabelecido e sua análise mostra que, quanto maior o escore, melhor os participantes estão experienciando a sexualidade. A Escala EVASI possui confiabilidade satisfatória, atingindo um alfa de Cronbach de 0,96 para o ato sexual; 0,96 para as relações afetivas e 0,71 para as adversidades física e social.

ITE	Nunca	Raramente	Às vezes	Frequentemente	Sempre
1. Tenho atitude favorável frente à sexualidade na velhice					
2. Sinto prazer em estar com meu/minha parceiro(a)					
3. Eu e meu/minha parceiro(a) desfrutamos de privacidade					
4. Sinto desejo por meu/minha parceiro(a)					
5. Eu e meu parceiro(a) temos relações sexuais					
6. Sinto que meu/minha parceiro(a) tem carinho por mim					
7. Eu e meu/minha parceiro(a) somos amigos					
8. Amo meu/minha parceiro(a)					
9. As vivências sexuais fazem bem para a minha autoestima					
10. Desfrutar da minha sexualidade significa estar vivo(a)					
11. Sinto-me desejado(a) por meu/minha parceiro(a)					
12. Nossa relação é recheada de muito carinho					
13. Aceito as mudanças causadas pelo envelhecimento					

(Continua.)

(Cont.)

14. Percebo que o fato de fazermos sexo melhora nossa relação				
15. Não tenho vergonha ou medo de expressar ao meu/parceiro(a) o que sinto				
16. Penso que a sexualidade na velhice é normal				
17. Sinto que meu/minha parceiro(a) sente prazer em estar comigo				
18. Nossa relação é baseada em companheirismo				
19. Percebo a existência de amor em nossa relação				
20. As vivências sexuais me fazem sentir mais vivo(a)				
21. Percebo cumplicidade em nossa relação				
22. Percebo a existência do desejo em nossa relação				
23. Sinto carinho pelo(a) meu/minha parceiro(a)				
24. Acredito que, na velhice, continuo sendo uma pessoa bonita				
25. Sinto-me amado(a) por meu/minha parceiro(a)				
26. Sinto-me bem quando temos relações sexuais				
27. Sei que posso contar com meu/minha parceiro(a)				
28. Nossas vivências sexuais são prazerosas				
29. Preciso das vivências da sexualidade para viver				
30. Sinto-me incomodado(a) por mudanças em minha sexualidade ocasionadas pelo envelhecimento				
31. A prática da sexualidade me proporciona bem-estar				
32. Alguns problemas de saúde atrapalham minhas vivências sexuais				
33. As vivências sexuais são importantes para a qualidade de vida da pessoa idosa				
34. Expresso minha sexualidade sem me importar com o que os outros vão pensar de mim				
35. Eu e meu/minha parceiro(a) costumamos namorar				
36. Com o avanço da idade sinto que perdi o interesse por sexo				
37. Tenho receio de ser vítima de preconceito por causa das minhas atitudes em relação à sexualidade				
38. As trocas de beijos e carícias fazem parte do dia a dia do nosso relacionamento				

Anexo 52 ▪ Activity Card Sort (ACS)

Ressalta-se que é importante que a pessoa idosa não limite o dia a dia somente às atividades de vida diária e tratamentos. É imprescindível manter um equilíbrio ocupacional. Diante disso, ter na rotina atividades fora de casa, prazerosas e voltadas para a participação social e lazer são fundamentais.

O *Activity Card Sort* (ACS) é um instrumento construído por terapeutas ocupacionais que permite verificar, com base no autorrelato da pessoa idosa, informações sobre o desempenho em ocupações. Cada um dos 83 itens que compõem o instrumento representa uma atividade, os quais estão organizados nos seguintes domínios: atividades instrumentais da vida diária (AIVD), atividades de lazer, com alta (que requerem resistência física) e baixa demanda (que não exigem muita força física ou resistência), e atividades sociais. O tempo médio para aplicação é em torno de 30 minutos.

Este instrumento apresenta evidências de adequação e suficiência da trajetória psicométrica, com patamares aceitáveis de validade e confiabilidade, sendo capaz de captar a participação e as intervenções centradas nas ocupações. Para uso no contexto brasileiro, foi realizado um contínuo refinamento e adaptações culturais e semânticas.

Um diferencial deste instrumento é a disponibilidade de três versões: 1) versão institucional (antes da admissão no hospital, no centro de reabilitação ou em outra instituição); 2) versão reabilitação (para mensurar os resultados de uma intervenção); 3) versão vivendo na comunidade (pessoas idosas que residem na comunidade e não pressupõe um adoecimento). Além disso, são utilizadas fotografias de pessoas idosas para as 83 atividades do instrumento, o que facilita a compreensão e a evocação das informações.

O sistema de pontuação não atribui um valor para a dificuldade em realizar a atividade ou para a frequência na participação, evitando a comparação de um indivíduo com outro. O ACS funciona como um indicador de engajamento ocupacional ao retratar a porcentagem das atividades preservadas e das novas. Por meio deste instrumento, o terapeuta ocupacional consegue também avaliar o número de atividades atuais e prévias, assim como identificar se a pessoa idosa nunca se envolveu nas atividades, se faz de forma reduzida, se não faz há mais de 1 ano ou se desistiu de fazer neste último ano.

Outro aspecto que facilita a prática do terapeuta ocupacional é a possibilidade de fazer o *download* de forma gratuita do aplicativo ACS-Brasil pelo Google Play. Nele, o profissional terá acesso ao manual de instruções, com informações sobre as formas de aplicar a avaliação e interpretar os resultados. É possível ainda exportar os resultados em formato CSV, o que beneficia o acompanhamento da pessoa idosa, a criação de indicadores e a realização de estudos.

ACTIVITY CARD SORT – Brasil. Forma A – Versão Institucional

Nome: _____
Examinador: _____
Data de nascimento: ___/___/___
Data de avaliação: ___/___/___

Nº	Atividades	Fazia antes da admissão no hospital, instituição ou centro de reabilitação	Não fazia antes da admissão no hospital, instituição ou centro de reabilitação
	ATIVIDADES INSTRUMENTAIS		
1	Fazer compras em uma loja	1	1
2	Comprar alimentos	1	1
3	Lavar louças	1	1
4	Lavar roupa	1	1
5	Cuidar do jardim (regar, retirar flores ou folhas secas)	1	1
6	Colocar o lixo para fora	1	1
7	Cozinhar	1	1
8	Limpeza da casa	1	1
9	Manutenção da casa (trocar uma lâmpada ou trocar a resistência do chuveiro)	1	1
10	Dirigir	1	1
11	Manutenção do carro (verificar o nível de água ou verificar o nível de óleo no motor)	1	1
12	Ir ao médico ou à terapia	1	1
13	Cuidar de um animal de estimação	1	1
14	Pagar as contas	1	1

15	Gerenciar investimentos (poupança, bolsa de valores ou tesouro direto)		1				
16	Descansar		1				
17	Ir ao salão de beleza ou barbearia		1				
18	Cuidar de criança		1				
19	Trabalho (pago)		1				
20	Cuidados com a medicação		1				
21	Usar transporte público ou particular (táxi ou aplicativo móvel de transporte)		1				
Total de Atividades Instrumentais							
ATIVIDADES DE LAZER DE BAIXA DEMANDA							
22	Assistir a esportes	1					
23	Comprar por *hobby*	1					
24	Cozinhar por *hobby*	1					
25	Costurar (roupa para família, incluindo consertos)	1					
26	Trabalhos manuais com agulhas (tricô ou bordado)	1					
27	Trabalhos manuais	1					
28	Jogos de tabuleiro (dama ou xadrez)	1					
29	Usar computador (*e-mail*, pagar contas ou compras)	1					
30	Jogos no computador, celular ou *tablet*	1					

(Continua.)

(Cont.)

Nº	Atividades	Fazia antes da admissão no hospital, instituição ou centro de reabilitação	Não fazia antes da admissão no hospital, instituição ou centro de reabilitação
ATIVIDADES DE LAZER DE BAIXA DEMANDA			
31	Colecionar	1	1
32	Jogar cartas (paciência ou pôquer)	1	1
33	Montar quebra-cabeça	1	1
34	Palavras cruzadas ou *sudoku*	1	1
35	Fotografia	1	1
36	Desenhar ou pintar	1	1
37	Decoração de interiores	1	1
38	Tocar um instrumento musical	1	1
39	Ler revistas ou livros	1	1
40	Ler o jornal	1	1
41	Ler a bíblia ou materiais religiosos	1	1
42	Cantar em coral ou grupo	1	1
43	Escrita criativa ou diário	1	1
44	Observar pássaros	1	1
45	Ir ao museu	1	1
46	Passear no jardim ou parque	1	1

47	Assistir a shows ou concertos	1
48	Bingo ou loteria	1
49	Ir ao teatro	1
50	Ir ao cinema	1
51	Assistir à televisão	1
52	Ouvir música	1
53	Ouvir o rádio	1
54	Sentar-se e pensar	1
Total de Atividades de Lazer de Baixa Demanda		
ATIVIDADES DE LAZER DE ALTA DEMANDA		
55	Nadar	1
56	Praticar esporte em equipe	1
57	Marcenaria	1
58	Jogar boliche	1
59	Caminhar	1
60	Correr	1
61	Exercitar-se	1
62	*Yoga*, pilates ou *tai chi chuan*	1
63	Fazer trilhas	1

(Continua.)

(Cont.)

Nº	Atividades	Fazia antes da admissão no hospital, instituição ou centro de reabilitação	Não fazia antes da admissão no hospital, instituição ou centro de reabilitação
ATIVIDADES DE LAZER DE ALTA DEMANDA			
64	Andar de bicicleta	1	1
65	Pescar	1	1
66	Jardinagem ou cultivo de flores (preparar terra, plantar ou adubar)	1	1
Total de Atividades de Lazer de alta demanda			
ATIVIDADES SOCIAIS			
67	Estudar para desenvolvimento pessoal	1	1
68	Viajar local ou regionalmente	1	1
69	Viajar nacional ou internacionalmente	1	1
70	Festas ou piqueniques	1	1
71	Reuniões de família	1	1
72	Falar ao telefone	1	1
73	Visitar família ou amigos que estão doentes	1	1
74	Visitar os amigos	1	1
75	Comer no restaurante	1	1
76	Dançar	1	1

77	Ir a um lugar de adoração		1						1
78	Trabalho voluntário		1						1
79	Participar de atividades com crianças ou netos		1						1
80	Contar histórias para crianças		1						1
81	Estar com cônjuge ou parceiro		1						1
82	Passar tempo com os amigos		1						1
83	Divertir-se em casa ou no clube		1						1
Total de Atividades Sociais									

Identifique as 5 atividades favoritas (elas podem ser aquelas que você não faz mais):

1

2

3

4

5

Anexo 53 ▪ Medida Canadense de Desempenho Ocupacional

A COPM tem como objetivo avaliar a autopercepção da pessoa sobre o seu desempenho ocupacional ao longo do tempo, assim como a importância e o nível de satisfação com as atividades. Esta medida de resultado promove uma abordagem centrada na pessoa e favorece ao terapeuta ocupacional a possibilidade de utilizar uma ferramenta confiável para estabelecer objetivos e plano de cuidados.

No primeiro momento, a pessoa responde sobre as áreas que lhe causam preocupações, que incluem o autocuidado (cuidados pessoais, mobilidade funcional e independência fora de casa), as atividades produtivas (trabalho remunerado/trabalho não remunerado) e a atividade de lazer (recreação tranquila, recreação ativa e socialização).

Depois, o paciente identifica o grau de importância de cada uma das atividades citadas, sendo 10 "muito importante" e 1 "sem nenhuma importância". Finalmente, juntamente com o terapeuta ocupacional, seleciona-se os cinco principais problemas e classifica o grau de desempenho, no qual 10 significa "extremamente capaz de fazer" e 1 "incapaz de fazer". Posteriormente, classifica-se o grau de satisfação naquela atividade, sendo 10 totalmente satisfeito e 1 nada satisfeito.

A aplicação da COPM pode demorar de 20 a 40 minutos, e é recomendado que já tenha sido estabelecido um vínculo entre terapeuta ocupacional e paciente. A COPM, no cuidado de pessoas idosas, apresentou boa confiabilidade e validade de conteúdo e de constructo, assim como responsividade moderada.

Assim, as principais vantagens da COPM incluem a facilidade de aplicação, centralidade na experiência da pessoa idosa e ênfase no desempenho ocupacional como resultado do trabalho terapêutico.

ANEXO 53 • MEDIDA CANADENSE DE DESEMPENHO OCUPACIONAL

Medida Canadense de Desempenho Ocupacional (COPM)
Autores: Mary Law, Sue Baptiste, Anne Carswell, Mary Ann McColl, Helene Polatako, Nancy Pollock

Nome do cliente:	Idade:	Sexo:
Entrevistado:	Reg. nº.	
Terapeuta:	Data da avaliação:	
Clínica/hospital:	Data prev. reavaliação:	
Programa:	Data de reavaliação:	

Identificação de questões no desempenho ocupacional	Classificação do grau de importância		
1) Autocuidado	**Importância**		
Cuidados pessoais (p. ex., vestuário, banho, alimentação, higiene)			
Mobilidade funcional (p. ex., transferências, mobilidade dentro e fora da casa)			
Independência fora de casa (p. ex., transportes, compras, finanças)			
2. Produtividade	**Importância**		
Trabalho (remuneração/não remuneração) (p. ex., procurar/manter um emprego, atividades voluntárias)			
Tarefas domésticas (p. ex., limpeza, lavagem de roupas, preparação de refeições)			
Brincar/escola (p. ex., habilidade para brincar, fazer o dever de casa)			

(Continua.)

(Cont.)

3. Lazer	Importância			
Recreação tranquila (p. ex., *hobbies*, leitura, artesanato)				
Recreação ativa (p. ex., esportes, passeios, viagens)				
Socialização (p. ex., visitas, telefonemas, festas, escrever cartas)				

BIBLIOGRAFIA

Bernardo LD, Deodoro TMS, Ferreira RG, Pontes TB, Almeida PHTQ. Propriedades de medida do Activity Card Sort – Brasil: a avaliação da participação de idosos em atividades. Cadernos Brasileiros de Terapia Ocupacional. 2021; 29(1):1-11, e2913. Disponível em: https://www.scielo.br/j/cadbto/a/VBkxtk8Z8w4dRSCZQnJ3Wxw/#. Acesso em 12 dez. 2023.

Bernardo LD, Pontes TB, Almeida PHTQ. Activity card sort: manual do usuário/ Carolyn M. Baum, Dorothy Edwards. Rio de Janeiro: IFRJ; 2021. 51 p.

Bernardo LD, Pontes TB, Souza KI, Santos SG, Deodoro TMS, Almeida PHTQ. Adaptação transcultural e validade de conteúdo do Activity Card Sort ao português brasileiro. Cadernos Brasileiros de Terapia Ocupacional. 2020 Oct/Dec;28(4):1-15. Disponível em: https://www.scielo.br/j/cadbto/a/rqHwZYmM5zc7FVFzM9n8N5J/?lang=pt.

Caire JM, Maurel-Techene S, Letellier T, Heiske M, Warren S, Schabaille A, et al. Canadian occupational performance measure: Benefits and limitations highlighted using the Delphi Method and principal component analysis. Occupational Therapy International. 2022;1(1):1-14. Disponível em: https://www.hindawi.com/journals/oti/2022/9963030/. Acesso em 12 dez. 2023.

De Waal MWM, Haaksma ML, Doornebosch AJ, Meijs R, Achterberg WP. Systematic review of measurement properties of the Canadian Occupational Performance Measure in geriatric rehabilitation. Eur Geriatr Med. 2022;13(6):1281-98. Disponível em: https://www.ncbi.nlm.nih.gov/pmc/articles/PMC9722840/. Acesso em 5 de dez. 2023.

Ribeiro DKMN, Lenardt MH, Lourenço TM, Betiolli SE, Seima MD, Guimarães CA. O emprego da medida de independência funcional em idosos. Rev Gaúcha Enferm. 2017;38(4):1-8. Disponível em: https://www.scielo.br/j/rgenf/a/vxjpyHDZq8ZtQptRsd5gHDr/. Acesso 19 dez. 2023.

Riberto M, Miyazaki MH, Jorge Filho D, Sakamoto H, Battistella LR. Reprodutibilidade da versão brasileira da medida de independência funcional. Acta Fisiátrica, [S. l.]. 2001;8(1):45-52. Disponível em: https://www.revistas.usp.br/actafisiatrica/article/view/102274. Acesso em 19 dez. 2023.

Riberto M, Miyazaki MH, Jucá SSH, Sakamoto H, Pinto PPN, Battistella LR. Validação da versão brasileira da medida de independência funcional. Acta Fisiátrica, [S. l.]. 2004;11(2):72-6. Disponível em: https://www.revistas.usp.br/actafisiatrica/article/view/102481. Acesso em 12 dez. 2023.

Vieira KFL. Sexualidade e qualidade de vida do idoso: desafios contemporâneos e repercussões psicossociais. 2012. 234 f. Dissertação (Mestrado em Psicologia Social). Universidade Federal da Paraíba, João Pessoa; 2012.

AVALIAÇÃO NUTRICIONAL

Anexo 54 ▪ MiniAvaliação Nutricional Versão Ampliada

A Miniavaliação Nutricional (MAN) é um instrumento amplamente utilizado e validado para a avaliação nutricional de pessoas idosas. Foi desenvolvido por Guigoz *et al.* em 2002. O instrumento teve suas propriedades psicométricas estudas para população brasileira, por Machado *et al.* em 2015, e apresentou uma sensibilidade de 82,8% e especificidade de 80,0%. Trata-se de um instrumento dividido em dois módulos: triagem e avaliação.

Ao final da triagem, se o escore for igual ou maior que 12 pontos, não será necessário prosseguir. Caso a pontuação seja menor ou igual a 11 pontos, faz-se necessário dar continuidade e realizar a avaliação global que é composta por 12 questões, sendo 16 a pontuação máxima. O escore final da avaliação será o somatório do escore da triagem e da avaliação global, totalizando no máximo de 30 pontos.

O instrumento é composto por medidas antropométricas (IMC, perímetro do braço e da panturrilha e informações sobre perda ponderal) combinadas com um questionário sobre o consumo alimentar (número de refeições consumidas, consumo de grupos de alimentos e líquidos, e independência para se alimentar), uma avaliação global (estilo de vida, medicamentos, mobilidade, lesão na pele ou lesões por pressão, presença de estresse agudo e presença de demência ou depressão) e uma autoavaliação (autopercepção de saúde e nutricional).

Os escores entre 17 e 23,5 pontos representam risco de desnutrição; abaixo de 17, caracterizam desnutrição proteica calórica; e, entre 24 pontos a 30 pontos, considera-se estado nutricional normal.

Recomenda-se que o instrumento seja aplicado até 48 horas após admissão no hospital ou Instituição de longa permanência para idosos, pois identifica o risco de desnutrição precoce quando os níveis de IMC ou os níveis de proteína sérica ainda estão na faixa da normalidade.

Parte 1

Triagem

A) Nos últimos 3 meses, houve diminuição da ingesta alimentar devido a perda de apetite, problemas digestivos ou dificuldade para mastigar ou deglutir?
0 = diminuição severa da ingesta
1 = diminuição moderada da ingesta
2 = sem diminuição da ingesta ( )

B) Perda de peso nos últimos 3 meses
0 = superior a 3 quilos
1 = não sabe informar
2 = entre 1 e 3 quilos
3 = sem perda de peso ( )

C) Mobilidade
0 = restrito ao leito ou à cadeira de rodas
1 = deambula, mas não é capaz de sair de casa
2 = normal ( )

D) Passou por algum estresse psicológico ou doença aguda nos últimos 3 meses?
0 = sim   2 = não   ( )

E) Problemas neuropsicológicos
0 = demência ou depressão
1 = demência leve
2 = sem problemas psicológicos ( )

F) Índice de massa corpórea [IMC = peso (kg)/estatura (m^2)]
0 = IMC < 19   1 = 19 ≤ IMC < 21
2 = 21 ≤ IMC < 23   3 = IMC ≥ 23   ( )

Escore de triagem (subtotal, máximo de 14 pontos)
12 – 14 pontos normal; desnecessário continuar a avaliação
11 pontos ou menos sob risco de desnutrição
Continuar avaliação

Parte 2

Avaliação Global

G) O paciente vive em sua própria casa (não em instituição geriátrica ou hospital)
1 = sim   0 = não   ( )

H) Utiliza mais de três medicamentos diferentes por dia?
0 = sim   1 = não   ( )

I) Lesões de pele ou escaras?
0 = sim   1 = não   ( )

J) Quantas refeições por dia?
0 = uma refeição
1 = duas refeições
2 = três refeições

K) O paciente consome:
Pelo menos uma porção diária de leite ou derivados (queijo, iogurte)? sim ( ) não ( )
Duas ou mais porções semanais de legumes ou ovos?   sim ( )   não ( )
Carne, peixe ou frango todos os dias?   sim ( )   não ( )
0,0 = nenhuma ou uma resposta "sim"
0,5 = duas respostas "sim"
1,0 = três respostas "sim"

L) O paciente consome duas ou mais porções diárias de frutas ou vegetais?
0 = não   1 = sim   ( )

M) Quantos copos de líquidos (água, suco, café, chá, leite) o paciente consome por dia?
0,0 = menos de três copos
0,5 = três a cinco copos
1,0 = mais de cinco copos ( )

N) Modo de se alimentar
0 = não é capaz de se alimentar sozinho
1 = alimenta-se sozinho, porém com dificuldade
2 = alimenta-se sozinho sem dificuldade   ( )

O) O paciente acredita ter algum problema nutricional?
0 = acredita estar desnutrido
1 = não sabe dizer
2 = acredita não ter problema nutricional   ( )

P) Em comparação a outras pessoas da mesma idade, como paciente considera a sua própria saúde?
0,0 = não muito boa
0,5 = não sabe informar
1,0 = boa
2,0 = melhor   ( )

(Continua.)

(Cont.)

Q) Circunferência de braço (CB) em cm
0,0 = CB < 21
0,5 = 21 ≤ CB ≤ 22
1,0 = CB > 22

R) Circunferência da panturrilha (CP) em cm
0 = CP < 31   1 = CP ≥ 31   ( )

Avaliação global (máximo 16 pontos)   ( )
Escore da triagem   ( )
Escore total (máximo de 30 pontos)   ( )

Avaliação do estado nutricional
≥ 24 pontos   ⇒ Normal   ( )
De 17 a 23,5 pontos   Risco de desnutrição   ( )
< 17 pontos   ⇒ Desnutrido   ( )

Anexo 55 ▪ Miniavaliação Nutricional Versão Reduzida (MNA®-SF)

A MNA®-SF é o instrumento de triagem nutricional validado por Kaiser *et al.* em 2009 como instrumento independente adquirido a partir da versão completa, com a opção de substituir o perímetro da panturrilha pelo IMC, disponível em 42 idiomas.

É um instrumento rápido, prático e simples pela capacidade de identificar o paciente que necessita de intervenção nutricional. O instrumento inclui somente 6 dos 18 itens originais do MNA e pode ser realizado em aproximadamente 5 minutos.

As questões do questionário MAN-SF avaliam ingestão alimentar, perda de peso recente, mobilidade, estresse psicológico ou evento agudo, demência ou depressão e IMC que, quando não for possível realizar, pode ser substituído pela medida do perímetro da panturrilha.

Caso a soma dos pontos na avaliação seja igual ou inferior a 11 pontos em um total possível de 14, o paciente encontra-se em risco de desnutrição, e menor ou igual a sete pontos, desnutrição. Nesse caso, recomenda-se a realização da avaliação nutricional completa.

Triagem

A) Nos últimos 3 meses, houve diminuição da ingesta alimentar devido a perda de apetite, problemas digestivos ou dificuldade para mastigar ou deglutir?
0 = diminuição severa da ingesta
1 = diminuição moderada da ingesta
2 = sem diminuição da ingesta ( )

B) Perda de peso nos últimos 3 meses
0 = superior a 3 quilos
1 = não sabe informar
2 = entre 1 e 3 quilos
3 = sem perda de peso ( )

C) Mobilidade
0 = restrito ao leito ou à cadeira de rodas
1 = deambula, mas não é capaz de sair de casa
2 = normal ( )

D) Passou por algum estresse psicológico ou doença aguda nos últimos 3 meses?
0 = sim   2 = não   ( )

E) Problemas neuropsicológicos
0 = demência ou depressão
1 = demência leve
2 = sem problemas psicológicos ( )

F) Índice de massa corpórea [IMC = peso (kg)/estatura (m^2)]
0 = IMC < 19   1 = 19 $\leq$ IMC < 21
2 = 21 $\leq$ IMC < 23   3 = IMC $\geq$ 23   ( )

Escore de triagem (subtotal, máximo de 14 pontos)
12 – 14 pontos normal; desnecessário continuar a avaliação
11 pontos ou menos possibilidade de desnutrição

BIBLIOGRAFIA

Guigoz Y, Lauque S, Vellas BJ. Identifying the elderly at risk for malnutrition. The mini nutritional assessment. Clin Geriatr Med. 2002;18(4):737-57.

Guigoz Y, Vellas B. Nutritional assessment in older adults: MNA® 25 years of a screening tool & a reference standard for care and research; what next? The Journal of Nutrition, Health & Aging. 2021;25:528-83.

Kaiser MJ, Bauer JM, Ramsch C, Uter W, Guigoz Y, Cederholm T, et al. Validação do Mini Nutritional Assessment Short-Form (MNA(R)-SF): uma ferramenta prática para identificação do estado nutricional. J Nutr Saúde Envelhecimento. 2009;13:782-8.

Machado RSP, Coelho MASC, Veras RP. Validity of the Portuguese version of the mini nutritional assessment in Brazilian elderly. BMC Geriatr. 2015;15:132.

Serón-Arbeloa C, Labarta-Monzón L, Puzo-Foncillas J, Mallor-Bonet T, Lafita-López A, Bueno-Vidales N, et al. Malnutrition screening and assessment. Nutrients. 2022;14(12):2392.

ÍNDICE REMISSIVO

Entradas acompanhadas por um **f** ou **q** em negrito indicam figuras e quadros, respectivamente.

A
ADAS-COG, 207
Afasia
   comunicação com portadores de, 29
Anexos, 151
Antropometria, 118
   estatura, 119
      estimativa da, 120
   índice de massa corporal (IMC), 119
   perda ponderal, 120
   perímetro da cintura, 121
   perímetro da panturrilha, 122
   perímetro do braço, 122
   peso corporal, 118
APGAR da família,168
Atividades básicas de vida diária, 159
Atividades instrumentais da vida diária, 161
Avaliação de enfermagem, 45
   aplicação de escalas gerontológicas
      e sua conexão com o processo de enfermagem, 47
   desenvolvimento do, 47
   processo de enfermagem
      a necessidade de uma avaliação para além do modelo biomédico, 45
Avaliação fisioterapêutica, 65
   de amplitude de movimento e força muscular, 68
   força de preensão manual, 69
   inquérito de quedas, medo de cair, autopercepção de equilíbrio e exercício físico, 68
   roteiro para aplicação dos testes complementares, 70
Avaliação fonoaudiológica, 97
   anamnese, 97
   audição, 99

deglutição, 100
fala/linguagem, 98
protocolos e ferramentas utilizados na, 101
voz, 99
Avaliação funcional breve, 155
Avaliação geriátrica ampla (AGA), 28
   em ambulatório de universidade pública, 131
      breve histórico, 131
      consulta geriátrica simples (CGS), 133
      modelo atual, 134
         mecanismos de prática multidisciplinar, 135, 136
         porta de entrada, 134
      observação clínica inicial multidisciplinar (OCIM), 133
      triagem funcional do idoso (TFI), 133
   em hospital geral, 139
      alta e o processo de desospitalização, 144
      causas de hospitalização de pessoas idosas, 140
      complicações durante a hospitalização, 141
      cuidado paliativo e finitude, 145
      estrutura de atendimento, 148
      no ambiente hospitalar, 141
      relato de uma experiência, 147
         na rede privada, 147
   princípios norteadores da, 3
      ambientes de aplicação da avaliação geriátrica ampla, 11
      avaliação funcional breve (AFB), 5
      elaboração do plano de cuidados, 9
      equipe multidisciplinar, 9
      gerenciamento do cuidado, 8
      instrumental para a, 7
      mecanismos da prática interdisciplinar, 10
Avaliação médica, 55, 56
   aspectos especiais
      das etapas tradicionais da, 56
         conduta, 63
         exame físico, 59
         exames complementares, 63
         impressão diagnóstica, 62
         material necessário, 59-62
Avaliação neuropsicológica, 89
   baterias fixas
      de uso multidisciplinar, 93
   indicação, 91
   instrumentos complementares, 84
   objetivos principais, 91
   seleção e aplicação de instrumentos, 92
   testes complementares, 93
   testes de rastreio cognitivo, 93

Avaliação nutricional, 115
   absorciometria radiológica de dupla energia (DXA), 124
   bioimpedância elétrica (BIA), 124
   da força muscular, 125
   dietética, 123
      avaliação, 123
         bioquímica, 123
         da composição corporal, 123
   nos diferentes cenários, 116
   principais objetivos, 116
Avaliação psicológica, 75
   anamnese, 79
   capacidade funcional, 80
   contato inicial, 78
   dados sociodemográficos, 79
   demandas psicológicas, 78
   enfoque, 75
   entrevista devolutiva, 85
   entrevista inicial, 79
   exigências legais, 78
   ferramentas psicológicas, 76
   fontes de informação, **77q**
   geriatra, 80
   planejamento de futuras estratégias, 82
   postura investigativa, 78
   público-alvo, 77
   registro documental, 85
   testes psicológicos, 82
   uso de medicações, 81
Avaliação social, 35
   das situações de risco total, **39q**
   do cuidador familiar, 41
   do suporte social
      e bem-estar subjetivo, 40
   dos indícios de violência interpessoal, 42
   entrevista, 37
   escalas e questionários, **40q**
   instrumental para a, 36, 40
      vantagens do uso de, 42
Avaliação terapêutica
   ocupacional, 103, 104
      análise da ocupação, 109
      avaliação das habilidades do desempenho, 111
      condição de saúde, 105
      desempenho ocupacional, 109
      estratégias para quem não se comunica, 106
         pranchas, **108f**
         símbolos, **109f**

perfil ocupacional, 104
possibilidades de avaliações, 111

B
Barreiras comunicacionais, 31
Bateria breve de rastreio cognitivo, 206
Bateria do CERAD, 207
Baterias fixas
  de uso multidisciplinar, 93

C
Cartão de Jaeger, 156
Classificação ISTAP, 178
Comunicação efetiva, 23
  barreiras, 31
  e qualidade nos cuidados de saúde, 25
    baixa alfabetização, 25
    direito à informação, 26
    incidentes mais comuns, 25
  fatores que influenciam a, 25
  habilidades comunicacionais, 24
  no atendimento à pessoa idosa, 26
    doenças crônicas, 26
    estratégias, 27
      com pacientes com demência, 29
      para comunicação efetiva nas consultas, 30
    processo de envelhecimento, 26
    tomada de decisão, 27
  padrao da, 24
  tipos de, 24
Cuidador familiar
  avaliação do, 41

D
Demência
  pacientes com
    estratégias para uma comunicação eficaz com, 29
Disfagia, 100
Doença de Alzheimer, 98
Doença de Parkinson, 98
Dor
  avaliação da, 70

E

Entrevista
  para avaliação social, 37
Escala AUFA, **49-50q**, 174
Escala de autoeficácia de quedas, 182
Escala de Braden, 177
Escala de Bristol, 175
Escala de depressão geriátrica, 166
Escala de equilíbrio de Berg (EEB), 71, 187
Escala de rastreio de violência, 172
Escala de sobrecarga do cuidador, 170
Escala de vivências afetivas e sexuais do idoso, 237
Escala Doloplus, 178
Escala visual de dor, 184
Escalas gerontológicas
  aplicação de, 47
    autopercepção, 51
    atividade e repouso, 51
    conforto, 52
    eliminação e troca, 48
    nutrição, 48
    papéis e relacionamentos, 51
    percepção e cognição, 51
    promoção da saúde, 48
    segurança/proteção, 52
    sexualidade, 52
Estatuto da pessoa idosa, 77
Exame cognitivo de Addenbrooke, 207

F

Força de preensão manual (FPM), 69
Força muscular
  avaliação da, 68

G

Gerenciamento do cuidado, 8
Geriatria
  os 5 Ms da
    fundamentos do cuidado à pessoa idosa, 15
      medicação, 18
      mente, 16
      mobilidade, 17
      multicomplexidade, 19
      o que mais importa, 20
Gerontologia, 46

I
Índice Dinâmico da Marcha (DGI), 72, 196
Instrumentos
  de avaliação funcional
    hierarquia do uso de, **7f**

J
Jaeger
  cartão de, 156

M
Medicação
  gerenciamento da, 19
  polifarmácia, 18
Medida canadense de desempenho ocupacional 246
Medida de independência funcional, 233
Mente
  declínio da memória, 16
  demências, 16
    diagnóstico, 16
  fatores de risco, 17
  queixas cognitivas, 17
Miniavaliação nutricional versão ampliada, 250
Miniavaliação nutricional versão reduzida, 253
MiniBESTest, 199
Miniexame do estado mental, 163
Mobilidade
  intervenções para garantir a, 18
  na velhice, 17
Modelo biomédico
  no processo de enfermagem, 45
Movimento
  amplitude de, 68
    avaliação de, 68
Multicomplexidade, 19
  abordagem global, 19

O
Organização Mundial da Saúde (OMS), 4, 65

P
Pacto pela vida, 4
Plano de cuidados
  elaboração do, 9
Ponto de corte da força de preensão manual, 184

Prática interdisciplinar
   mecanismos da, 10
Presbiacusia, 99
Presbifonia, 99
Processo de avaliação
   desenvolvimento do, 47
      preparo do ambiente e da pessoa, 47
Protocolo fonoaudiológico de avaliação de risco para disfagia, 225

Q
Quedas
   medo de cair
      inquérito de, 68
   risco de, 71
Questionário de atividades funcionais de Pfeffer
   folha de respostas para o, 219
Questionário de dor de McGill, 184

R
Rastreamento de alterações vocais em idosos, 229
Rastreamento de disfagia orofaríngea em idosos, 228

S
Sistema de avaliação dos testes psicológicos (SATEPSI), 82, 92
Situações de risco social, **39q**
Suporte social
   avaliação do, 40

T
Tecnologia assistiva, 104
Teste de carga máxima, 70
Teste de nomeação de Boston, 210
Teste do desenho do relógio, 212
Teste do sussurro, 157
Testes complementares com normas atualizadas para a população brasileira, 210
Testes de fluência verbal semântica e fonêmica, 211
Tônus muscular
   avaliação do, 70

V
Violência interpessoal
   indícios de
      avaliação dos, 42

POSFÁCIO

A Avaliação Geriátrica Ampla (AGA) permanece como uma ferramenta poderosa para a avaliação da saúde da pessoa idosa. Eminentemente multidisciplinar, não deve ser entendida como um amarrado de testes e escalas, ou interpretada como anamnese. Trata-se de uma avaliação capaz de detectar a fragilidade, as incapacidades, a multicomplexidade e a vulnerabilidade social e familiar, e ainda, subsidiar a elaboração do plano de cuidados centrado na pessoa idosa. Destaca-se que este plano de cuidados, além do diagnóstico clínico-funcional e do contexto social e familiar, apresenta as medidas de atenção primária, secundária, terciária e quartenária a serem implementadas e as metas terapêuticas, além de priorizar as medidas de maior impacto a saúde, a qualidade de vida, a autonomia e o autocuidado apoiado.

No entanto, a aplicação da AGA em um país continental, com processo de transição demográfica acelerada e com mais de 32 milhões de pessoas idosas, demanda reflexões. A AGA apresenta fortalezas anteriormente descritas, todavia, há fragilidades, como o tempo necessário para aplicação, o custo elevado, a necessidade de capacitação substancial dos profissionais e a baixa disponibilidade de especialistas treinados para aplicação. Diante deste cenário, não é a atenção primária a saúde que irá se responsabilizar pela aplicação, embora não a exclua da atuação em prol da detecção precoce de idosos com maior probabilidade de apresentar a síndrome de fragilidade nos territórios, por meio de instrumentos de rastreios.

Portando, a aplicação da AGA agrega valor dentro de uma rede de assistência a pacientes na atenção secundária, na avaliação de pessoas idosas já rastreadas para a síndrome de fragilidade, e em situações especiais na atenção terciária, como a tomada de decisões de idosos frágeis hospitalizados. Ressalta-se que a atenção primária, como porta de acesso ao sistema de saúde, deve ter não somente acesso, como ser atuante na aplicação do plano de cuidados centrado na pessoa idosa. Desta forma, garante-se um cuidado adequado e digno, ao passo que permite, ao sistema público e aos planos de saúde, caminhar em direção ao cuidado com base em valor.

Além disso, vivemos um avanço tecnológico sem precedentes que envolvem diretamente a área da saúde, como a expansão da telessaúde e o uso da inteligência artificial para, por exemplo, interpretação de exames laboratoriais e priorização de fila de espera para procedimentos. A aplicação da AGA provavelmente será profundamente favorecida por este avanço tecnológico, por exemplo, permitindo a aplicação a distância por meio da telessaúde em locais desprovidos de atenção secundária, e por meio do uso da inteligência artificial na capitação dos sons emitidos na aplicação, para agilizar o registro do atendimento e preparo do plano de cuidados e da interpretação dos testes e escalas para aumentar a acurácia diagnóstica.

Conclui-se que a AGA permanece fundamental na assistência a pessoa idosa, com grande valor na atenção secundária e terciária e devendo sempre ser atrelada à construção do plano de cuidados centrado na pessoa idosa. O avanço tecnológico provavelmente não irá tornar a AGA obsoleta, havendo grande potencial para permitir o maior acesso das pacientes elegíveis a aplicação, maior otimização do tempo e aumento da acurácia da avaliação.

Marco Tulio Gualberto Cintra
Presidente da Sociedade Brasileira de
Geriatria e Gerontologia (SBGG) – Biênio: 2023 – 2025